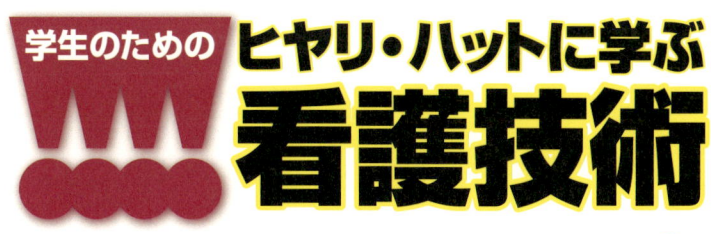

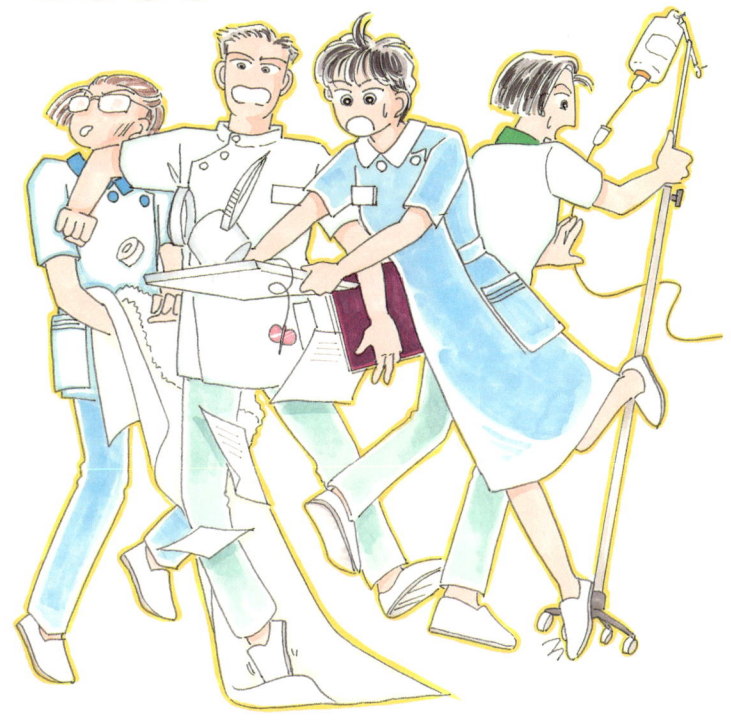

学生のための ヒヤリ・ハットに学ぶ看護技術

監修
川島みどり　日本赤十字看護大学 名誉教授

著（執筆順）
川島みどり　日本赤十字看護大学 名誉教授
本庄　恵子　日本赤十字看護大学 教授
吉田みつ子　日本赤十字看護大学 教授
守田美奈子　日本赤十字看護大学 学長／教授
川原由佳里　日本赤十字看護大学 教授
奥田　清子　前 日本赤十字看護大学大学院
佐々木幾美　日本赤十字看護大学 教授
森　　祥子　東海大学医学部看護学科
田中　孝美　日本赤十字看護大学 准教授

イラスト
横谷　順子

装丁・本文デザイン：菅谷貫太郎

医学書院

学生のためのヒヤリ・ハットに学ぶ看護技術

発　行	2007年12月　1日　第1版第 1 刷Ⓒ
	2021年 1月　1日　第1版第15刷

監　修　川島みどり
　　　　　かわしま

発行者　株式会社　医学書院
　　　　代表取締役　金原　俊
　　　　〒113-8719　東京都文京区本郷 1-28-23
　　　　電話　03-3817-5600(社内案内)

印刷・製本　アイワード

本書の複製権・翻訳権・上映権・譲渡権・貸与権・公衆送信権(送信可能化権を含む)は株式会社医学書院が保有します.

ISBN978-4-260-00484-8

本書を無断で複製する行為(複写, スキャン, デジタルデータ化など)は,「私的使用のための複製」など著作権法上の限られた例外を除き禁じられています. 大学, 病院, 診療所, 企業などにおいて, 業務上使用する目的(診療, 研究活動を含む)で上記の行為を行うことは, その使用範囲が内部的であっても, 私的使用には該当せず, 違法です. また私的使用に該当する場合であっても, 代行業者等の第三者に依頼して上記の行為を行うことは違法となります.

JCOPY　〈出版者著作権管理機構　委託出版物〉
本書の無断複製は著作権法上での例外を除き禁じられています. 複製される場合は, そのつど事前に, 出版者著作権管理機構 (電話 03-5244-5088, FAX 03-5244-5089, info@jcopy.or.jp)の許諾を得てください.

はじめに

　みなさんたちの臨床での看護学実習は，教室では体験することのできないリアルな状況の中で，文字通り生きた学習ができる場です。モデル人形ではなく，同級生の模擬患者でもない，本当の患者さんを受け持たせていただいて，教室で学んだ知識に実習室での演習を重ねて必要なケアを提供します。緊張で頭の中が真っ白というのも当然でしょう。

　患者さんの声に耳をすまし，教えられた手順通りのやり方をしようとしたのにうまくいかず，ヒヤリとしたりドキッとすることも1度ならずあるのではないでしょうか。実は，実習に同行する教師たちもまた，そうした場面に出合うたびに，学生と同様にヒヤリ・ハットを体験しています。そして，「どうすれば学生たちは，安全で確かな技術の習得ができようになるだろうか」と考えるのです。

　本書の著者たちは，こうした問題意識をもって集まり，実習に際しての学生たちの困惑や不安な場面を再現したり，想像しながら論議を重ねた末，具体的な実態調査を始めたのでした。調査では，全国の看護学生1,500余名の協力が得られ，興味あるデータや事例が集まりました（「厚生労働科学研究費補助金　医療安全・医療技術評価総合研究事業」による『医療・看護事故（インシデントを含む）をエビデンスにした看護技術の標準化に関する研究』）。

　その調査結果をもとにつくったテキスト案を再び学生たちに送って評価を求め，その結果を本書の制作に活かしました。ですから，本書は学生との共同作業によってできあがったものであり，このことはテキスト作成としては画期的なことといえます。

　ところで，ヒヤリ・ハットという言葉は主観的な心の動きを言い表した言葉です。誰でもヒヤリ・ハット事象は起こしたくないと考えますが，誰でも起こしがちなことも事実です。忘れてはならないことは，看護する側のヒヤリ・ハットは，患者さんに恐怖や不安を与えるもとになるということです。そして，対応を誤ったり遅れたりすると，事故につながることもあります。

　しかし，だからといってヒヤリ・ハット場面で，それを感じないこと

はもっと危険なことです。ヒヤリ！ としたから，とっさに危険を避ける行為を考え，素早く適切な対処をして事故を防ぐわけです。もし危険なことを危険と感じなかったら，事故が起きるまで気付かず，取り返しのつかないことになってしまいます。つまり，ヒヤリとする場面でヒヤリ！ とし，ハッとする場面でハッとする感性を鈍らせないことが，とても大切なのです。

　ページを開いて下されば一目瞭然ですが，本書はイラストが中心になって構成されています。4人の学生のキャラクターに親しみながら，それぞれの学生のヒヤリ・ハットに自分の思いを重ねたり評価しながら，文字のない部分でも想像力を発揮して読んで下さることを期待しています。このテキストを，看護学実習の必携として活用して下さることを著者一同念じています。

　最後に，著者の意図を汲み，親しみやすいイラストを描いて下さった横谷順子さんに心から感謝し，学生の立場に立って企画から制作まできめ細やかに働いて下さった医学書院の品田暁子さん，ありがとうございました。

　2007年晩秋

川島みどり

目次

はじめに　川島みどり……iii
テキスト活用法　本庄恵子……vi

I. 看護学実習とヒヤリ・ハット
看護学実習とヒヤリ・ハット　安全な実習のために知っておきたいこと　川島みどり……2
ヒヤリ・ハットが発生しやすい要因　受け持ち患者さんと実習環境の特性　吉田みつ子……7
ヒヤリ・ハットを避けるための実習の心得10カ条　守田美奈子……12

II. ヒヤリ・ハット事例に学ぶ看護技術
ヒヤリ・ハットが発生しやすい看護技術項目　川原由佳里……16

■体位・姿勢の保持，移動
車椅子からの転倒・転落，移送時のトラブル　吉田みつ子……18
歩行時のふらつき・転倒　奥田清子……26
体位・姿勢の保持におけるトラブル　佐々木幾美……34

■生活環境の整備
ベッド周りの環境整備に関するトラブル　森　祥子……42
ベッド周りの物品破損，医療器具の取り扱い不備によるトラブル　田中孝美……50

■保清・整容
入浴・シャワー時の転倒・転落　川原由佳里……58
保清・整容時の誤嚥・溺水　川原由佳里……66
保清・整容時の熱傷・創傷・粘膜損傷　本庄恵子……74
医療機器を装着した人の保清時のトラブル　本庄恵子……82

■食事・水分摂取
食事・水分摂取の援助時のトラブル　佐々木幾美……90

■注射・点滴・与薬・酸素吸入
注射・点滴・与薬・酸素吸入に関するトラブル　守田美奈子……98

■観察・報告
重要所見の観察・報告・記録の誤り，忘れ　奥田清子……106

■個人情報の保護
実習記録やメモの紛失・置き忘れ　吉田みつ子……114

■感染予防
学生が感染源になる時，感染源(危険物)にさらされる時　吉田みつ子……122

■ハラスメント
暴力・ハラスメント　吉田みつ子……130

テキスト活用法

実習では，様々なヒヤリ・ハットが起きるかもしれません。
起こりやすいヒヤリ・ハットとその回避策を事前に学習することで，ヒヤリ・ハットを防ぎ，より安全な看護ケアを行うことができます。
ここでは，各章に何が書いてあるのかを説明します。そして，「今のあなたの状況」をチェックして，読み始める「お勧めの章」を確かめましょう。

各章の内容

Ⅰ. 看護学実習とヒヤリ・ハット

第1章は，総論的な内容です。
実習でヒヤリ・ハットが起こる要因は，様々です。学生のみなさんの知識不足，技術不足，不安やあせりなどのほかに，学生と指導者／教員の相互作用，学生と受け持ち患者さんの相互作用，学習環境要因などが複雑に絡み合って，ヒヤリ・ハットが起きています。
ここでは，看護学実習とヒヤリ・ハットについて，学べます。

具体的には…

- ヒヤリ・ハットの観点から看護技術を学ぶ意義を確認できます。
- 受け持ち患者さんや実習環境の特性から，起こりやすいヒヤリ・ハットについて，学べます。
- 「ヒヤリ・ハットを避けるための実習の心得10カ条」のページでは，実習にのぞむ心構えが学べます。

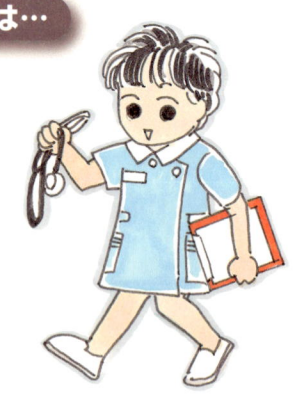

Ⅱ. ヒヤリ・ハット事例に学ぶ看護技術

第2章は，実習で起こりやすいヒヤリ・ハット事例を取りあげ，解説しています。
実習のリアリティを表現できるように，実習環境や受け持ち患者さんの特徴など，様々な要因を組み込んだ内容をマンガで表現し，学生のみなさんが具体的にイメージして対応策を学べるようにしています。

具体的には…

- 実習で起こりやすいヒヤリ・ハット内容を，看護技術項目ごとに確認できます。
- 看護技術項目ごとに，起こりやすいヒヤリ・ハットの回避策が学べます。
- 課題「やってみよう」のページでは，ヒヤリ・ハットが起こりやすい状況をシミュレーションして，具体的な対応策が学べます。

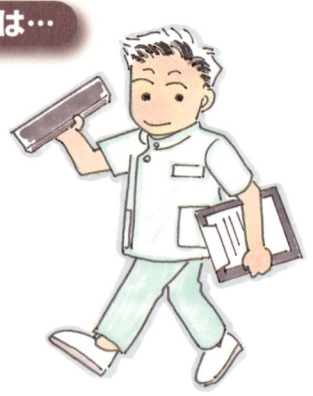

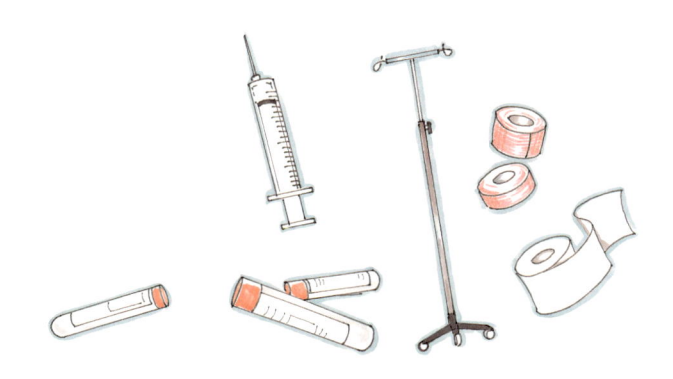

あなたの状況とお勧めの章

今のあなたの状況をチェックして，チェックが多いところから読み始めましょう。

第1章へ

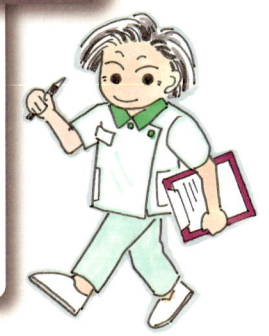

今のあなたの状況は？

- ☐ ヒヤリ・ハットを考慮して看護技術を学ぶ意義を知りたい
- ☐ 時間をかけて，じっくりと心構えから学びたい
- ☐ 受け持ち患者さんが決まって，いよいよ実習。全般的に，ヒヤリ・ハットを防ぐ注意事項を確認しておきたい
- ☐ ヒヤリ・ハット体験があり，その時の状況を振り返って整理したい

第2章へ

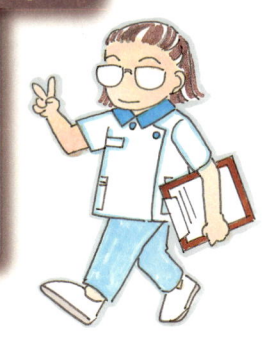

今のあなたの状況は？

- ☐ 看護技術で起こりやすいヒヤリ・ハットと，その回避策を学びたい
- ☐ 明日の実習で，受け持ち患者さんに清潔ケアなどの看護技術を実施する予定がある
- ☐ 今日の実習で行った看護技術を復習したい

* *

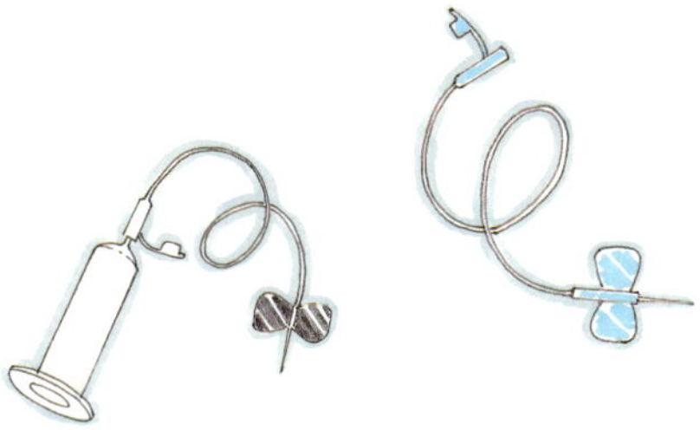

「各章の内容」と「今のあなたの状況」を確認したら，実際に，このテキストを活用していきましょう。

看護学実習と
ヒヤリ・ハット

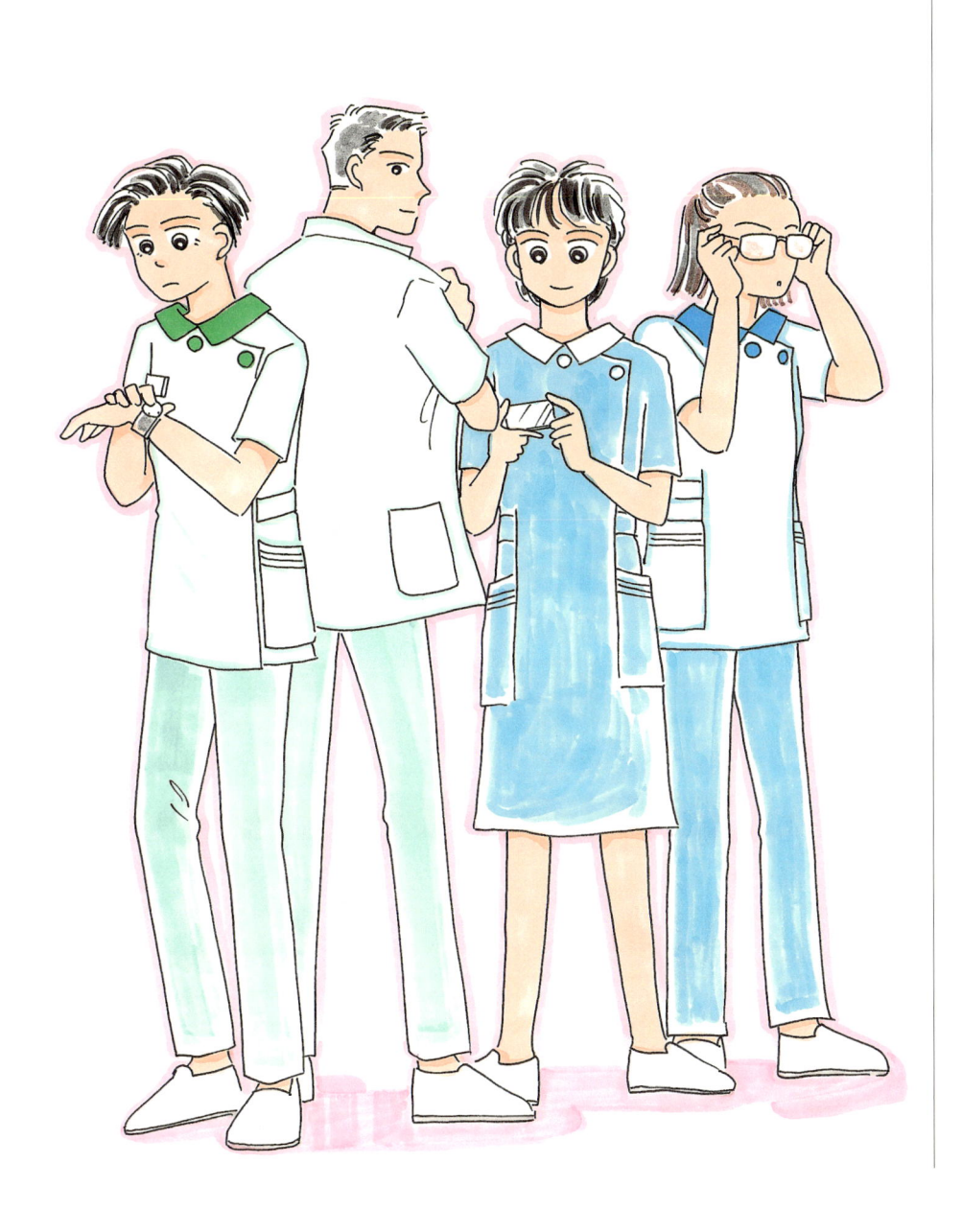

Ⅰ

看護学実習とヒヤリ・ハット
安全な実習のために知っておきたいこと

看護学における臨床実習の意義

■看護実践の習得にもっともふさわしい学習方法

　看護という言葉は，「する」という助動詞を付けなくとも，この2文字だけで「看護をする」という実践的な概念を含んだ熟語です。したがって，教室で看護の実践に必要な原理を学び，学内演習で具体的な方法を実際に行うことの大切さはいうまでもありません。しかし，知識や手技がテストなどでクリアされたとしても，それだけでは実際の場面で，看護の対象となる方たちの固有の問題状況やニーズに即した看護実践が行えるとはいえません。看護学教育の中で，とりわけ臨床実習のウエイトが重くなっている理由がそこにあります。

　臨床実習は，日々流動し変化する現場で，学生が受け持った患者さんの健康問題をアセスメントし，プランを立てて必要な看護の実践を行うという学習方法ですから，看護学を学ぶ上でこれ以上の方法はありません。

　臨床実習では，学内演習のように人形や種々のモデルを用いたり，クラスメートの身体を借りて練習したのとは，かなり異なった環境や条件のもとで一連の看護行為が展開されます。主な実習場となる病棟には，様々な健康問題に直面しながら生活している患者さんたちを中心に，看護職者をはじめチーム医療を構成する多様な医療専門職者たちが働いています。そうした日常の動きの中に入って学生たちが，教室で学んだ看護をより深めていくのです。限られた期間で個々の目標に沿ってスムーズに実習が行われるためには，実習施設の全面的な理解と協力が前提となります。その上で，学生の臨床実習に先立って，学校側と病棟側との話し合いや協議が行われ，臨床指導者や病棟スタッフとの打ち合わせが行われます。

■臨床実習は怖くない

　実習受け入れ準備が整っていても，初めての臨床実習が学生にとって不安がいっぱいなのは当然です。それまでに学んだ知識・技術が試されるのですから。その上，足を踏み入れたことのない病棟での実習のイメージもしっかりつかめていない場合は，なおさらです。

　「病棟ってどんなところだろう？」「受け持ち患者さんが気難しかったらどうしよう」「無口の患者さんだったら何を話せばいいかしら」「学内で演習した手技がうまくできるかしら」「習ったこと以外のことを頼まれたら……」などなど，考えるほどに心配がつのって，実習前夜は眠れないことがあるかもしれません。でも，まだ始まらないうちからあれこれ心配するのはやめましょう。学校側から同行する教師たちは，個々の学生の性格や技術の到達度を知っているはずです。何か問題が生じたら，いつでも学生の相談に乗って助言をしてもらえます。だから，初めての臨床実習であっても怖がる必要はないのです。

■臨床だからこそ学べる多くのこと

　病棟の毎日は，1日として同じ日はありません。入院してきたばかりの方もいれば，退院で家族の迎えを待つ人もいます。手術当日の患者さんもいれば，回復期の患者さんもいます。退院間近でほぼ自立して身の回りのことができる方も，ベッドに臥床したまま誰かの手助けがないと何もできない患者さんもいます。1人の患者さんの病状や気

分も，その日によって異なる場合も多くあります。

　看護師たちは日々のルーチンなケアに加えて，検査や処置，医療機器の管理，医師の指示受け，患者さんや家族との対応などに追われています。通常の業務の間にも，病状の悪化や急な変化に対して，的確な判断と適切な対応が求められます。予期しない出来事や，生命の危機的な状況に向き合って緊張する場面も少なくありません。このように，病棟業務はとても複雑です。個々の看護師の臨床判断能力と確かな看護技術が求められることはもちろん，スタッフ間の人間関係やチームワークが求められるのです。

　臨床実習は，こうした変化に富んだ環境のもとで学習を行うのです。故意につくられたり整えたりした場ではないところに，臨床で学ぶ意義がとても大きいのです。例えば授業で，「高度医療技術」とか「在院日数の短縮」などという言葉を聞いても，すぐにはピンと来ないでしょう。でも，病棟で垣間見たモニターを装着している患者さんや，人工呼吸器によって生命維持をしている様子を見ることによって，教科書や授業ではイメージできなかった高度医療技術の一端を理解できると思います。

　何よりも，学生たちが真心込めて患者さんに寄り添い，真摯に耳を傾け，学んだ知識や技術を駆使して精いっぱいお世話をした時，患者さんの「ありがとう」の一言の重みは，いつまでも記憶に残

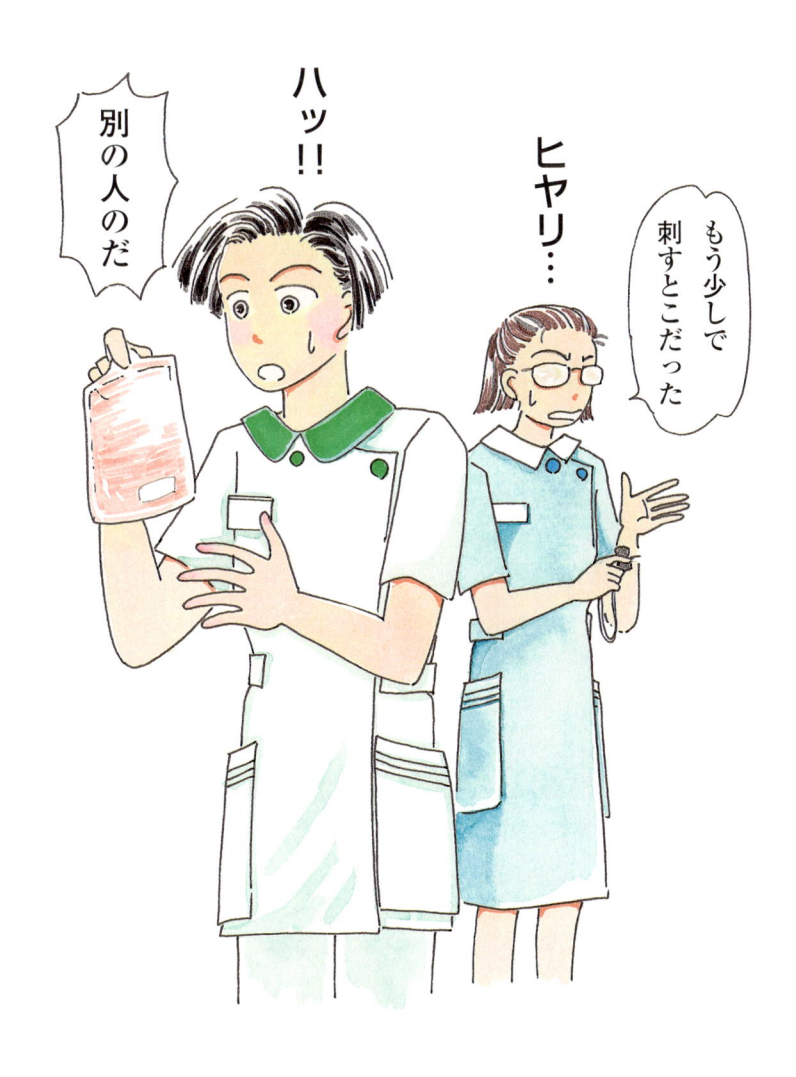

ることでしょう。そして、この喜び体験は、自信を深める上でも貴重な一歩となります。

■実習における予期しない出来事やヒヤリ・ハット体験

実習に際しては、あらかじめ学んだ知識を整理し、技術の方法や留意事項などをチェックしておきます。不確かな点や自信のない技術に対しては、再度練習するなどしておきましょう。これは自分の不安や戸惑いを防ぐだけではなく、受け持ちの患者さんを危険な目にあわせたり不安に陥れたりしないためです。

本来、医療や看護のプロセスは安全であるべきであり、それは学生の実習の場合にも求められる基本です。ところが実際には、患者さんを危ない目にあわせたり、ヒヤッとする場面に出合うことも決して珍しくありません。その要因は、ごく単純なケアレスミス（人間違い、聞き間違い、書き間違い、読み違い）、アセスメントの誤り、技術の未熟などのように個人的なものから、システム上の問題まで、実に多様です〔ヒヤリ・ハットの要因や背景については ⇒ p.7 参照〕。

ところで、「ヒヤリ・ハット」というのは、まかり間違えば事故になっていたかもしれない状況である、との考え方が一般には通用しています。しかしこの言葉は、その当事者の心の動きを表していることにも注目しましょう。危険なことに出合ったり、失敗しそうな事態になって、瞬時にヒヤッとし、ハッとして素早く次の手を打つから事故にはならないのです。もし危険や失敗に気付かなければ、事故になってしまうのです。ですから大切なことは、ヒヤリ・ハット体験をしっかり振り返り分析して、二度と同じようなことを繰り返さないことです。また、自分のヒヤリ・ハットだけではなく、クラスメートのヒヤリ・ハットから学ぶことも大切です。

看護における安全性の考え方

■看護における安全性とは

看護は、対象となる方の年齢や病期（急性・慢性・終末期など）、病状などがどのようであっても、人間らしく、その人らしく生きていくことを可能にすることをめざして、身体、精神・心理、生活行動面に働きかける実践です。生命の尊厳を基盤に、生命の安全を保持するために、看護技術を提供するシステムや手順も含めて実践のあらゆるプロセスが安全であることによって目標が達成できるといえます。したがって看護実践の過程で患者さんの病状を悪化させたり、患者さんを危険な状況にあわせないことはもちろん、それ以前に予測される危険因子を排除することが必要です。

この「安全性」の考え方と「安楽性」、「自立」という概念を相互に関連させながら、個々の対象の状態に応じて援助することにより、その人が人間らしく生きていくことが可能になるといえましょう。看護技術の視点から見れば、アセスメント、技術の選択、目標、実施、評価に至るプロセスのすべてに、安全性と安楽性の要素を意識しなければなりません。

■看護事故とは

看護事故とは、看護のプロセスで当然踏むべき手順を省略したり、専門職としてあるべき知識が欠如していたり、注意の集中を怠ったり、技術が未熟であったり、看護体制上に何か問題があって患者さんの生命の危険や病状の悪化をもたらし、患者さんを不必要な苦痛に直面させることをいいます。誰もが事故を起こしたくないと考えていますが、誰でも事故は起こすかもしれないという前提に立って考えることを忘れないようにしましょう。つまり、「過ちを起こさない」ことを前提に何かを行うのではなく、もしかしたら「過ちを起こすかもしれない」ことを意識して実践に取り組むことです。例えば、与薬に際して薬品名のラベルや氏名を3回チェックするということは、そうした考え方

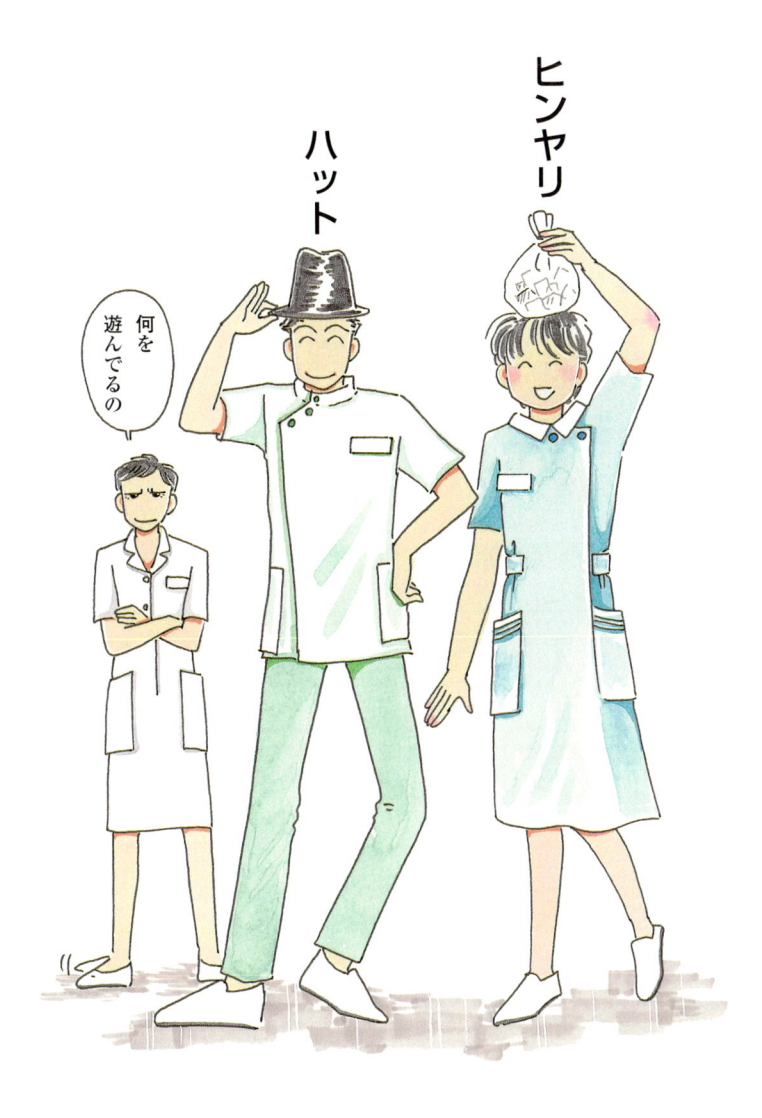

にもとづいて，先人たちが過去の失敗から学び，現在に伝えてきた「安全な与薬の方法」の1つです。

また，「危険なことを知っている者が行うのがもっとも安全で，危険なことを知らない者が行うのがもっとも危険である」との言葉もあります。何かを行う前に，起こりうる危険を予測することはとても大切なことです。

安全な臨床実習のために

■確かな技術を身に付ける訓練

誰でも自信がないまま何かをする必要に迫られたら，おそらくそのことだけに神経が集中して，周囲のことは目にも入らないでしょう。できるだけ早く，個々の技術を身に付け，確かなものにしたいものです。身に付いた確かな技のことを「技能」といいますが，これは言葉によって他人には伝えることのできない実践の側面をいいます。必要物品，手順，後始末の方法や観察項目については，教室で知識として学ぶことができるかもしれません。しかし，その方法を対象の状態に応じて的確に行うためには，繰り返し行う必要があります。「1度経験したから，もういい」という考え方では，実際に身に付いた技（わざ）のレベルには到

優れた技術を目で見て覚える方法もありますが，これでは身に付いた確かな技の習得にはなりません。そうはいうものの現在の病棟では，学生が実際に行える技術は限られていて，多くの場合見学のみで終わってしまう場合が少なくないことも事実です。でも，いつも見学のみでは，「方法はわかった」と納得できても「自信をもってできる」までには至らないのです。現在のところ，医療安全の立場や患者さんの人権意識の高まりなどによって，臨床実習の場での実践体験が十分に行えない事情もありますが，きちんと患者さんの承諾を得た上で，指導者が責任をもてば，実習場面でもかなりの技術を行うことができます。臨床実習で学生が安全で確かな看護の実践ができる能力を身に付けるためには，まだクリアしなければならない課題が多くあるようです。

■落ち着いて平常心で

臨床実習の意義が理解できても，やはり現実のその場に行けば，誰でも緊張することでしょう。頭の中が真っ白になってしまって，何をどうしたらよいのか，知っているはずのことを質問されて答えられなかったり，患者さんにどんな言葉をかければいいのかわからず，立ちすくんでしまったり…。そのような時は落ち着いて深呼吸です。軽く目を閉じて肩の力を抜き，リラックスする訓練をしましょう。

そして，患者さんと打ち解けてお話ができ，自分の心を落ち着けるために，まず患者さんの前腕を静かに支え持って，脈拍を測ってみましょう。脈拍の性状は別にしても，まず数を数えることができれば，もう一安心です。そこから静かにご気分を伺ってみましょう。きっとその後，患者さんの方からいろいろと話して下さることでしょう。

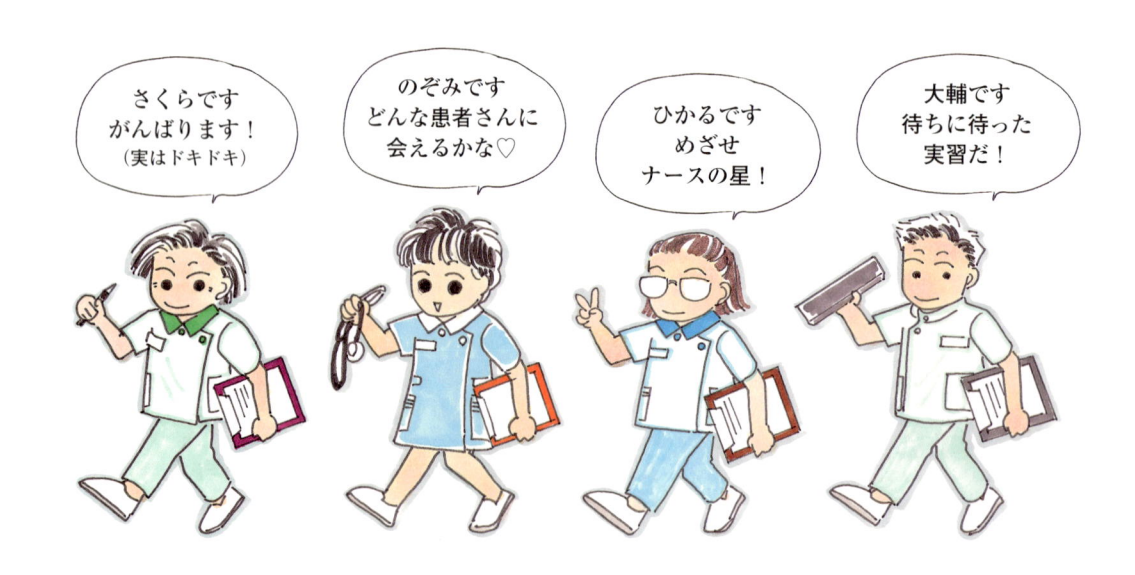

ヒヤリ・ハットが発生しやすい要因
受け持ち患者さんと実習環境の特性

　ここでは、2章を読み進める前に、看護学生が実習中に体験しているヒヤリ・ハットの発生要因や背景にはどのよう特徴があるのかを説明します。取りあげた要因や背景は、全国の看護学生を対象に行った調査*結果にもとづいたもので、多くの看護学生が実際に体験した事例の中から特徴的な傾向を取りあげました。

　実習中に実際に発生するヒヤリ・ハットは、何か1つの要因だけで起こることのほうがまれで、様々な要因や背景がいくつも重なり合ったり、連鎖的に組み合わさったりして発生しています。

　また、臨床現場では、ヒヤリ・ハットが発生しやすい実習環境や患者さんの特性を、あらかじめコントロールすることは困難です。しかし、これらの特性について事前に学習しておくことによって、常に自分のおかれた状況を自分自身でモニタリングする目をもつことができます。その力をつけることが、ヒヤリ・ハットを回避するために重要なことなのです。

患者さんの特性

　看護学生がヒヤリ・ハットを体験しやすい患者さんの特性がいくつかあります。

■子どもあるいは高齢者

　学生が体験したヒヤリ・ハットに関係していた受け持ち患者さんの年齢は、子どもと高齢者が多くを占めていました。子どもは、周囲に対する好奇心が旺盛で、じっとしていることがなく、予想外の動きをすることがあります。ちょっと目を離した瞬間に、柵を上げ忘れたベッドから転落したという事例がありました。一方、高齢者は加齢や疾患によって運動機能が低下しているので、転倒のリスクが高くなります。また視力や聴力、皮膚感覚などが低下するため、周囲にある危険を察知して即座に避けにくく、外部からの刺激に対しても感じにくくなります。例えば、温罨法によるヤケドにも気付きにくく、かなり悪化した状態になるまで異常を訴えてこないことがあります。

　このような子どもと高齢者の特性を理解しておくことで、より細やかな観察を行ったり、ヒヤリ・ハットが起こる前に周囲の物理的な環境を整えるといった予防策をとることができます。

■医療機器を使用している

　点滴や酸素吸入、膀胱留置カテーテルなどの医療処置を受けている患者さんの場合、身体の様々な部位にチューブが挿入・装着されています。そのため、チューブを身体の下に挟み込んだり、うっかり抜いてしまうなどのトラブルが発生しています。それらのトラブルを防ぐためには、個々の医療処置に対する知識と技術が必要です。

　医療現場では医療機器を装着した患者さんが多くを占め、あなたの受け持ち患者さんも何らかの医療器具を装着していることが多いでしょう。看護技術の実施前後には具体的に何を確認しておくかを事前に調べておきましょう。例えば、酸素流量や点滴の滴下状況、自動輸液ポンプの作動状況などです。学校で行う演習時にも、指導者や教員に相談して実際の状況を設定しシミュレーションすることによって、実習でもスムーズに展開できるでしょう。

■ 麻痺や筋力低下がある

　身体に麻痺や筋力低下がみられる患者さんや，長期臥床中の患者さんは，身体が十分に動かせない状況であっても「できるだろう」と思い，他者の手助けを借りずに自力で動こうとする場面がしばしば見受けられます。このような場面に出合った場合，患者さんに「できるよ！　大丈夫」と言われると，ついその言葉を信じて援助の必要がないと判断することがあります。しかし，そのような誤った判断がヒヤリ・ハットの発生につながっています。

　麻痺のある患者さんの援助を行う場合，事前に頭の中では想像をめぐらせていても，実際の場面になってみた時に，初めて患者さんの身体の重さや支えのきかない手足の重さを実感し，想像以上の力が必要だったことがわかり，あわてることがあります。どのくらいの力が必要なのか，患者さんがどこまでできるのか，どこを支えればよいのかを具体的に想定し，練習しておくことが大切です。

■ 心身状態の変化が激しい

　手術や検査の直後でバイタルサインの変化が激しい患者さん，リハビリテーションの直後の疲労のために筋力低下がみられる患者さん，午前中にだけ手足のこわばりがみられるといった症状に日内変動のある患者さんなど，心身状況の変化が激しい状態の患者さんを受け持った場合にも，ヒヤリ・ハットが多く発生しています。リハビリテーションに出かける前は自分で車椅子に移っていた患者さんがリハビリテーションから戻り，車椅子からベッドに移ろうとした時に，疲労で足腰が立たなくなり転倒しそうになった事例もあります。

　患者さんの心身状態の変化を予測し，それに応

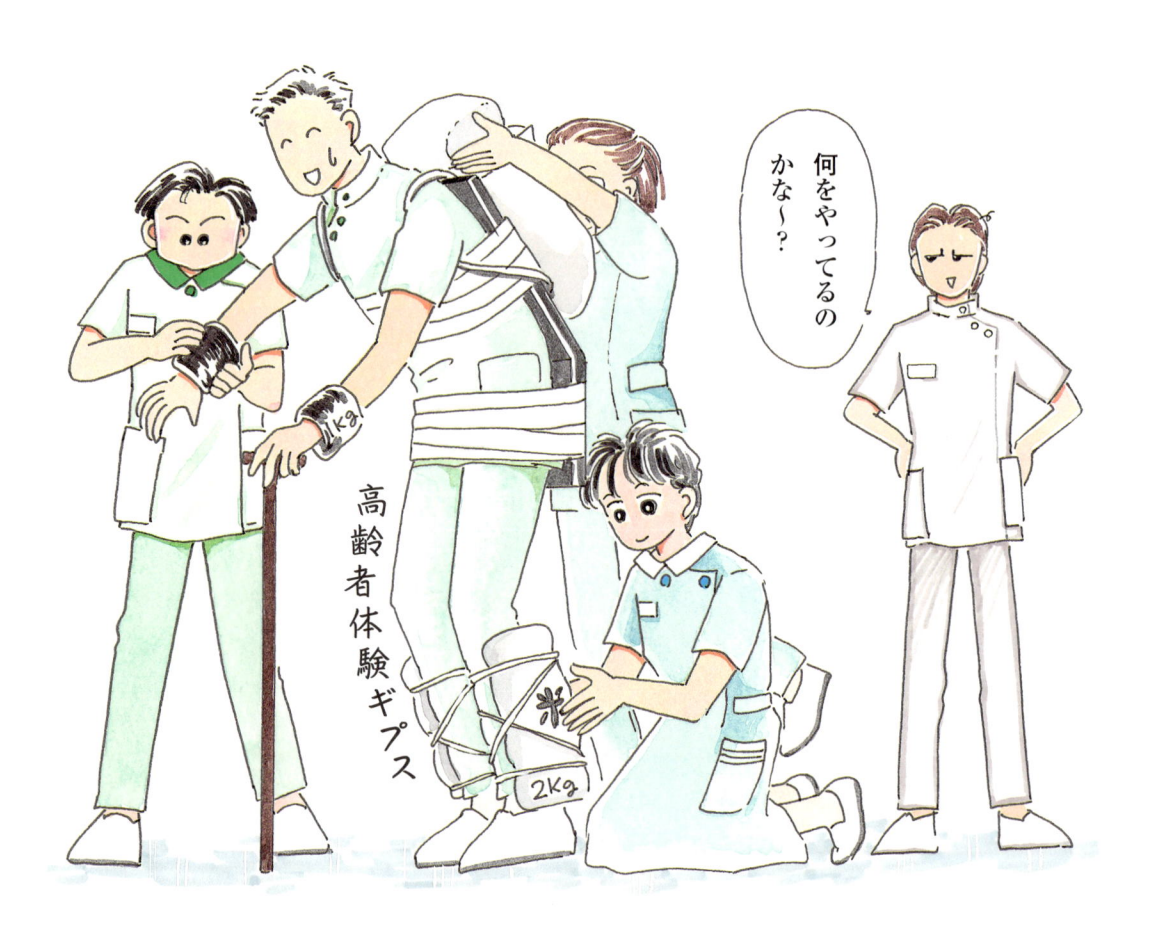

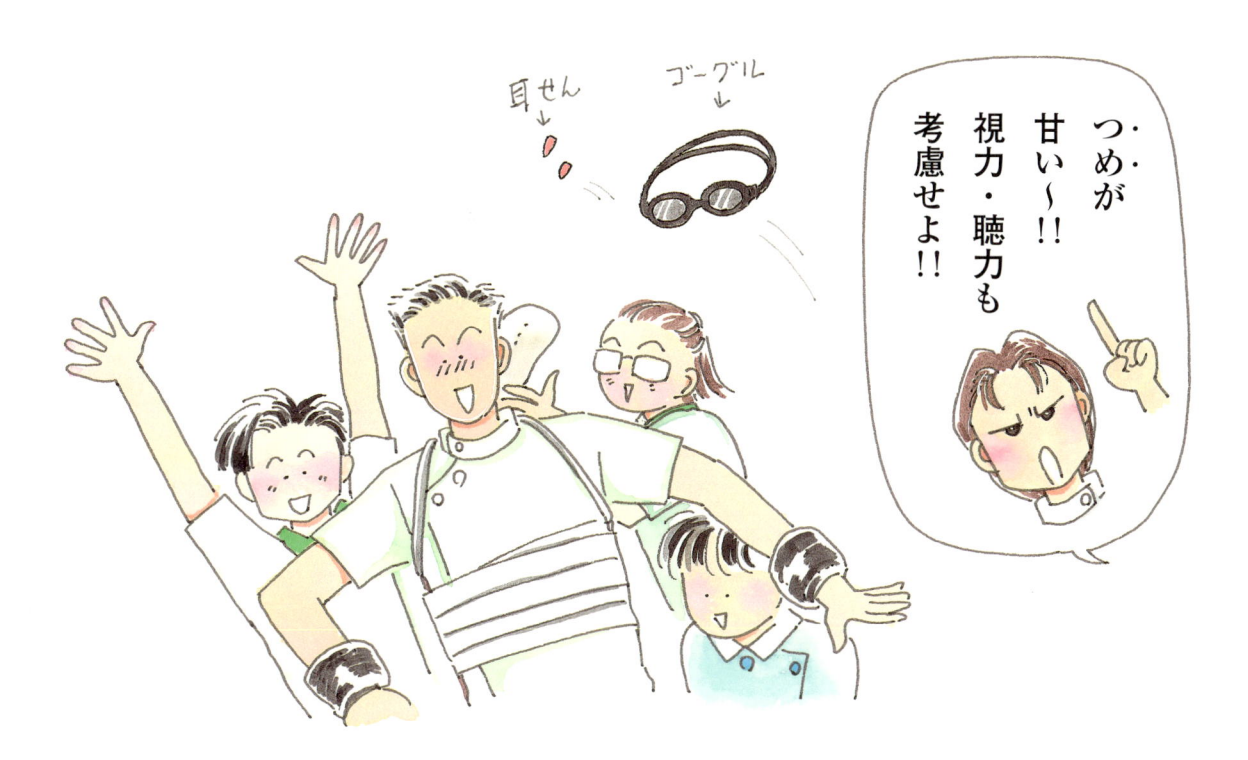

じた観察を行い，援助方法を変えていくという知識と技術が求められます。

■**患者さんや家族からの切迫した強い要求がある**

まだ十分に練習していない看護技術や，予想していなかった援助を，急に頼まれることがあります。しかも，患者さんが「早く，やってよ！」などと切迫した状況にある時には，どうしたらよいのでしょうか。このような場面は，患者さんが検査やリハビリテーションに間に合わないとあせりを感じイライラしている時，排尿や排便を我慢できず早くトイレに行きたいと急いでいる時に多くみられます。患者さんや家族から緊迫した雰囲気の中，強い口調で「早く！」と要求されたり，「あなたなら1人でも大丈夫だから手伝って！」と言われると，「ちょっと待って下さい。指導者を呼んできます」とは言いにくいものです。その結果，一度も1人で実施したことのない看護技術を1人で行い，ヒヤリ・ハットが発生しています。

■**学生と患者さんとの間で，信頼関係が十分にできていない**

看護技術は，単にハウ・ツーを知っていればよいというものではありません。実習の初日に行う援助と実習3日目に行う援助は違うはずです。あなたが初めて患者さんと出会い，お互いに会話すること自体に緊張している時期は，あなたの身体も緊張していて動きがぎこちなくなりがちです。患者さんも安心して身体をまかせることができないので力が入ってしまい，普段通りの動きができないかもしれません。

あなたと患者さんとの関係性の深まりも，ヒヤリ・ハットの発生に影響していることを知っておきましょう。

実習環境の特性

変化に富むダイナミックな現場である実習環境の特性もまた，ヒヤリ・ハットの発生に大きく影響しています。

I 看護学実習とヒヤリ・ハット

■計画通りには進まない

　学生は，あらかじめ一日の行動計画を立てて患者さんに関わります。しかし，実際の場面では，計画通り，時間通りに進まないことも多いはずです。それが'臨床'の醍醐味でもあります。予想外，計画外の出来事に出合った時に，どのくらい臨機応変に対応できるかという柔軟さも，ヒヤリ・ハットの発生に大きく影響しています。

　最初に立てた計画通りに援助を進めようとしたために，本当に最優先とするべき援助が後回しになったり，確認を忘れるというような出来事が起こっています。例えば，午前11時までに車椅子でレントゲン検査室まで移送するという計画を立てていたところ，午前10時50分に患者さんから，検査の前にトイレを済ませたいと頼まれるという場面があります。本来なら，安全にトイレ介助をすることが最優先の課題なのですが，学生は検査室に遅れてはいけないとあせりを感じ，そのことで頭の中がいっぱいになり，トイレで患者さんが転倒しそうになったという事例です。また，実習中に行われる学生カンファレンスの時間に間に合わないというあせりから，目の前の患者さんのケアに集中できなかった事例もありました。

　計画外のことが起こっても，それが当たり前と受けとめ，患者さんの安全を最優先して何をすべきか，立ち止まって考えることが大切です。

■一度に2つ以上のことを頼まれる

　臨床では，受け持ち患者さん以外の同室患者さんや家族から声をかけられ，何かを依頼されることも，しばしばあります。例えば，リハビリテーション前にバイタルサインを測定しようと病室に入った時に，ほかの患者さんから検査時間を確認してきてほしいと頼まれた場合などです。ナー

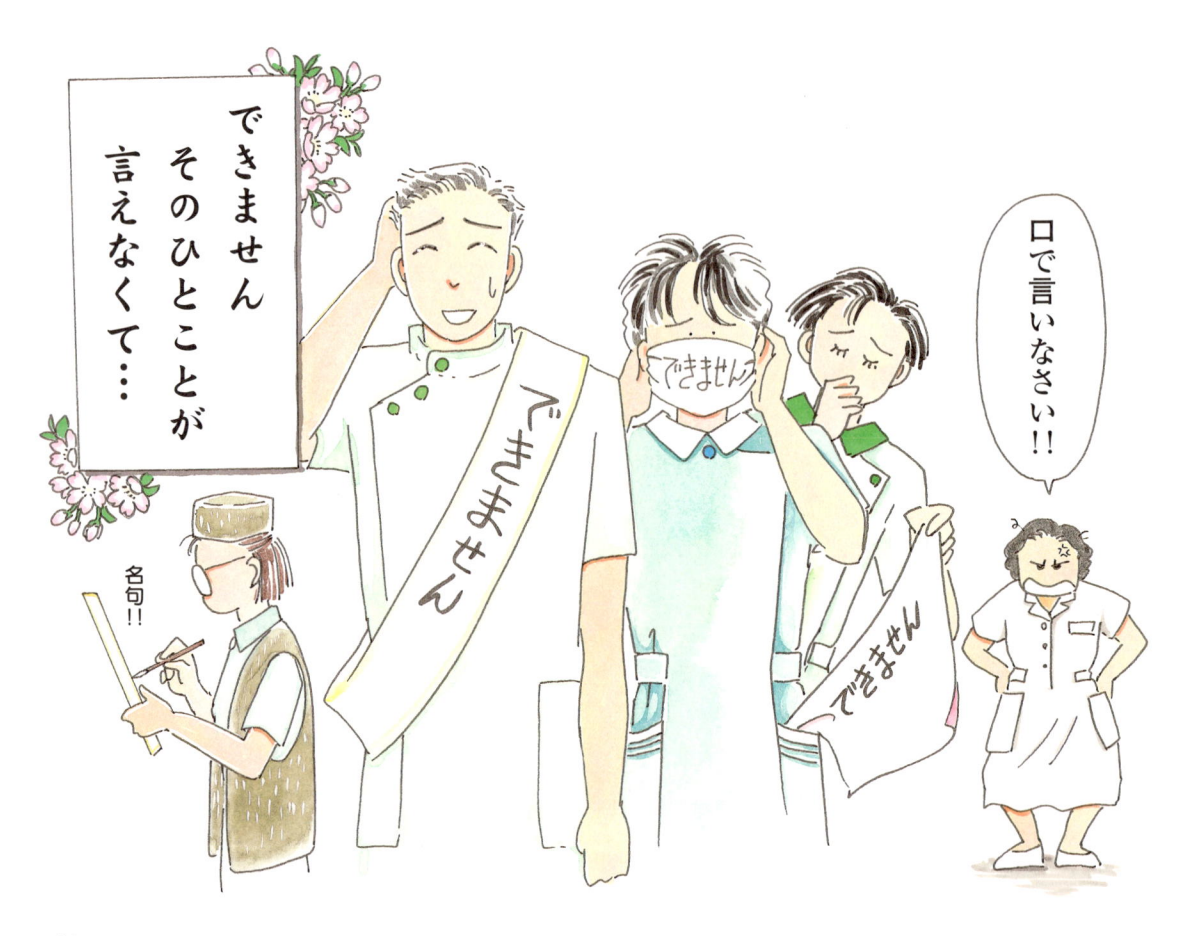

スステーションに戻り，部屋担当の看護師を探し確認している間に，受け持ち患者さんのリハビリテーションの時間になってしまい，バイタルサイン測定を忘れしまったというヒヤリ・ハットが起きました。同時に2つ以上のことを頼まれる「多重課題」という状況下になると，どちらを優先すべきかを判断することが難しくなります。この事例のように受け持ち患者さん以外から依頼を受けた場合，安易に引き受けないで，まず受け持ち患者さんへのケアを優先して下さい。出来事の緊急性にもよりますが，受け持ち外の患者さんや家族に対しては，部屋担当看護師に直接依頼してほしいと伝えましょう。

■不慣れな実習場での緊張

実習は，それまでに学んだことを実践するという課題を，新しい場所や人との出会いの中で展開していくストレスフルな体験です。病院，実習病棟の物理的な環境だけでなく，指導者やスタッフ，教員，同級生との関係づくりを行いつつ，受け持ち患者さんとの関係を深め看護を展開するという，いくつもの課題に直面します。毎日が緊張の連続でしょう。さらに，実習記録やレポート課題なども加わり，疲労，睡眠不足を強く感じることもしばしばです。このような強い緊張や，疲労，睡眠不足などの心身状況は，ヒヤリ・ハットの発生と大きく関係しています。過剰な緊張，ストレスは，目の前の出来事について落ち着いて判断，行動することを妨げます。

実習はあなたの心身が健康であることが大前提です。心身の不調を感じたら，指導者や教員に相談し，無理をせず早めに休息しましょう。

■学生と指導者・教員との，コミュニケーション不足

指導者を待っていても，なかなかベッドサイドに来てもらえなかったために，あせって1人で患者さんに対応し，ヒヤッとしたことはありませんか。通常，臨床実習は，5～6名の学生に対して，1～2名の指導者や教員が配置されています。このような指導体制のもとで，学生と指導者・教員との間で十分にコミュニケーションがとれていなかったために，ヒヤリ・ハットが生じた事例も少なくありません。

指導者が「後でね」と言ったところ，学生はその意味がわからないまま患者さんに援助を行い，指導者から注意を受けたという事例があります。指導者は，「後でね（一緒にやるから待っていて）」という意味を込めたのですが，学生には伝わっていませんでした。互いに，何を伝えたかったのかを確認しなかったことが原因でした。

実習中，指導者や教員の視線・口調に緊張やあせりを感じ，学校で練習した通りにできなかったことはありませんか。指導者や教員の助言や，指示の内容を十分にわからないまま援助を実施したことはありませんか。指導者や教員に気軽に相談したり，質問したり，助けを求められない雰囲気であったり，助けを求めても「忙しい」と対応してもらえなかったことによって，ヒヤリ・ハットの発生につながった事例もありました。

このようなヒヤリ・ハットを防ぐには，自分が受け取ったメッセージを口に出し，「先にやり始めていいのですか」などと確認してみることが大切です。そうすれば指導者や教員は「後からベッドサイドに行くから，それまでやらないで患者さんに待っていてもらって」と言い直してくれるでしょう。臨床現場の中では，このような1つひとつの言葉が確認されず，あたかもわかり合っているように流されている場面が多いものです。それが原因となってヒヤリ・ハットが生じているのです。

もちろん，実習指導・連絡体制を整えること，そして指導者・教員は指導・助言内容を具体的に学生に伝えること，学生がどのように理解したかを確認することなど，指導者・教員側の姿勢の改善も必要です。

＊川島みどり（主任研究者）：医療・看護事故（インシデントを含む）をエビデンスにした看護技術の標準化に関する研究．平成16～18年度　厚生労働科学研究費補助金　医療安全・医療技術評価総合研究事業．

ヒヤリ・ハットを避けるための実習の心得10カ条

ヒヤリ・ハットを避けるために，実習の心得10カ条を頭に入れておきましょう。どれも基本的なことですが，つい忘れがちなことばかり。実習前にも，実習中にも，この10カ条を守ることができているか見直してみましょう。

1　実習中，しっかり食べて，よく寝よう

患者さんの安全確保のためには，自分の健康保持に努めることが先決です。睡眠不足や空腹状態では，冷静な判断や行動はできません。

2　ゆとりある着実な行動が，ミス防ぐ

緊張や不安は実習にはつきものです。それを少なくするコツは，時間に余裕をもって行動することです。開始時間ちょうどに合わせて行動するのではなく，5分か10分早めに開始しましょう。

3　確かめよう2度も，3度も，患者の氏名と指示内容

自分の目は，あてにならないと思っているくらいがちょうどよいものです。1人で行う時は，必ず3回は確認しましょう。

4　目と手を添えて見守ろう，患者の様子と治療内容

患者さんの様子は，しっかり目で見て観察すると同時に，身体や衣服，チューブ類などに手を添えて，異変がないかどうか確認しましょう。

5　メモに残そう大事なこと。あてにならない，頭に書いたメモ

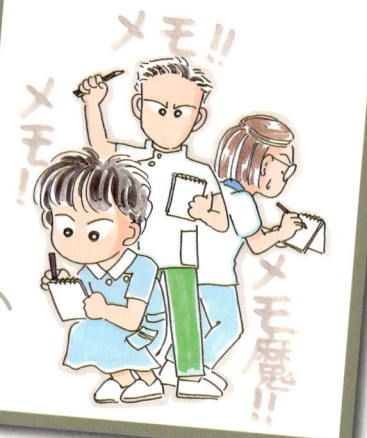

人間の記憶はあてにならないものです。大事なこと，気になったことなどは必ずメモに書きましょう。

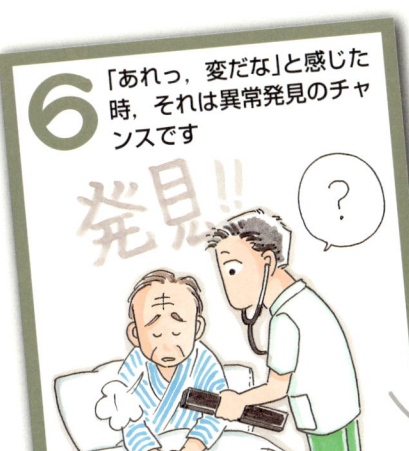

6 「あれっ，変だな」と感じた時，それは異常発見のチャンスです

毎日受け持ち患者さんの様子を見ていて「あれっ」と感じた時は，いつもと違うことに気付いている証拠です。それをよく考え，調べてみることは，何かを発見できるチャンス。異変に気付き対処できるきっかけになります。

7 忘れずに，細かいことも，早めの相談，すぐ報告

8 恥じゃない「待って」，「できない」と言うことは

患者さんの信頼を得たいために，「待って下さい」「看護師さんを呼んできます」と言いにくい場面があるかもしれません。でも，信頼関係を築くためには，今必要なことをきちんと言うことのほうが大事です。

自分で気になったことは，どんなに些細なことでも，指導者か教員に相談したり報告しましょう。今，起こっていることを自分で判断したとしても，それを確かめることが大事です。

9 楽な姿勢，それが互いの安全守る道

10 話さない，漏らさない，忘れない，個人情報と実習記録

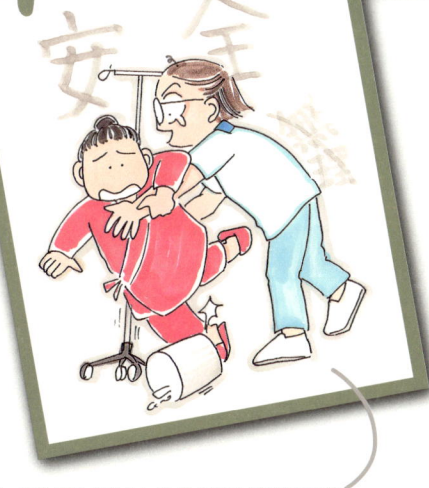

患者さんの体重を受けとめられない無理な姿勢や，長時間の無理な姿勢での介助など，自分の心身に負荷がかかりやすい状況は，危険です。自分が実施しやすい姿勢や，環境を整えてケアにのぞみましょう。

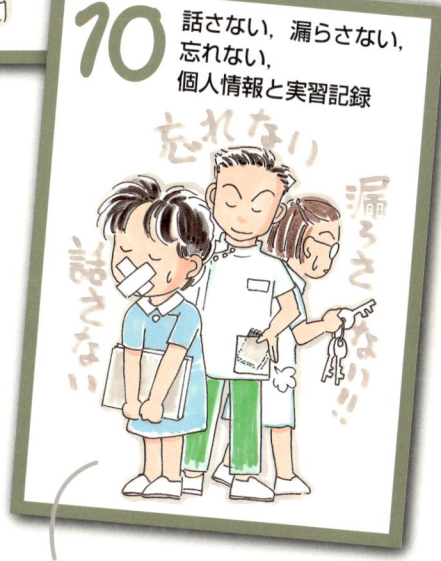

忘れてはならないのが，患者情報の管理に対するヒヤリ・ハット予防策です。学生の時に，個人情報を扱う立場の重みと情報管理の方法をしっかり学んでおきましょう。

ヒヤリ・ハット事例に学ぶ看護技術

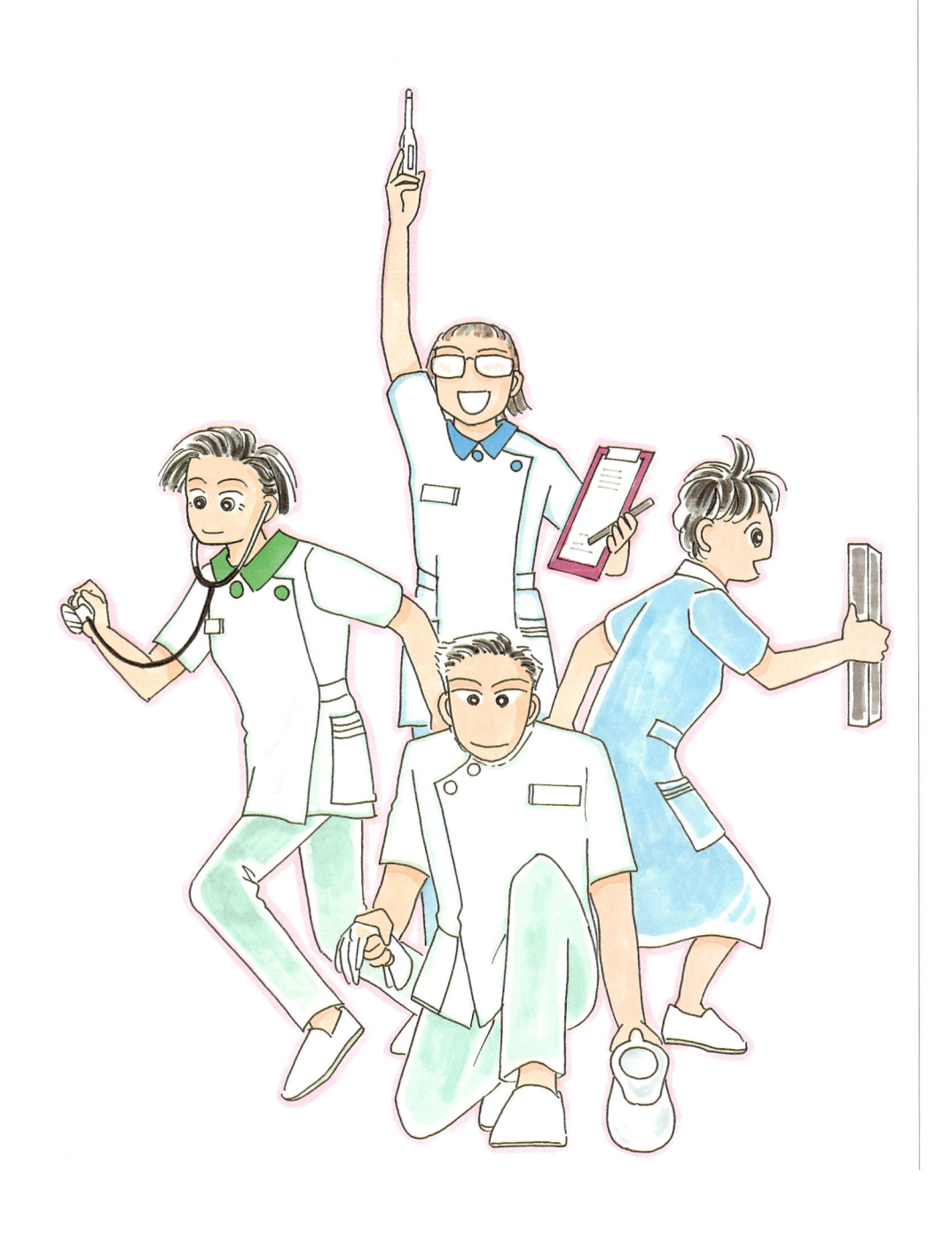

II

II ヒヤリ・ハット事例に学ぶ看護技術

ヒヤリ・ハットが発生しやすい看護技術項目

　人々の命を守る医療人として，ミスはあってはならないもの。しかし，どんなに優れた看護師でも学びの途上で，ヒヤリとした経験にいくつも出合いながら何かを学んできています。そうだとすれば，今現在，看護を学び始めた学生たちが体験する臨床実習でのヒヤリ・ハットについて，その実態と学びにつなげる状況を知りたいと思いました。

　こうして私たちの研究グループでは，実習の中で学生がどのようなヒヤリ・ハット体験をしているかを明らかにするために，全国的なアンケート調査を実施しました。総勢1,522名の学生たちが，アンケート用紙のヒヤリ・ハット項目の中で，自分が体験したことがある項目すべてにチェックを入れてくれました（複数回答）。

どんなヒヤリ・ハットが起こっているのだろう？

　右ページの表は，このテキストで取りあげた技術項目に限って，アンケート結果を示したものです。もっとも件数が多かったのが「体位・姿勢の保持，移動」の80.5％で，回答者総数1,522人のうち1,225人が経験しています。そのほかの技術項目も，かなりの高い頻度で体験していることがわかります。テキストの第2章では，この結果にもとづいてヒヤリ・ハット発生頻度を「❗」で示しました(注)。

　これに加えて調査では，体験したヒヤリ・ハットのうち，もっとも印象に残ったものを記述してもらいました。その分析をしていく中で，学生ならではのヒヤリ・ハットの特徴も明らかになってきました。

学生ならではのヒヤリ・ハットの原因

　学生が体験するヒヤリ・ハットの原因として，知識や技術の不足は，かなり高い割合を占めています。これは学び始めの学生として，ある程度仕方がないとも考えられます。

　しかし，それとは別に，「危険かもしれないと感じているのに，そのまま実施してしまった」，「危険と感じたけれど，どうしたらよいかわからなかった」，「看護師や臨床指導者が忙しそうで，声をかけられなかった」などの原因も多いことがわかりました。

　この結果から，不安や疑問を感じたら「指導者や看護師に相談する」「情報を集めてみる」など，現在進行中の出来事に対する自分の思考・感情をモニタリングし，事故防止の行動につなげる能力を高める必要性を認識しました。

経験から学んでみよう

　以降のページでは，これらの分析結果をもとに，各技術項目別にヒヤリ・ハットの内容やその防止策を解説していきます。

　毎年，新たに看護を学ぶ学生たちが共通して起こしやすいヒヤリ・ハットがあるはずですし，またそれを未然に防ぐための方法もあるはずです。

　さあ，これまでに学生が体験してきたヒヤリ・ハット事例に学んでいきましょう。ヒヤリ・ハット体験とその予防策は，あなたが実習を行う際の「転ばぬ先の杖」となるはずです。

表 看護技術項目とヒヤリ・ハット事例の発生頻度（N=1,522，複数回答）

看護技術項目とヒヤリ・ハット事例	件数	%	発生頻度
体位・姿勢の保持，移動	1,225	80.5	
車椅子からの転倒・転落，移送時のトラブル	798	52.4	❗❗❗❗❗
歩行時のふらつき・転倒	328	21.6	❗❗
体位・姿勢の保持におけるトラブル	99	6.5	❗
生活環境の整備	1,169	76.8	
ベッド周りの環境整備に関するトラブル	913	60.0	❗❗❗❗❗
ベッド周りの物品破損，医療器具の取り扱い不備によるトラブル	256	16.8	❗
保清・整容	675	44.4	
入浴・シャワー時の転倒・転落	330	21.7	❗❗
保清・整容時の誤嚥・溺水	144	9.5	❗
保清・整容時の熱傷・創傷・粘膜損傷	106	7.0	❗
医療機器を装着した人の保清時のトラブル	95	6.2	❗
食事・水分摂取	457	30.0	
食事・水分摂取の援助時のトラブル			❗❗❗
注射・点滴・与薬・酸素吸入	653	42.9	
注射・点滴・与薬・酸素吸入に関するトラブル			❗❗❗❗
観察・報告	450	29.6	
重要所見の観察・報告・記録の誤り，忘れ			❗❗
個人情報の保護	143	9.4	
実習記録やメモの紛失・置き忘れ			❗
感染予防	526	34.6	
学生が感染源になる時，感染源（危険物）にさらされる時			❗❗❗
ハラスメント	268	17.6	
暴力・ハラスメント			❗

注）❗の数は次の通りとした。
50% 以上 ………… ❗❗❗❗❗
40% 以上 50% 未満 … ❗❗❗❗
30% 以上 40% 未満 … ❗❗❗
20% 以上 30% 未満 … ❗❗
20% 未満 ………… ❗

II ヒヤリ・ハット事例に学ぶ看護技術
体位・姿勢の保持，移動

車椅子からの転倒・転落，移送時のトラブル

車椅子に関する転倒やトラブルは，52.4％の学生が実習中に体験しています。そのうち，車椅子のストッパーのかけ忘れが26.8％，ベッドから車椅子への移動時のトラブルが25.6％を占めています。

こんなヒヤリ・ハットが起こっています

車椅子・ベッド間の移動時の転倒
- 患者さんを支えきれず，抱えたまま倒れそうになった。
- ベッドと車椅子の間が広すぎ，床にすべり落ちた。
- 座面に勢いよく座らせてしまった。

ストッパーのかけ忘れ
- 車椅子のストッパーをかけ忘れ，座る時に車椅子が動いてしまった。
- ベッドのストッパーをかけ忘れた。

点滴スタンド，点滴，膀胱留置カテーテルによる危険
- エレベーターから降りる時，車椅子や点滴スタンドの車輪がドアの溝にはまってしまった。
- 輸液ポンプの重みで車椅子が倒れそうになった。
- 尿バックが車椅子の車輪に巻き込まれて破れ，周囲が尿で汚染された。

転倒しそうな患者さんが1人で移動
- 患者さんが1人で車椅子に移乗しようとした。自力で可能と思って見守っていたら，転倒しそうになった。

自信がないのに援助をまかされた
- スタッフから「移動をまかせるわね」と言われた。自信がないまま行って，ふらついてしまった。

車椅子移乗・移動中の打撲，皮膚損傷
- フットレストで患者さんの足を傷つけ，出血させてしまった。
- 患者さんの肘や足をドアにぶつけた。
- バックで移動中，ほかの患者さんにぶつかった。

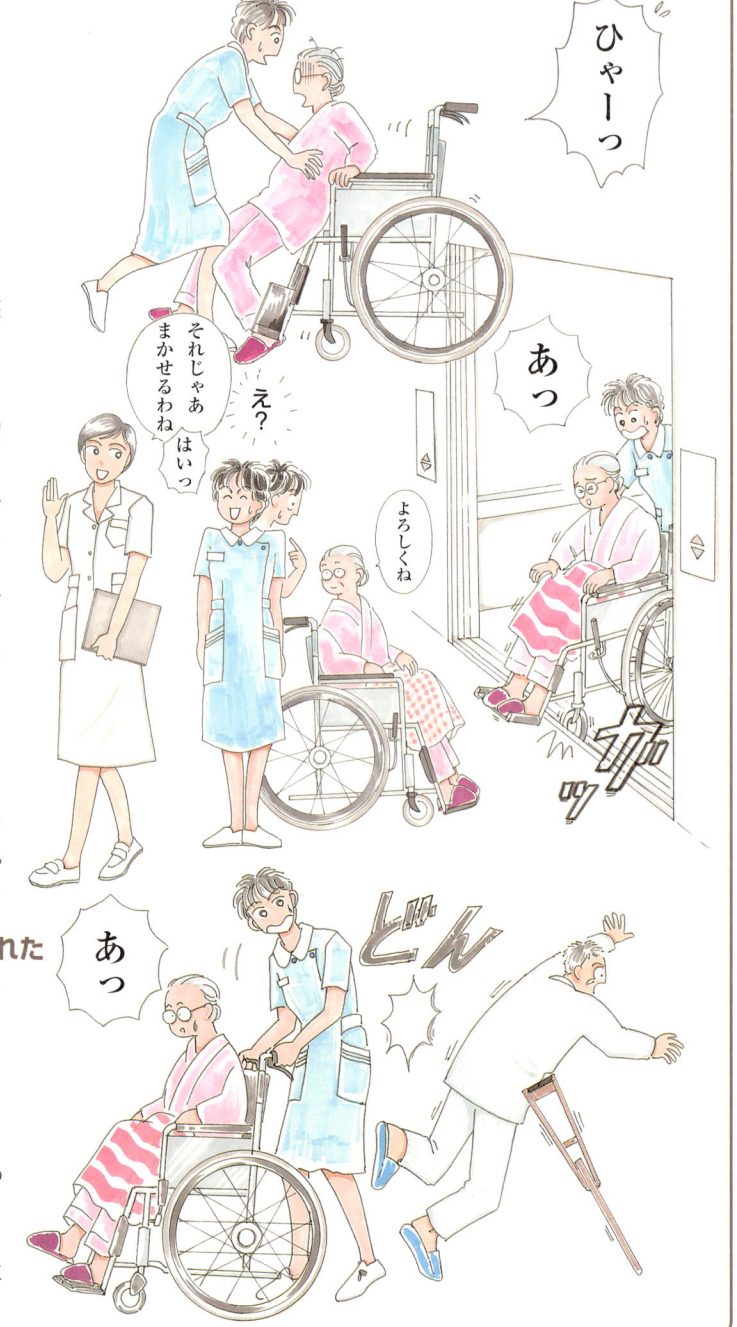

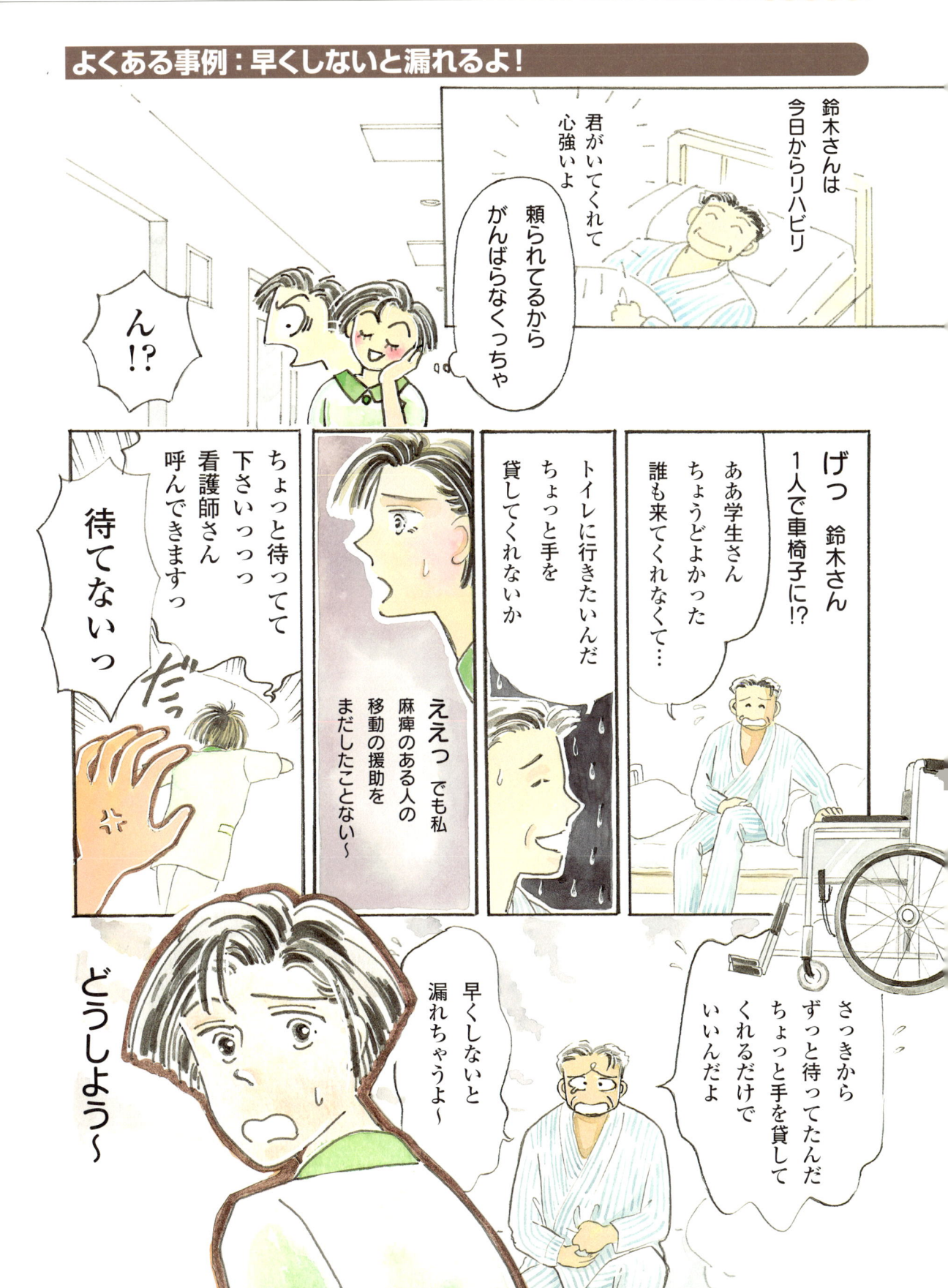

ヒヤリ・ハット発生頻度 !!!!!

よくある事例：早くしないと漏れるよ！

鈴木さんは今日からリハビリ
君がいてくれて心強いよ
頼られてるからがんばらなくっちゃ

ん!?

げっ 鈴木さん1人で車椅子に!?

ああ学生さん ちょうどよかった
誰も来てくれなくて…
トイレに行きたいんだ ちょっと手を貸してくれないか

ええっ でも私 麻痺のある人の移動の援助をまだしたことない〜

ちょっと待ってて下さいっっっ
看護師さん呼んできますっ

待てないっ

さっきからずっと待ってたんだ
ちょっと手を貸してくれるだけでいいんだよ

早くしないと漏れちゃうよ〜

どうしよう〜

II ヒヤリ・ハット事例に学ぶ看護技術

体位・姿勢の保持，移動

チェックリスト

☐ にチェックがついた場合は，→次のページへ

患者さんは

- ☐ 1人で立ったり，歩いたり，座ったりするのが不安定
- ☐ 酸素，点滴，経管栄養などのチューブ類・医療器具を使用している
- ☐ 麻痺あるいは筋力低下がある
- ☐ 病状が安定していない
- ☐ 介助の必要性について理解していない
- ☐ 1日を通して移動能力に変化がある

あなたは

- ☐ 車椅子移乗・移送を行うのは初めて
- ☐ どこを支えたらよいのかイメージがつかめない
- ☐ 具体的な援助方法について指導者と相談していない

車椅子を初めて使う場合はここをチェック

車椅子

- ☐ ストッパーがかかる
- ☐ リクライニングレバーとブレーキの区別がつく
- ☐ タイヤには空気が入っている。車輪の動きがスムーズ
- ☐ フットレストの高さが患者に合っている。ネジがゆるんでいない
- ☐ 酸素ボンベがついているか。酸素残量があるか（必要時）
- ☐ 点滴をかけるスタンドがついているか（必要時）

ベッド

- ☐ ストッパーがかかる
- ☐ ベッド柵が安定している

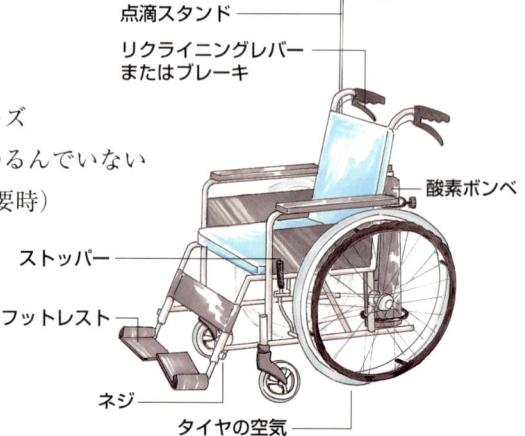

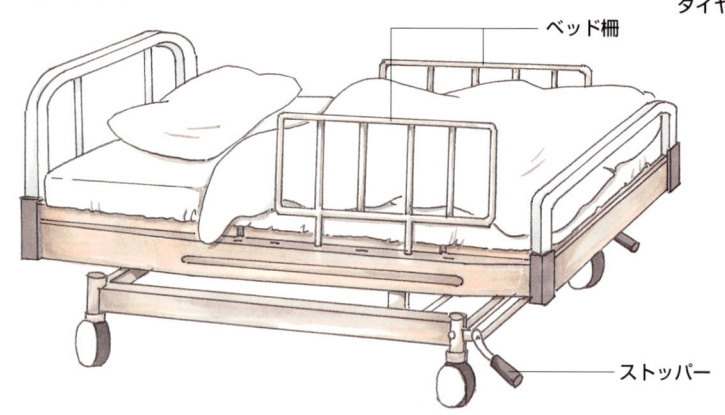

車椅子からの転倒・転落，移送時のトラブル

ヒヤリ・ハットを防ぐために

患者さんの移動能力に合わせた援助方法を選ぶ

- **独歩の場合**：つまずくような障害物を除去します。いざという時に支えられるように，車椅子のストッパーをかけておきましょう。
- **立位可能な場合**：ベッド柵をつかんで立位をとります。車椅子を近くに寄せ，身体の向きを変え座ってもらいます。
- **端座位*可能な場合**：ベッド柵をつかんでもらい端座位をとります。履き物を準備し，車椅子を近づけます。
- **座位保持が難しい場合**：あらかじめ援助者2人で行うようにしましょう。

*端座位：本来は「正しく端正に座ること」を意味するが，看護界では「ベッドの端に座ること」の意味に変化している。本書では後者の意味で用いる。

使用中の医療機器を忘れない

- **チューブ類の長さは十分にとる**：移乗動作中に引っ張られないように，十分な長さがあるかどうか確認します。点滴スタンドはあらかじめ近くに寄せておきましょう。
- **酸素流量や点滴滴下速度設定を確認**：移動前後に変化しないかを確認します。
- **チューブ接続部や点滴刺入部を確認**：根元から抜けていないかを確認します。
- **チューブ類を目に見えるところにまとめる**：車輪への巻き込みを防ぎます。

麻痺側の手足を置いてきぼりにしない

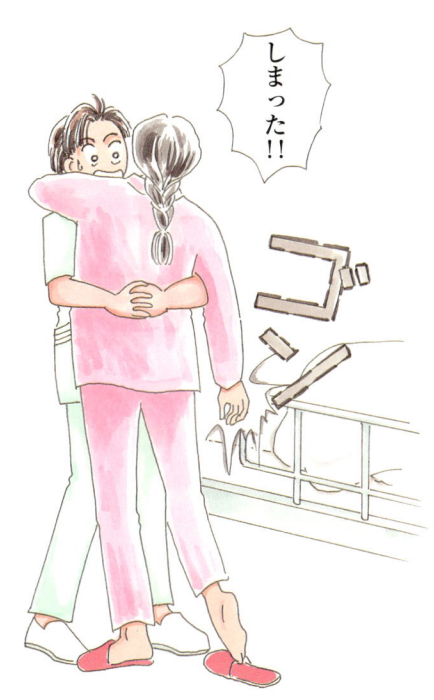

- **車椅子へ(から)の移乗**：移乗時にフットレストに麻痺側の手足を引っかけたり，ぶつけて傷つけたりしないよう車椅子の位置を調整しておきましょう。麻痺側の肩関節脱臼を予防するために，三角巾を着用するとよいでしょう。
- **車椅子での移送中**：移送時に麻痺側の腕や足が落ちて，車輪に巻き込まれたり，床にひきずられたりしていないか，移送中も常に注意しましょう。

患者さんに協力を求める

患者さんは自分では動けるつもりで，助けは必要ないと思っていることがあります。しかし，特に手術後や長期間の臥床後に起立する場合，元気な頃と同じように動こうとして，転んでしまうことがあります。1人で動いた場合の危険性について，わかりすい言葉で説明し，協力してもらいましょう。

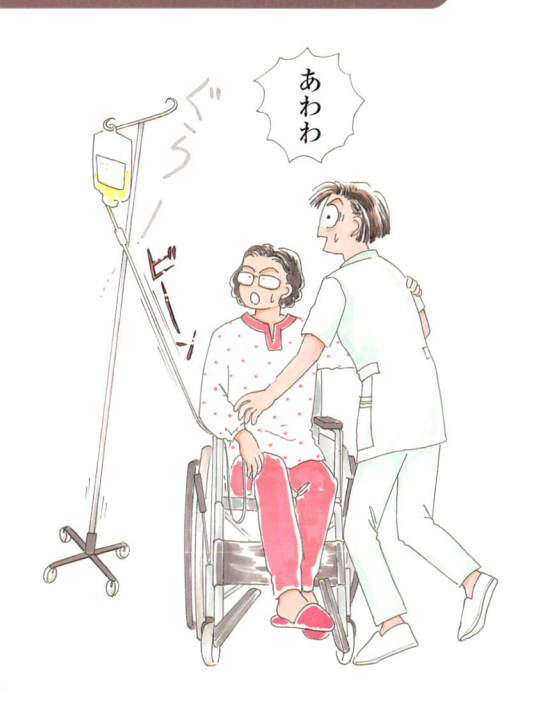

II ヒヤリ・ハット事例に学ぶ看護技術

体位・姿勢の保持，移動

患者さんの移動能力は そのつど変わることを頭に入れておく

パーキンソン病や関節リウマチなどのように，疾患によっては，朝に手足のこわばりが強くなることがあります。また，寝起き時，リハビリ（運動）直後，入浴後など，身体的疲労を伴う活動後の変化にも注意が必要です。

援助前に，具体的な援助方法や役割分担を 指導者と確認する

指導者との間で，患者さんの特性に合わせた援助方法の留意点を確認します。指導者が手助けしてくれる場合には，車椅子の準備や姿勢の保持などの役割分担を具体的に話し合い，行き違いが生じないようにしましょう。

1人で動いてしまいそうな患者さんの場合， その場を離れない

指導者を呼ぼうとして患者さんのそばから離れたすきに，患者さんが1人で移動し，転倒することがあります。原則として，その場を離れずナースコールなどで助けを呼びましょう。

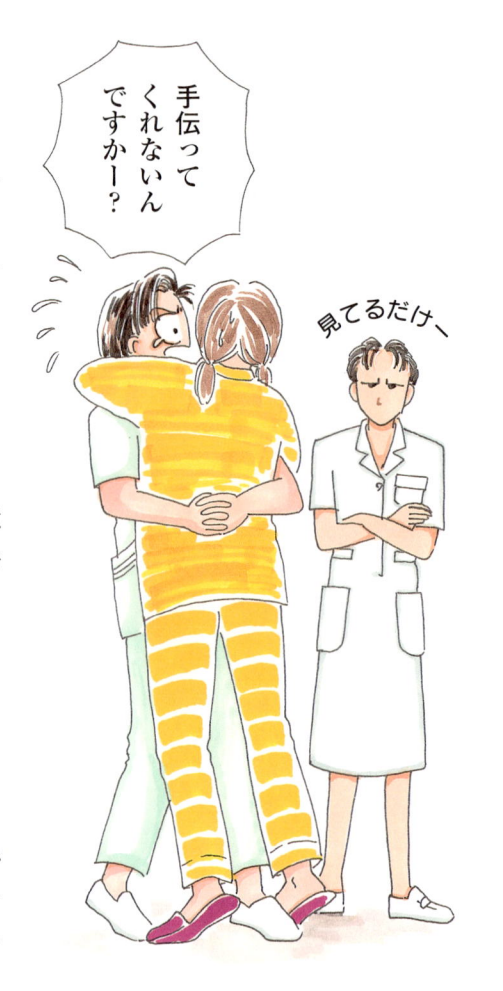

「手伝ってくれないんですかー？」

「見てるだけ、」

知っておきたい！ ベーシック・ポイント

車椅子への移乗時の転倒や転落を予防するため，ベッド周りの環境を整えておきましょう。
- 車椅子はあらかじめベッドに近づけておく。できる限り移動距離は短く。
- ベッド周りの荷物・オーバーテーブルを動かし，車椅子が入る空間を確保する。
- 患者さんが履きやすい位置に靴をセットする。
- ベッド，車椅子のストッパーをかける。
- ベッドの高さは，端座位時に患者さんの足底が床につくように調節する。

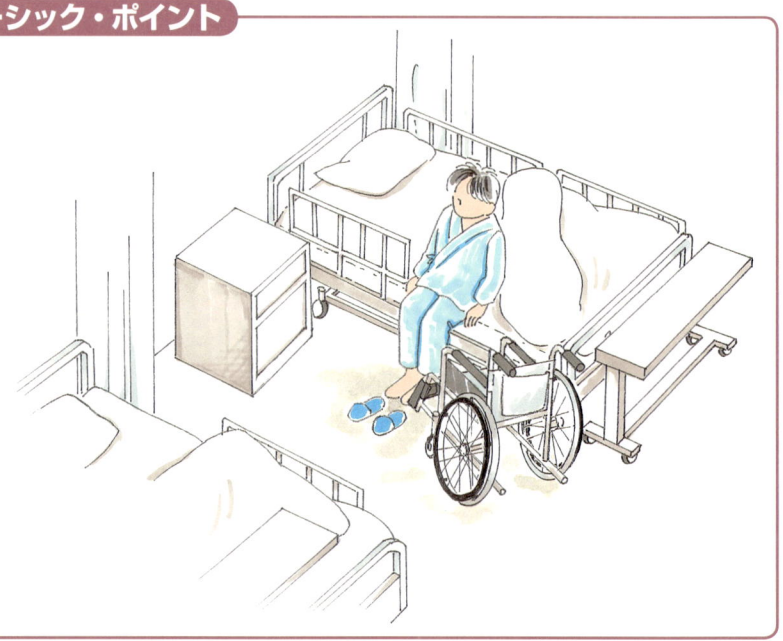

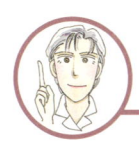

車椅子からの転倒・転落，移送時のトラブル

緊急事態，こんな時どうする？ 先輩ナース・指導者はこう考えます！

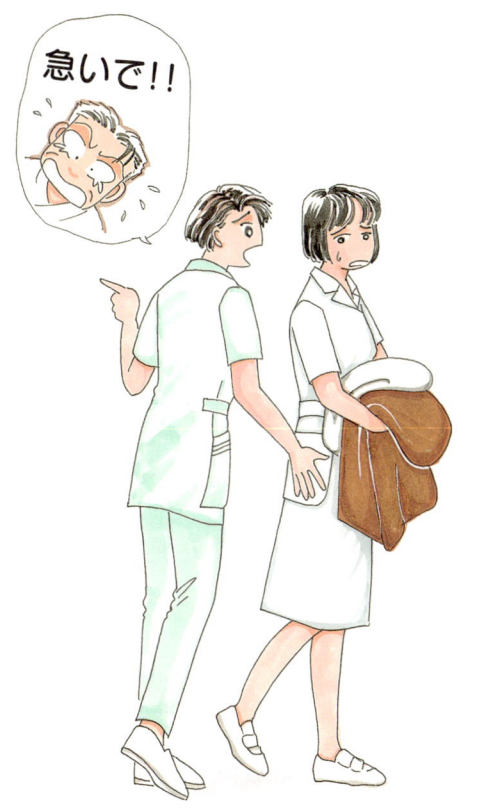

患者さんにせっぱ詰まった様子で車椅子に移りたいと頼まれた時

患者さんに「急いで！」と言われた時が一番危険です。まずは自分自身があわてないこと。そして，スタッフの誰でもよいので助けを求めて下さい。忙しそうなスタッフが怪訝(けげん)そうな顔をするかもしれませんが，そこはぐっと我慢。患者さんのために必要なことはスタッフもわかっています。
受け持ち患者さんに対して，学生としてどこまで1人で援助できるのかということについて，指導者や教員と一緒にあらかじめ説明しておくことも大切です。

患者さんがふらつきながら1人で車椅子に移ろうとしているのを発見した時

まず動くのをやめてもらい，安全な場所に移動してから，患者さんに1人で動こうとする理由を聞いてみて下さい。そして，安全に移動するためにナースの手助けが必要なことを説明しましょう。患者さんが納得されていないようであれば，指導者と一緒に説明しましょう。

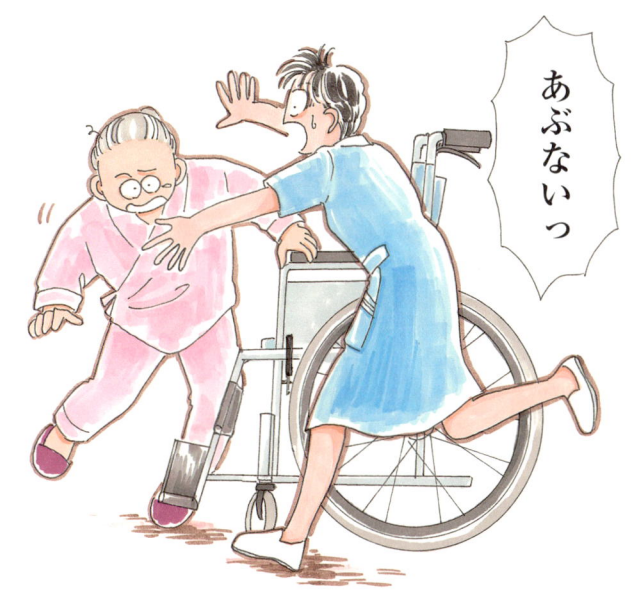

II ヒヤリ・ハット事例に学ぶ看護技術

体位・姿勢の保持，移動

課題　やってみよう

さくらは，脊髄腫瘍のために立位を保持できない山田さんを受け持っています。さくらは山田さんを車椅子でレントゲン検査室に移送しました。検査室に到着すると，検査技師から「じゃあ，患者さんを寝台の上に寝かせてあげてくれる？」と言われました。

さくらは，「今まで1人ではやったことないな。でも，やらないといけないのかな？　自信ないけど，どうしよう……」と思いました。しばらく黙っていると検査技師が「早くやってよ。受け持ちなんだから，そのくらいできるでしょう！」と強い口調で言いました。山田さんも「あなたなら大丈夫よ。いつも看護師さんと一緒にやってくれてるじゃない」と励ましてくれました。

さくらは，どうしたらよいのでしょうか。

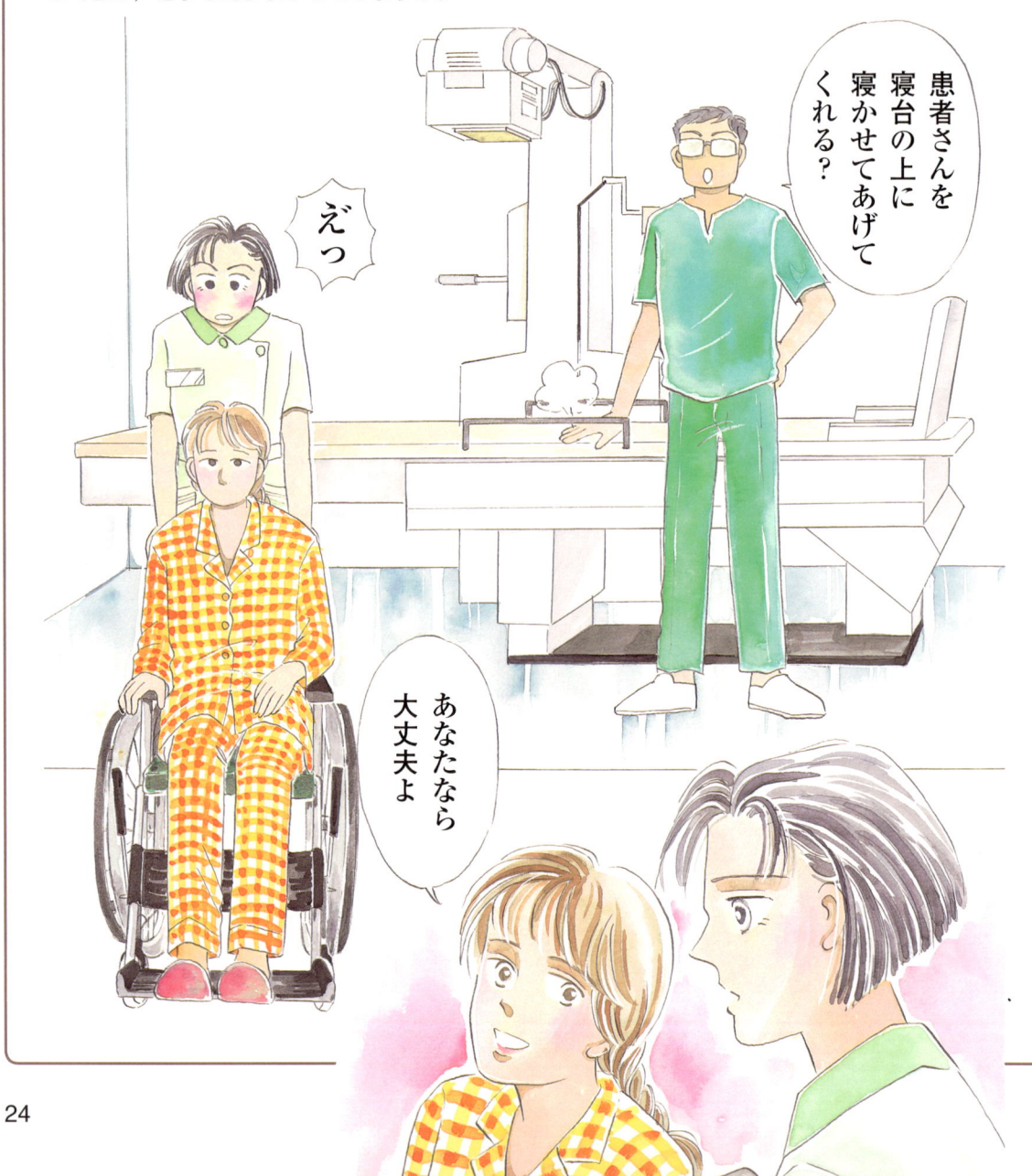

車椅子からの転倒・転落，移送時のトラブル

課題への対応 1

スタッフに頼まれたら嫌とは言えない。患者さんも大丈夫だと言っているので，なんとかやってみる。

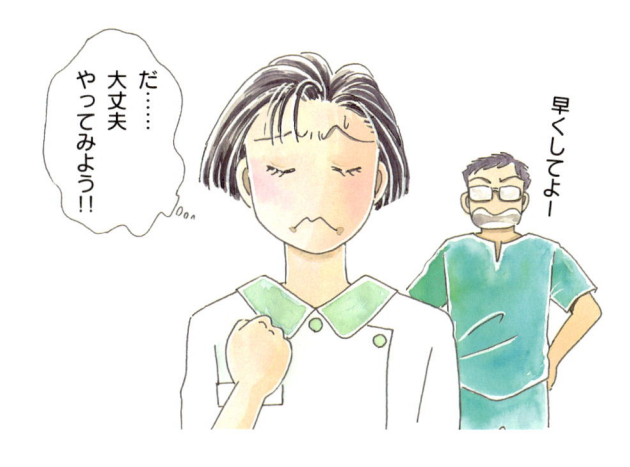

> だ……大丈夫やってみよう！！

> 早くしてよー

このような対応がもっとも危険です。「大丈夫かも」と思ってやったことが事故につながります。

課題への対応 2

検査技師に，「1人ではやったことがないのでできない，看護師に手伝ってもらいたい」ことを，きちんと伝える。

> 1人ではやったことがないので看護師さんを呼んできていいですか？

スタッフは実習に来ている学生の学習状況を把握しているとは限りません。できない・自信がないと伝えることは恥ずかしいことではありません。
検査室には看護師もいますので，必ず助けを求め，一緒に援助を行ってもらいましょう。

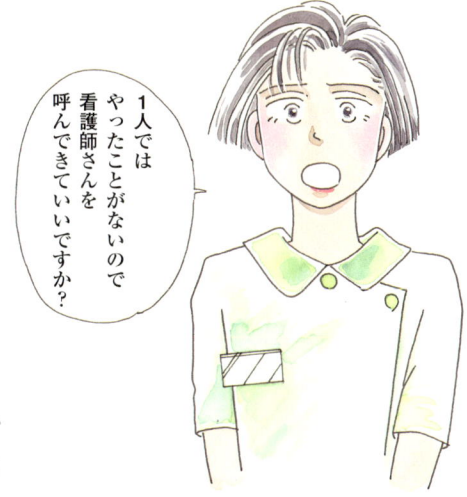

⚠ もしも，1人で実施して患者さんが転倒したら……

- 大きな声でスタッフを呼び，協力して寝台に患者さんを寝かせます。
- 打撲や出血，腫脹部位の有無を観察，痛みの有無，意識状態を確認し，バイタルサインを測定します。
- 打撲した部位の骨折や頭部打撲による脳出血の危険もあるため，レントゲンやCT検査が行われることもあります。
- 病室に戻って安静にし，状態変化を経過観察します。
- 一連の出来事を速やかに指導者に報告します。
- 患者さんには心からお詫びの気持ちを伝えましょう。

II ヒヤリ・ハット事例に学ぶ看護技術
体位・姿勢の保持，移動

歩行時のふらつき・転倒

歩行時のふらつき・転倒に関するヒヤリ・ハットは，21.6％の学生が実習中に体験しています。そのうち歩行練習中の足のもつれ，つまづきが7.6％を占めています。多くは，周囲の障害物がつまずきやよろけの原因となっています。

こんなヒヤリ・ハットが起こっています

歩行中につまずく，よろける
- 歩行介助時に，台につまずき転倒。
- 歩行練習中に，点滴チューブにつまずき，よろけた。

歩行中の症状によるふらつき
- 歩行訓練時，視力が低下している患者さんが，ふらついた。
- 長期臥床していた患者さんが離床した際，ふらついた。
- 貧血の患者さんと病棟内を歩行後，患者さんが貧血症状のため気分不快になった。

患者さんが安静度*以上の歩行をしてしまう
- 患者さんが安静の指示を守らず歩行し転倒。
- 手術後，患者さんが1人で歩行しようとした。

安静度以上の歩行をさせた
- 安静度以上の散歩をさせてしまった。
- 安静度を確認せず，トイレに一緒に歩いていった。

歩行器や点滴スタンドを使用することによる危険
- 歩行器を使用してトイレへ向かう際，患者さんがバランスを崩して転倒した。
- 歩行時，輸液ポンプがついた点滴スタンドを患者さんが倒しそうになった。
- 下肢の筋力が弱っている患者さんが，点滴スタンドを支えにしながら歩行していた。

*安静度：もともとは，主に結核患者に対する安静の基準を8段階で示したもの。近年では絶対安静や床上安静など，施設で定められた基準を示す場合が多い。本書では，後者の意味で用いる。

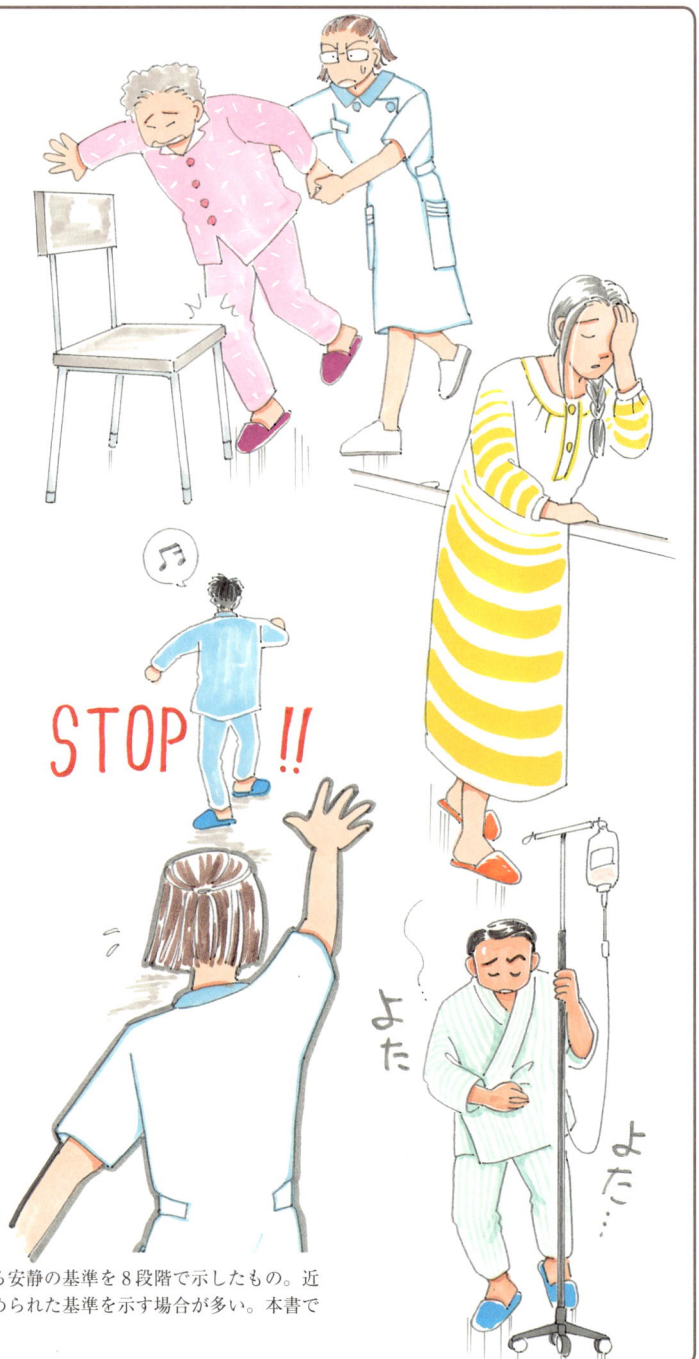

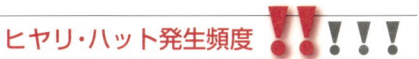

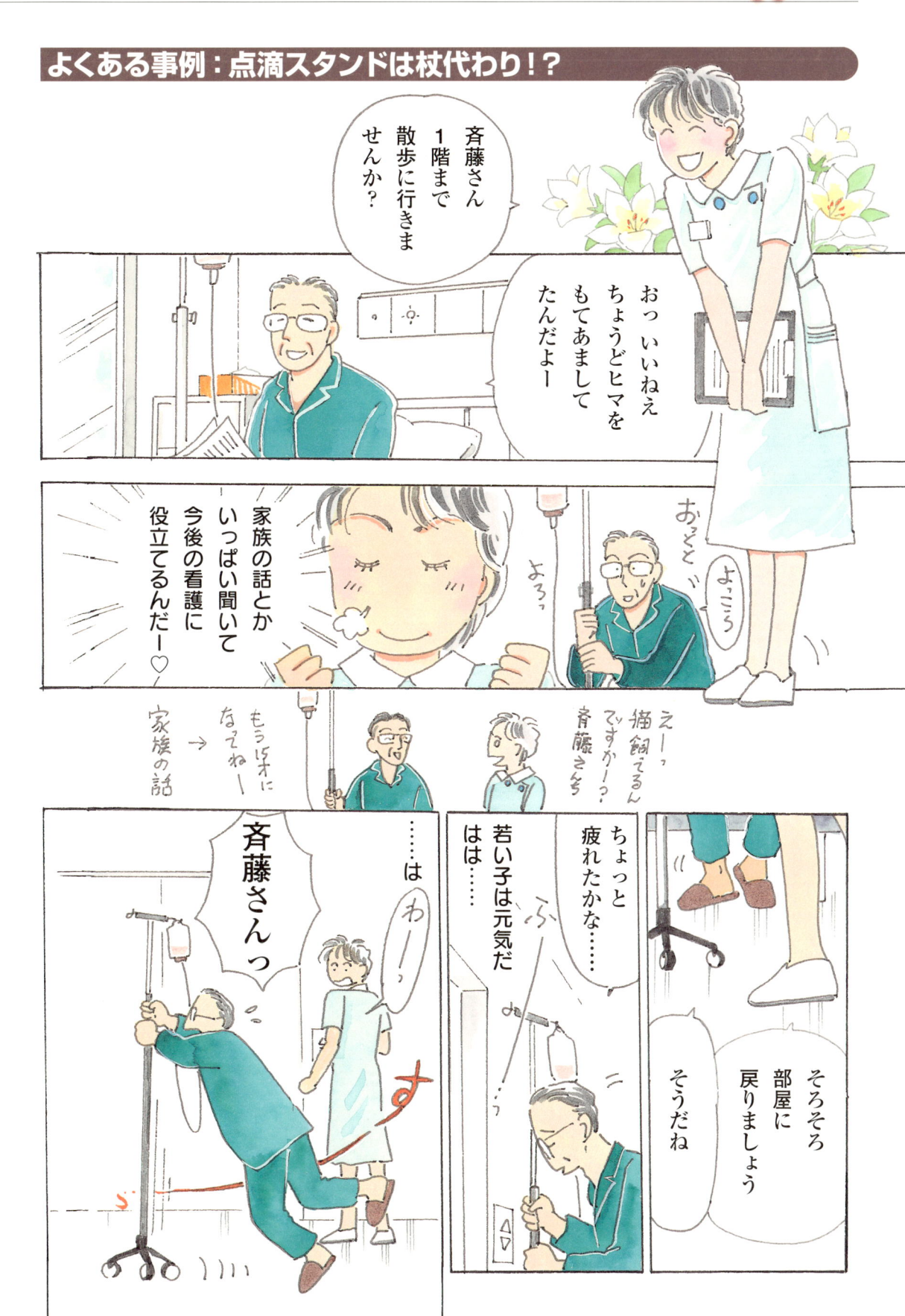

ヒヤリ・ハット発生頻度 !!!!!

よくある事例：点滴スタンドは杖代わり！？

斉藤さん1階まで散歩に行きませんか？

おっ いいねえ ちょうどヒマをもてあましてたんだよー

家族の話とかいっぱい聞いて今後の看護に役立てるんだー♡

よっこっこ
おっとっ
よろっ

もう15才になってねー →家族の話

えーっ、猫飼ってるんですか！？斉藤さん

ちょっと疲れたかな……
若い子は元気だはは……

そろそろ部屋に戻りましょう
そうだね

ふ

斉藤さんっ

……は
わーっ

すーっ

II ヒヤリ・ハット事例に学ぶ看護技術
体位・姿勢の保持，移動

チェックリスト

☐ にチェックがついた場合は，→次のページへ

患者さんは

- ☐ 筋力低下や麻痺，あるいは下肢に疾患がある
- ☐ 視力機能や聴力機能の低下あるいは障害がある
- ☐ 手術後初めての歩行，あるいは長期間臥床していた直後の歩行である
- ☐ 介助の必要性について理解していない
- ☐ 病状が安定していない
- ☐ 点滴，酸素吸入などの医療器具を装着，あるいは使用している
- ☐ 安静度の制限がある

あなたは

- ☐ 歩行介助を行うのは初めて
- ☐ 患者さんがどのくらい歩けるのかイメージができていない
- ☐ 歩行介助の具体的方法がわからない
- ☐ 具体的な援助方法について指導者と相談していない

障害物は

- ☐ 床が濡れている
- ☐ 歩く経路に段差がある
- ☐ 床に，電動ベッドや輸液ポンプなどのコードがある
- ☐ 廊下にワゴン，荷物，車椅子などが置いてあり，狭い

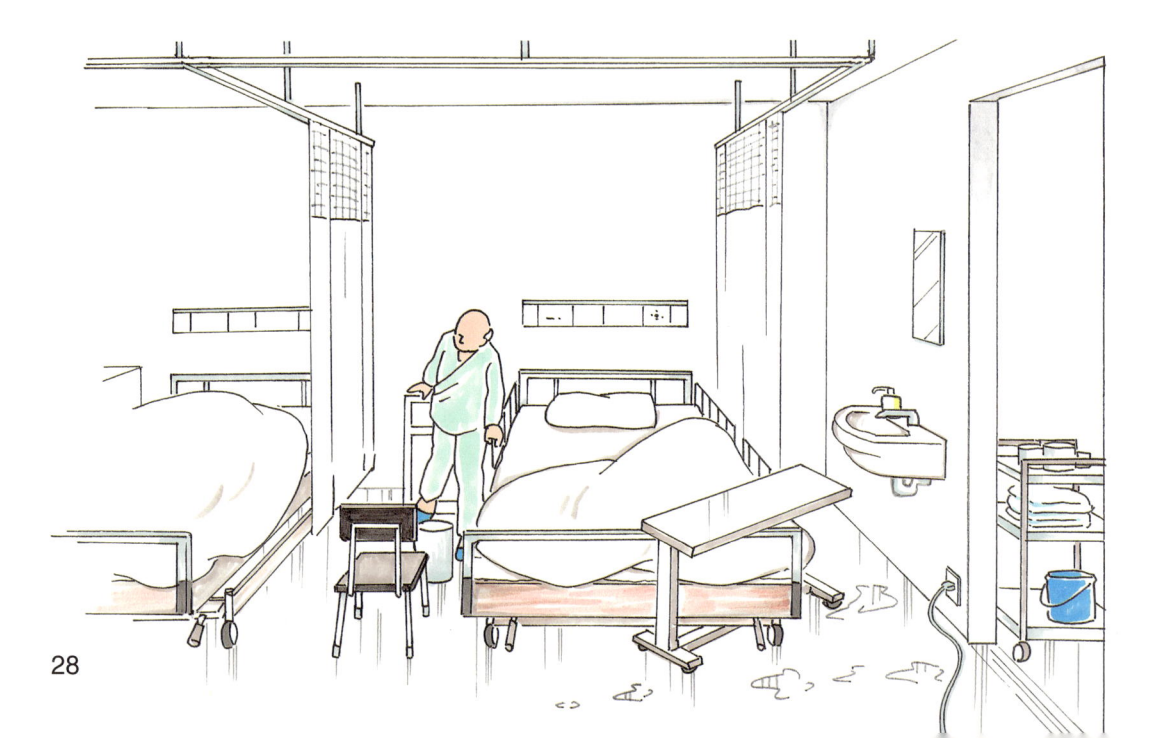

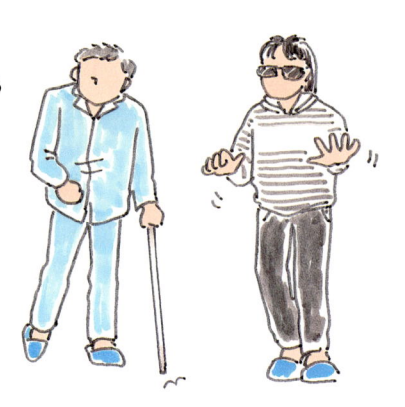

歩行時のふらつき・転倒

ヒヤリ・ハットを防ぐために

患者さんの体力・筋力・症状に合わせた歩行を検討する

- 下肢に麻痺や疾患，筋力低下がある場合：専用の歩行器や杖，あるいはこれらの代わりとなるよう腕を貸したり，腰を支えたりして介助します。歩行器などを使用する場合でも，道具に慣れて歩行が安定するまでは，すぐ支えられるようそばについて歩行しましょう。
- 初めての臥床の場合：手術後などで臥床生活が続くと，体力・筋力とも弱まります。特に初回の歩行時は，起立性の低血圧でめまいやふらつきが起きたり，バランスを崩したりしやすいので，必ずそばにいて起立状態・歩行状態を確認しましょう。
- 認知・視力・聴力障害がある場合：視力障害や聴力障害，認知障害があると，周囲の危険をすぐに察知しにくいものです。そばについて歩行し，患者さんの安全を守ると同時に，段差や往来の人などについて説明しながら，歩行時にどんな障害物があるか覚えてもらうのもよいでしょう。

指示の範囲内の歩行をする

歩行は許可されていますか？ どの範囲までですか？ "病棟内安静""トイレまで"と具体的に場所が指示されていることもあれば，"病棟内50mまで"と距離が指定されていることもあります。病棟内のどこまでが何mなのか確認しておきましょう。

患者さんが安静度を理解しているかも確認し，理解していない場合は，説明してから歩行するようにしましょう。

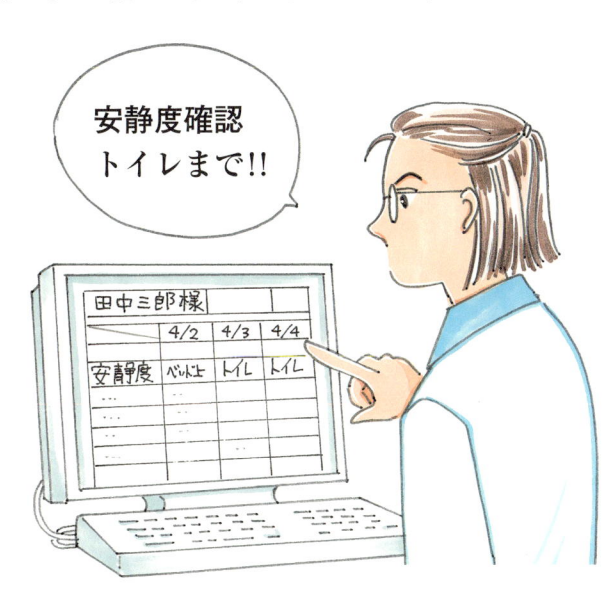

知っておきたい！ ベーシック・ポイント

歩行時のふらつき・転倒などのヒヤリ・ハットを防ぐために，どんな人が転倒を起こしやすいかを考えてみましょう。
① 高齢者，乳幼児，最近まで寝たきり状態，麻痺，下肢の障害，睡眠薬を内服中などのように，筋力が弱く，身体のバランスがとりにくい人
② 視力障害や聴力障害のある人
③ 意識の混濁や認知障害がある時
④ 自分で歩きたい，または歩けると思っているが，実際には日常生活の中での独歩は難しい人
①，②のように明らかな身体的な原因がある場合はもちろん，③，④のように危険を察知するのが遅いと判断される人は転倒のリスクが高いので，注意しなければいけません。

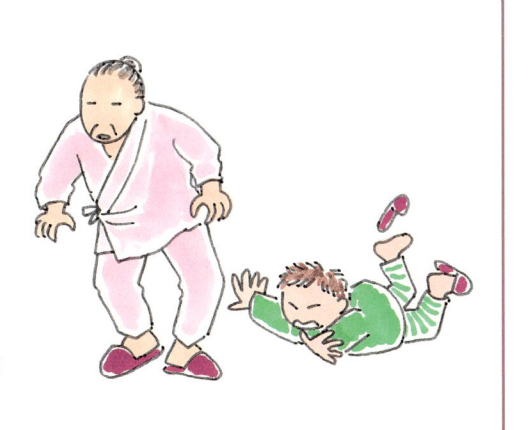

II ヒヤリ・ハット事例に学ぶ看護技術

体位・姿勢の保持，移動

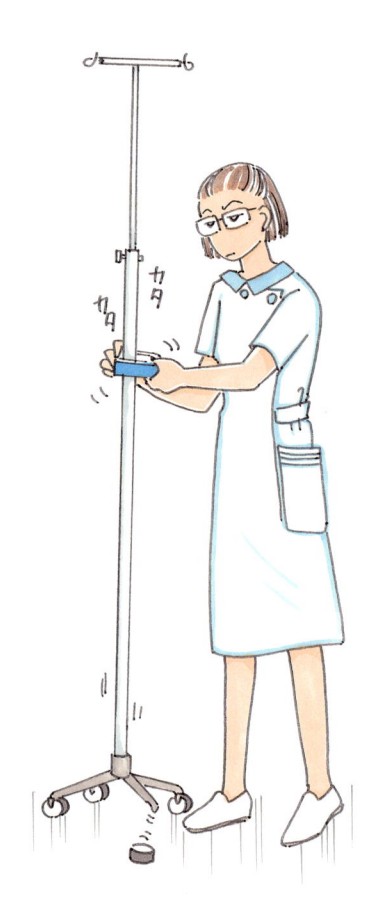

歩行ルートを確認し，障害物を除く

患者さんが通る場所に，つまずきの原因となるような障害物はありませんか？
ワゴンやゴミ箱，椅子，電気のコードなど，部屋や廊下にある障害物を排除します。また，患者さんが装着している酸素や点滴のチューブといった医療器具も引っかかりの原因となるので，まとめて固定しておきます。

患者さんが使用する物品の安全性を確かめる

杖や歩行器は，高さが患者さんに合っているか，調節部分がゆるんでいないか，使用する前に確認しておきます。
点滴スタンドを使用している場合は，車輪が動くか，持ち手やポンプはバランスのよい位置にしっかりと固定してあるか，確認しておきましょう。酸素ボンベを使用している場合は，目的地に行って帰ってくるだけの酸素が入っているか，ボンベ運搬車の動きはなめらかか，を確認します。

歩行中の曲がり角に注意する

右折・左折はもちろん，ドアや入り口などから人が急に出てくることがあります。曲がり角に来たら，患者さんとともに歩くスピードを落としましょう。あるいは，あなたが少し先に進んで，安全を確認しましょう。

歩行前後の患者さんの状態の変化がないかを観察する

歩行により，身体に過度な負担がかかることがあります。歩行中はもちろん，歩行後に体調悪化や身体的疲労により，ふらついたり，気分不良になったりすることがあります。歩行中や歩行前後のバイタルサインの変化，筋肉疲労，呼吸困難，貧血などの症状を観察し，その時の対応方法を検討しておきましょう。

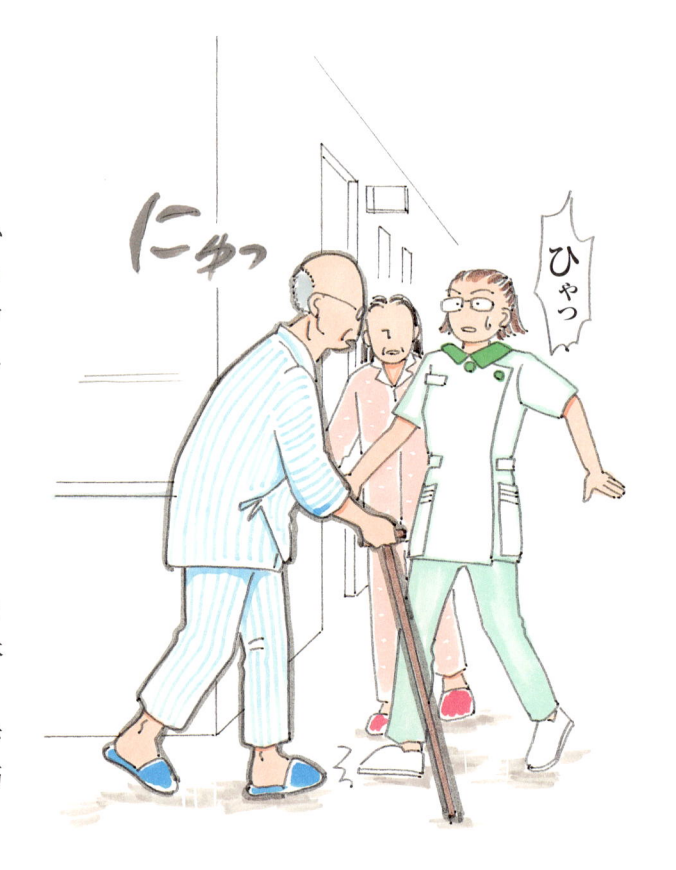

歩行時のふらつき・転倒

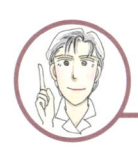

緊急事態，こんな時どうする？ 先輩ナース・指導者はこう考えます！

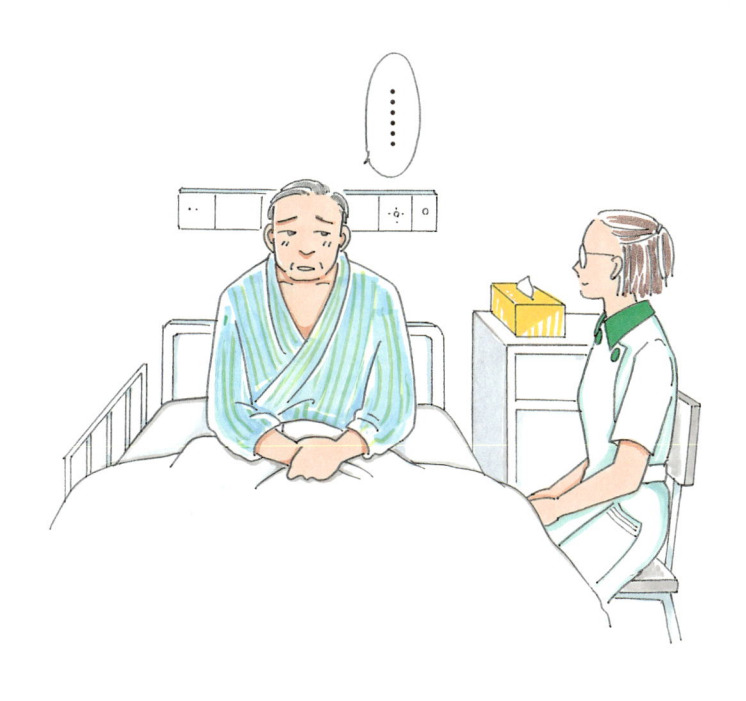

介助の必要な患者さんが1人で歩き始めていた時

一度立ち止まってもらい，どこへ向かうつもりか患者さんに聞いてみましょう。学生が一緒に行ってもよい範囲なら一緒に歩きます。学生1人で行ってはいけない場合は，安定した場所に座ってもらい，看護師などの助けを呼びましょう。行った場所，あるいは行って戻ってきた時など，ゆっくり話せる場所で患者さん自身が介助についてどう思っているか聞いた後に，介助が必要なことを説明します。理解してもらえない場合は，指導者などと一緒に説明しましょう。

歩行中の患者さんが気分不快を訴えた時

歩行を中断し，ベンチなど座れる場所を確保し，そこで休んでもらいます。周りに助けを求めると同時に，バイタルサイン，症状（顔色，冷や汗など）を詳しく観察していきます。休む場所がなければひとまず床に座らせ，周りに助けを求めます。車椅子を持ってきてもらい，休める場所まで移動します。休んで症状がよくなったとしても，すぐに病棟には戻らず，電話を借りて一度病棟に連絡して対応を相談して下さい。

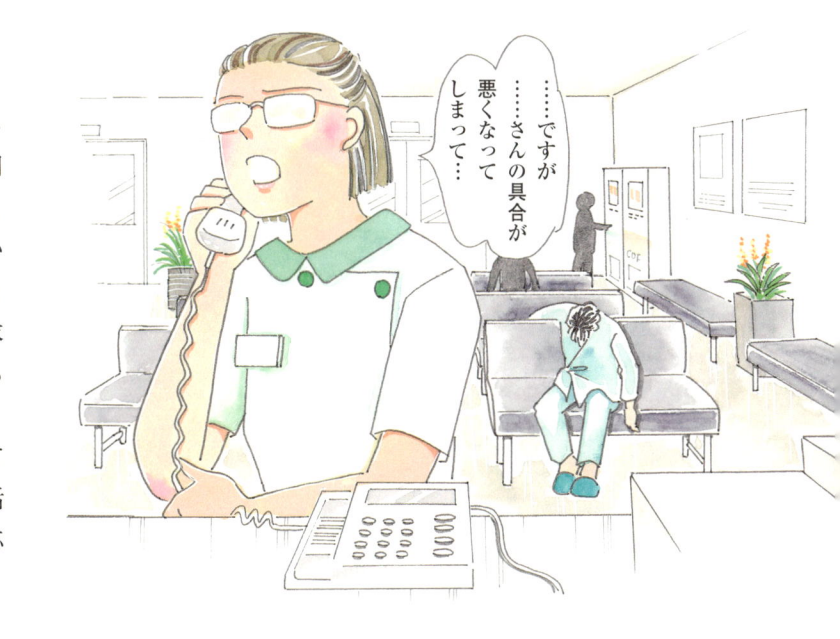

II ヒヤリ・ハット事例に学ぶ看護技術

体位・姿勢の保持，移動

課題 やってみよう

実習2日目の朝，ひかるは術後1日目の受け持ち患者，木村さんのところに挨拶に行きました。木村さんは「今日はレントゲンがあるんですって。あなたも行くでしょ」と言い，準備を始めました。木村さんの安静度は，"病棟内のみ歩行可"となっています。

ひかるは，「昨日，トイレまでの歩行を見た感じでは，歩行状態は安定していたから大丈夫かな」と思いました。木村さんは朝から末梢血管に点滴をしており，現在はトイレまで数回歩行しています。レントゲン室は2階下のフロアにあります。

ひかるはこの後，どうしたらよいのでしょうか。

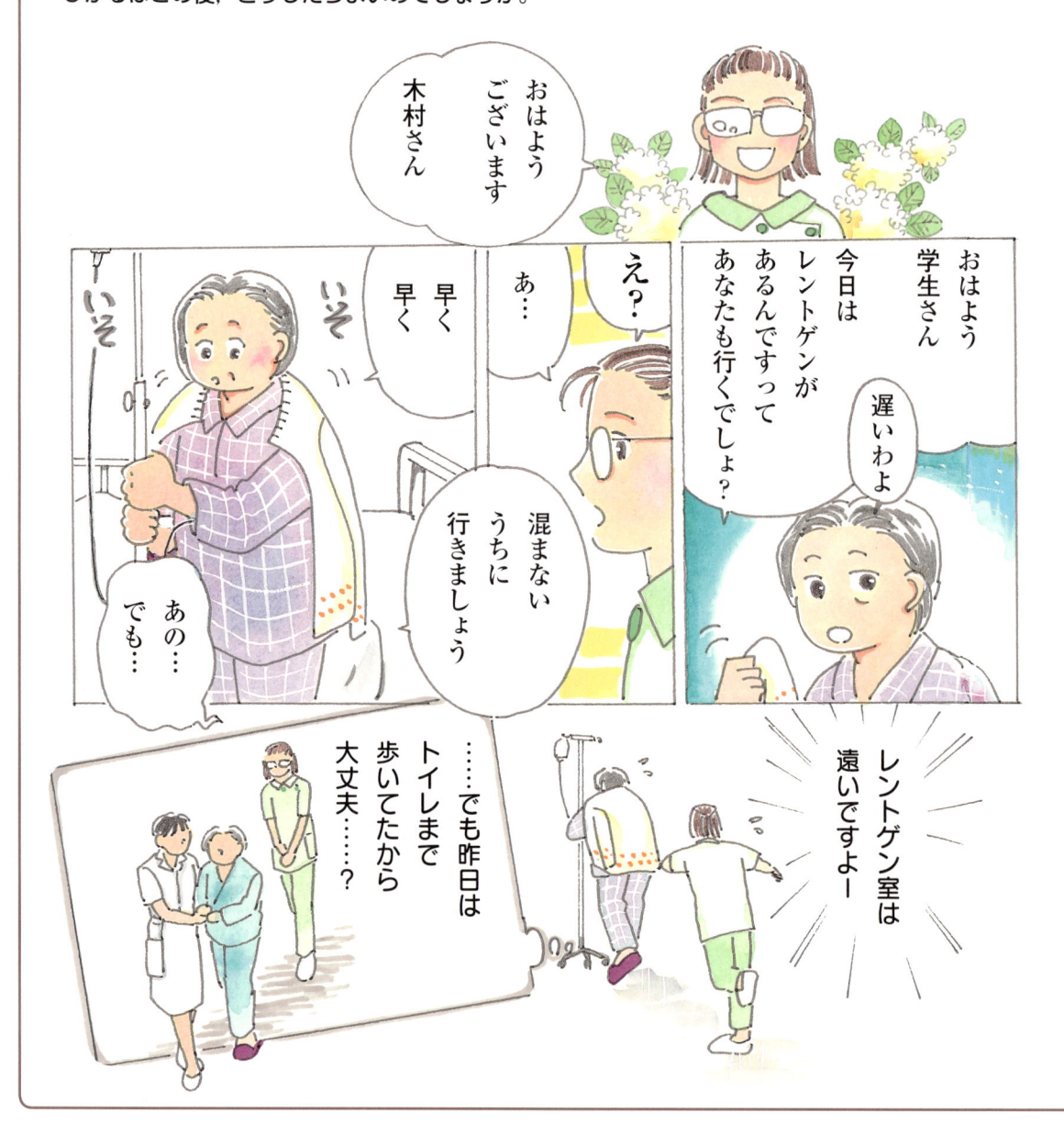

歩行時のふらつき・転倒

課題への対応 ①

せっかく患者さんが誘ってくれているし，断ると気まずくなりそうだから，一緒に行ってみよう。

ひかるが見たのは病棟での一場面です。今回は点滴中であり，点滴スタンドを押しながらの歩行です。
患者さんは点滴スタンドの操作に慣れないため，エレベーターの溝に車輪が引っかかってよろけてしまう可能性があります。また安静度以上の歩行により，体調が悪くなってしまうことも考えられます。

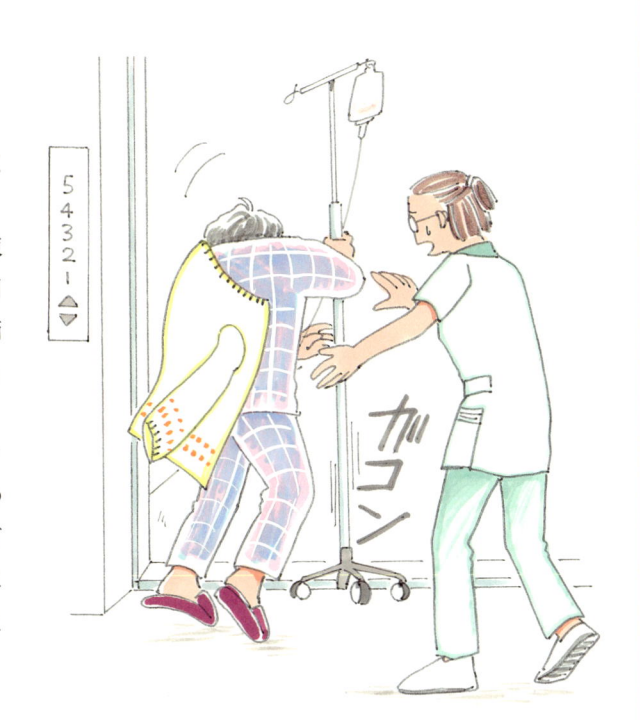

課題への対応 ②

患者さんに，「手術後初めて長い距離を歩くので，看護師さんを呼んできます。そのままでお待ち下さい」と伝える。

患者さんは，トイレに歩いて行っていることもあり，問題なくレントゲン室まで行けると思っているかもしれません。しかし今回は点滴スタンドを使用しており，普段の歩行とは違います。さらに今までの歩行距離を大きく上回るため，手術による侵襲や疾患を考慮して判断しなければなりません。2つのことを合わせて判断する必要があるため，看護師に相談したり，助けを求めるなどしましょう。

もしも，エレベーターの溝に車輪が引っかかりよろけてしまったら……

- ドアの「開」ボタンを押してもらい，あるいは自分で押し，患者さんが挟まれないようにします。
- ゆっくり点滴スタンドを持ち上げて，車輪を溝から抜きます。
- ケガがなかったか確認します。特に点滴の刺入部や接続部がゆるんでいないかも確認します。
- 点滴スタンドを押して歩く時に，患者さんが体重をかけた歩き方をしていないか，確認します。
- 病棟に戻ってきたら，状況を指導者に報告し，場合によっては点滴の刺入部などを一緒に確認してもらいます。

II ヒヤリ・ハット事例に学ぶ看護技術
体位・姿勢の保持，移動

体位・姿勢の保持におけるトラブル

体位・姿勢の保持に関するトラブルは，6.5％の学生が実習中に体験しています。ベッドでの体位保持ができず落ちかけたなどの例がありました。

こんなヒヤリ・ハットが起こっています

ベッド上での姿勢保持が困難
- ベッドから起き上がり端座位になった時にふらつき，後方のベッド柵に頭をぶつけそうになった。
- 車椅子に移乗する時，ベッドでの端座位が不十分で倒れこんだ。

トイレでの姿勢保持が困難
- 便座に座ってもらい，終わったらナースコールを押すように説明をしてドアの前で待っていたところ，便座から下に倒れ込んでしまった。
- 片麻痺のある患者さんが健側の手でお尻を拭こうと身体を傾けた時，バランスを崩し倒れそうになった。

思わぬ動きに対応できず
- 子どもの着替えの際，椅子の上の洋服をとろうと目をそらした瞬間に子どもが動き，転落しそうになった。
- 乳児が激しく泣いて身体をそらせたので，危うく落としそうになった。
- 意識障害と片麻痺のある患者さんが急に立ち上がろうとしたのを止めることができず，倒れそうになった。

患肢・患側の安静度を守らなかった
- ズボンを下ろす時に，荷重をかけてはいけない左足をついてしまった。
- 看護師の介助が必要な人の移乗を家族と学生だけで実施し，安静が必要な患肢を動かしてしまった。

姿勢の確認を怠った
- 移動の際，麻痺のある腕が身体の下に入り込んでいたのに気が付かず，血行が悪くなっていた。
- 心不全で胸水が貯留している患者さんの血圧測定の後，ベッドのギャッチアップを忘れ呼吸状態が悪化した。

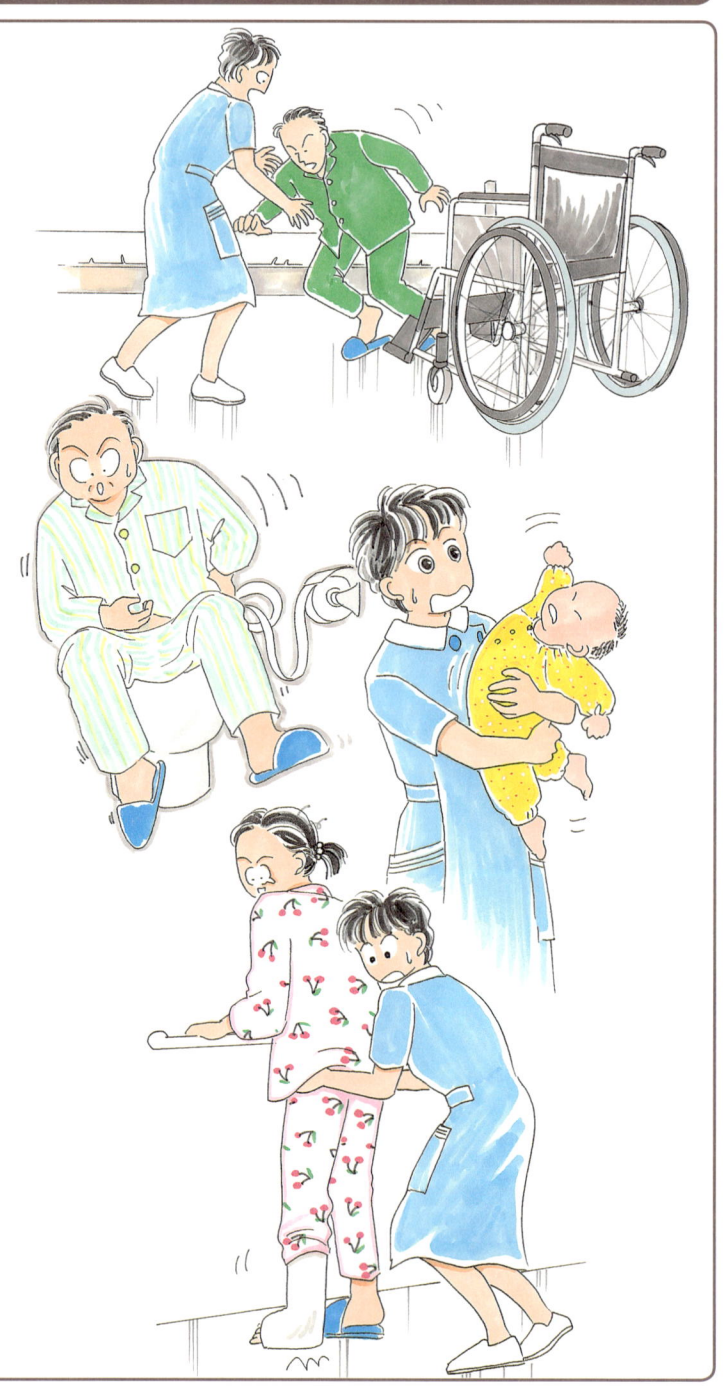

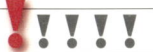

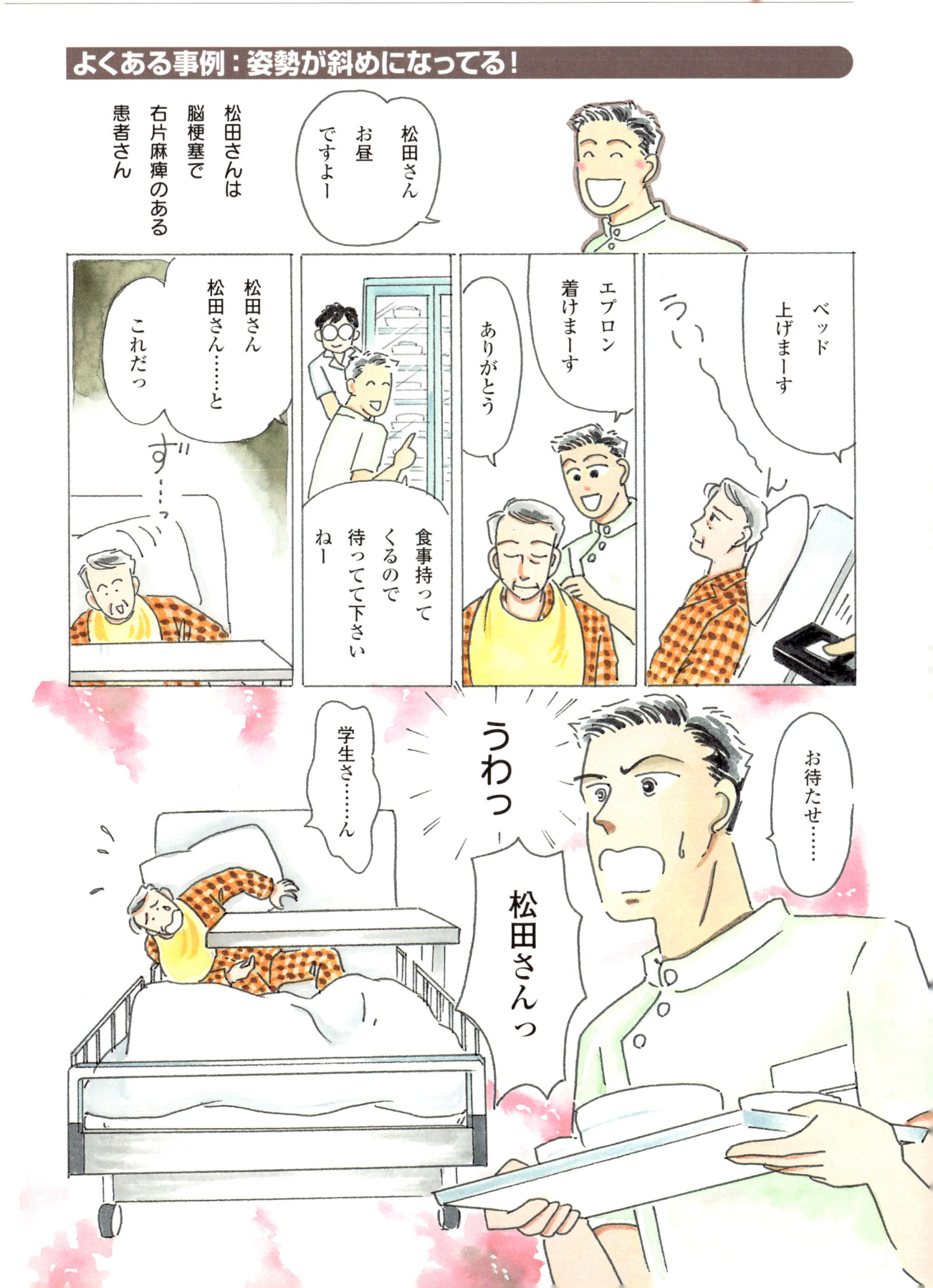

ヒヤリ・ハット発生頻度 ❗❗❗❗❗

よくある事例：姿勢が斜めになってる！

松田さんは脳梗塞で右片麻痺のある患者さん

「松田さん お昼ですよー」

「ベッド上げまーす」

「エプロン着けまーす」
「ありがとう」

「食事持ってくるので待ってて下さいねー」

「松田さん 松田さん……と これだっ」
ず……ん

「お待たせ……」
「うわっ 松田さんっ」
「学生さ……ん」

II ヒヤリ・ハット事例に学ぶ看護技術

体位・姿勢の保持，移動

チェックリスト

□ にチェックがついた場合は，→次のページへ

患者さんは

- □ 筋力低下や麻痺がある
- □ 病状や治療（薬物療法）により，姿勢を保持する能力が安定しない
- □ 安静度の制限がある
- □ 判断力，理解力，注意力が十分に発達していない，または低下している

あなたは

- □ 移動や姿勢の保持についての援助を行うのは初めて
- □ 安全・安楽な姿勢を理解していない
- □ 患者の姿勢を保持する能力について十分に把握していない
- □ 姿勢を保持するのに必要な援助の具体的なイメージができていない
- □ ケアするのに時間がかかる

環境は

- □ 椅子やトイレに背もたれ，肘掛け，手すりや身体を支える枠組みがなく，不安定である
- □ 周囲に障害物があり，作業スペースが確保されていない

知っておきたい！ ベーシック・ポイント

安楽な体位・姿勢とは，内臓の機能を助け，関節や筋肉にとって圧迫や負担が少ない姿勢です。身体を支える面積を広く取り，体圧を分散させることが重要です。
安楽な体位・姿勢のポイントとなるのが良肢位です。

- 肩関節：外転 10～30°
- 肘関節：屈曲 90°
- 手関節および指関節：ボールを握った位置（手関節は背屈 10～20°，各指関節は軽度屈曲，母指は対立位）
- 股関節：屈曲 10～30°，外転位 0～10°
- 膝関節：屈曲 10°
- 足関節：かかとが床についている位置（背屈・底屈 0°）

正しい姿勢であっても，同一体位を長時間持続しないように体位を整えます。患者さんの好みや希望を確認しながら，枕や補助用具を利用して体位が保持できるよう援助しましょう。

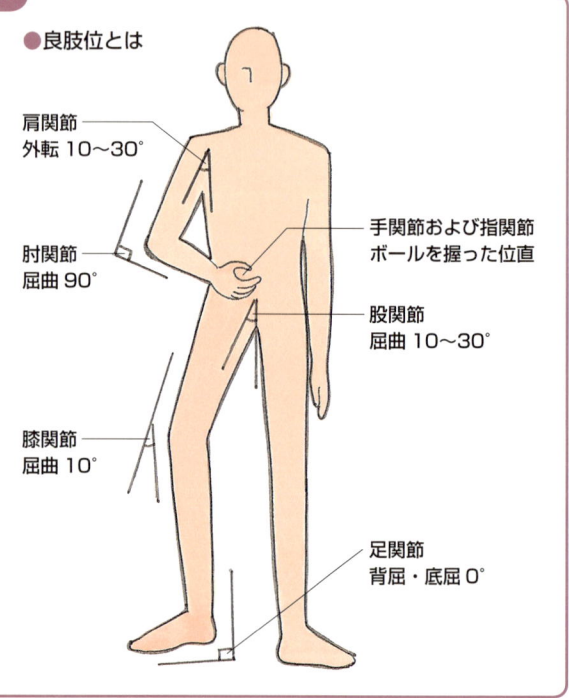

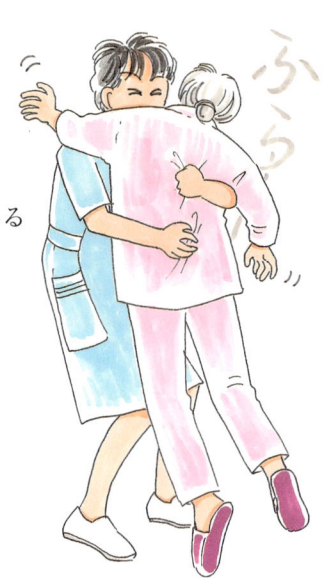

●良肢位とは

- 肩関節 外転 10～30°
- 肘関節 屈曲 90°
- 手関節および指関節 ボールを握った位直
- 股関節 屈曲 10～30°
- 膝関節 屈曲 10°
- 足関節 背屈・底屈 0°

体位・姿勢の保持におけるトラブル

ヒヤリ・ハットを防ぐために

患者さんの姿勢を保持する能力を把握する

筋力低下や麻痺がある場合だけでなく，疾患や治療（薬物療法）により姿勢を保持する能力が安定しないことがよくあります。「パーキンソン病の患者さんは動き出すまでに時間がかかり，姿勢を保つことが難しい」，「精神安定剤を内服している患者さんはふらつきが強い」などの特徴を理解していることが大切です。
体調により姿勢を保持する能力が変化する患者さんもいるので，日々の変化にも注目します。

患者さんの安静度を把握する

活動の範囲，歩行の距離や荷重のかけ方など，安静度は重要な要素です。援助の前には必ず確認しましょう。また，患者さんが安静度を理解していなかったり，自分は動けるから大丈夫と勝手に判断することもあります。特に年齢が若く，体力に自信のある方は要注意です。その場合には，再度説明してから援助をします。納得してもらえない場合には，看護師に相談しましょう。

援助にかかる時間を考慮する

短時間であれば体位・姿勢を維持することが可能な患者さんでも，時間が長引くことで姿勢を崩してしまう危険があります。移動や体位変換が素早くできるようにすることも大事ですが，あせって行うとかえって事故につながりやすくなります。むしろ，自分が援助するのにどのくらい時間がかかるのかを考慮して，それに合わせて安全な実施計画を立案しましょう。

判断力，理解力，注意力を考慮しながら援助する

判断力や理解力が低下していると，急に立ち上がったり歩き出したりというように，予期できない動きをします。乳幼児の場合も，判断力や理解力が十分に発達していないため，同様です。言葉で説明しても十分に理解できないことが多いので，動くことを前提に援助をするとよいでしょう。
患者さんの注意力が散漫だと危険を回避することができず，転倒や転落が起こりやすくなります。患者さんに対して注意を呼びかけながら，安全な環境づくりを考え，援助しましょう。

II ヒヤリ・ハット事例に学ぶ看護技術

体位・姿勢の保持，移動

患者さんにとって安全・安楽な姿勢を常に考慮する

姿勢によって換気量や循環血液量は変化します。例えば，気管支喘息の発作で呼吸困難がある患者さんは，一般的に起座位のほうが呼吸補助筋や横隔膜の運動が十分に行うことができるので安楽です。バイタルサイン測定の後にベッドを水平にしたままだと，呼吸が苦しくなる可能性があります。

また，関節拘縮を起こしやすい患者さんの場合には，良肢位を意識していないと尖足などになり，日常生活を送る上で障害となる可能性があります。麻痺した手足は車椅子に巻き込まれたり，身体の下敷きになっても気付きにくいので，常に意識する必要があります。体位を整えた後，良肢位を保てているかを，指導者に確認してもらいましょう。

安全・安楽な姿勢を維持するための方法や環境を考える

姿勢を維持するのに十分な筋力がない場合には，それを支えるような補助用具や環境が必要です。例えば，座位の姿勢を維持することができない患者さんの場合には，背もたれや肘掛けのある椅子，安全ベルトを用いることで，転倒・転落を防ぎます。また，ベッド上でセミファーラー位をとる際にも，身体が足方向にずり落ちやすいので，膝を曲げ，体側部を枕で支えるように援助します。

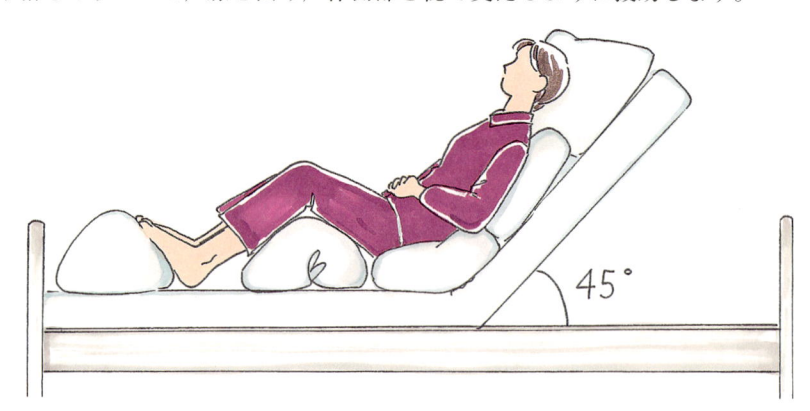

知っておきたい！ ベーシック・ポイント

体位や姿勢の保持に関わるヒヤリ・ハットを防ぐため，次のポイントを確認しておきましょう。

- 床に足がついている，深く腰を掛けている，背もたれや肘掛けなど身体を支えるものがあるなど，安定した座位の姿勢を確保する。
- 移動の時に，安定した姿勢を保持するまでは手や目を離さない。
- 歩行介助をする場合には，すぐに手が差しのべられる位置に立つ。
- 患者さんにこれから行うことについて説明し，患者さんのもっている力を活用する。
- 患者さんがその体位・姿勢を保持できる時間を考慮する。
- 援助をする際にあせらないよう，時間に余裕をもって計画する。

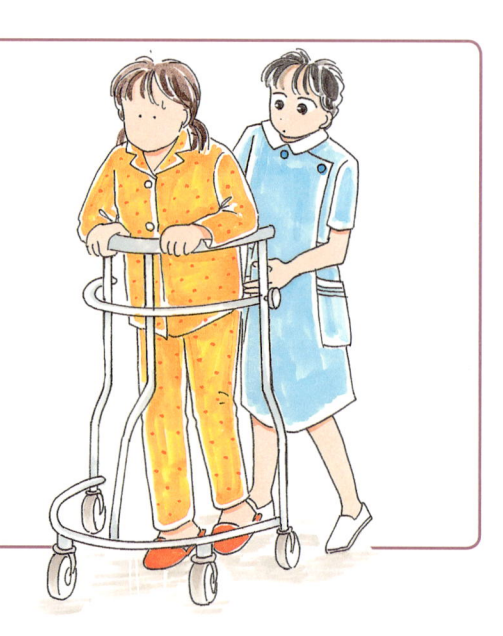

体位・姿勢の保持におけるトラブル

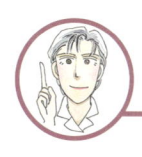

緊急事態，こんな時どうする？　先輩ナース・指導者はこう考えます！

患者さんが端座位から転倒した時

落ち着いて，ナースコールでスタッフに助けを求めて下さい。患者さんを置き去りにしてスタッフを探しにいかないようにしましょう。スタッフが到着したら，一緒に患者さんをベッドに移動します。打撲した箇所を確認し，外傷や出血がないか，意識状態，全身状態に変化がないかを観察し，バイタルサインを測定しましょう。骨折や内出血が疑われる場合には，医師の指示のもと，レントゲンやCT撮影を行うこともあります。

状況が落ち着いたら，事故について速やかに教員か指導者に報告します。患者さんにはできるだけ早く謝罪しましょう。

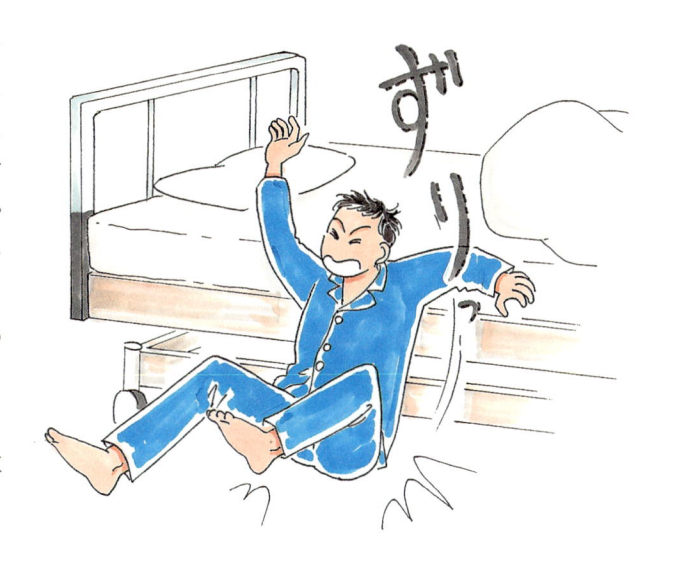

患者さんが安静度を守らず，ベッドから歩行しようとしているところを発見した時

患者さんに「どうされましたか」と声をかけて，一度動作を止め，安全な姿勢をとってもらいます。何の目的でどこへ行こうとしているのかを確認しましょう。安静度について説明し，学生（スタッフ）が援助しての移動であれば可能であること（あるいは援助があっても禁止されていること）を伝えましょう。それでも納得してもらえない場合にはスタッフに相談して，対応を一緒に考えましょう。

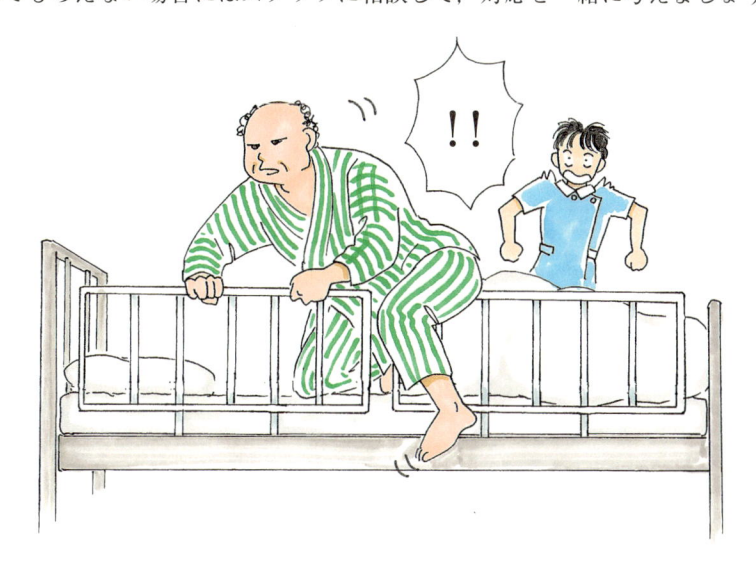

II ヒヤリ・ハット事例に学ぶ看護技術
体位・姿勢の保持，移動

課題　やってみよう

のぞみは，脳出血により1人で動くことが難しい渡辺さんを車椅子でトイレまで移送し，トイレに座ってもらいました。普段は1人で排泄を終え，ナースコールで知らせてもらって，車椅子への移乗を介助しています。移乗の後，渡辺さんは「今日はあまり体調がよくないみたいだ。なんだか，ふらふらするな」と言いました。

のぞみは，「身体が安定しないのかな。1人で座ってもらっても大丈夫かな」と不安になりました。一方で「排泄しているところに立ち会われるのは，渡辺さんにとって恥ずかしいだろうな」と思いました。

あなたなら，この状況でどのように対応しようと考えますか。

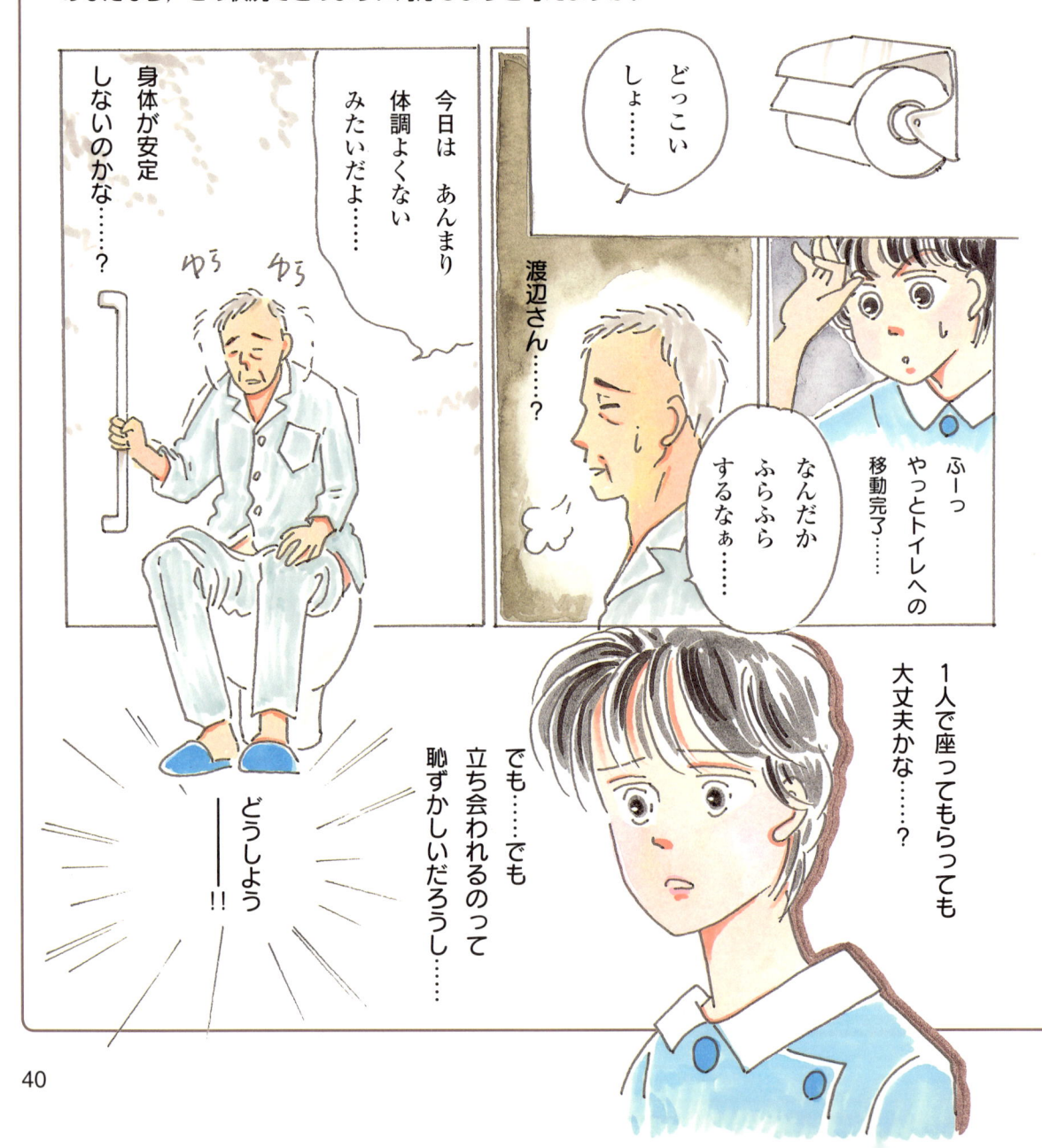

体位・姿勢の保持におけるトラブル

課題への対応 ①

「今日はふらつきが強いようなので，何かあった時のために，ここでご一緒してもよろしいですか」
と言葉をかけ，許可を得てから見守る。

もっともよい対応です。患者さんの同意を得た上で，危険を回避する行動です。いつもとちょっと違うと思った判断はとても重要なので，大事にしましょう。姿勢が不安定な様子があれば支えるといった援助をし，1人で対応できそうもない場合には，ナースコールで看護師を呼びましょう。

課題への対応 ②

患者さんのことは心配だが，普段は1人で排泄できるから大丈夫だろう，排泄時に一緒にいるのはプライバシーが保てないのではないかと考え，「終わったらナースコールを押して下さいね」と話し，トイレの外に出る。

日頃は大丈夫でも，その日の体調によって，バランスを崩して転倒するかもしれません。事故が起こる危険性が高い対応です。

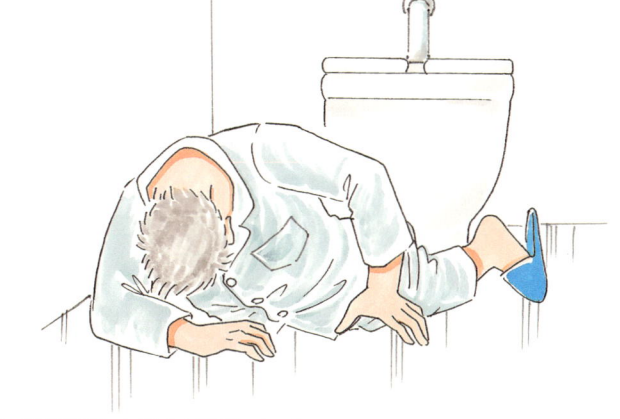

❗ もしも，トイレの外にいて，患者さんが倒れるような音がしたら……

- ナースコールで看護師を呼びます。
- 車椅子に座らせます。1人でできないことも多いので，看護師と一緒に実施しましょう。
- 打撲や出血などがないか，全身状態，意識状態を確認します。
- 部屋に戻ってバイタルサインを測定します。
- 頭部を打った場合や骨折の可能性がある場合には，医師の判断によってレントゲンやCTなどの検査が必要になるかもしれません。
- 一連の出来事を速やかに教員や指導者に報告します。
- 患者さんには，心からお詫びの気持ちを伝えましょう。

II ヒヤリ・ハット事例に学ぶ看護技術

生活環境の整備

ベッド周りの環境整備に関するトラブル

ベッド周りの環境整備に関するトラブルは，60.0%の学生が実習中に体験しています。そのうちベッド柵の付け忘れが25.3%を占めています。

こんなヒヤリ・ハットが起こっています

ベッド柵の付け忘れ
- バイタルサイン測定，車椅子からベッドへの移乗の後などに，ベッド柵を付け忘れた。

ベッドのストッパーのかけ忘れ
- シーツ交換後などに，ベッドのストッパーをかけ忘れた。患者さんが腰掛けようとしたらベッドが動き，ずり落ちそうになった。

ベッドのギャッチアップ用のハンドルの収納忘れ
- ベッドのギャッチアップの角度調整後，ハンドルの収納を忘れ，患者さんがつまづいた。
- 収納し忘れたハンドルに，車椅子がぶつかった。

ベッドでチューブを閉塞
- ベッドのギャッチアップの角度調整の時，ベッドにチューブが挟まり，酸素チューブを閉塞させた

離床センサーマットの電源の入れ忘れ
- バイタルサイン測定，シーツ交換，清潔ケア，排泄介助の後などに，離床センサーマットの電源を入れ忘れた。患者さんがベッドから立ち上がってもセンサーが作動せず，転倒を防止できなかった。

濡らした床を放置
- ベッドサイドで足浴を行った時に床を濡らしたが，床を拭くのを忘れてしまった。
- 室内で，患児と母親がシャボン玉で遊んでいた。濡れた床で患児がすべり，転倒した。

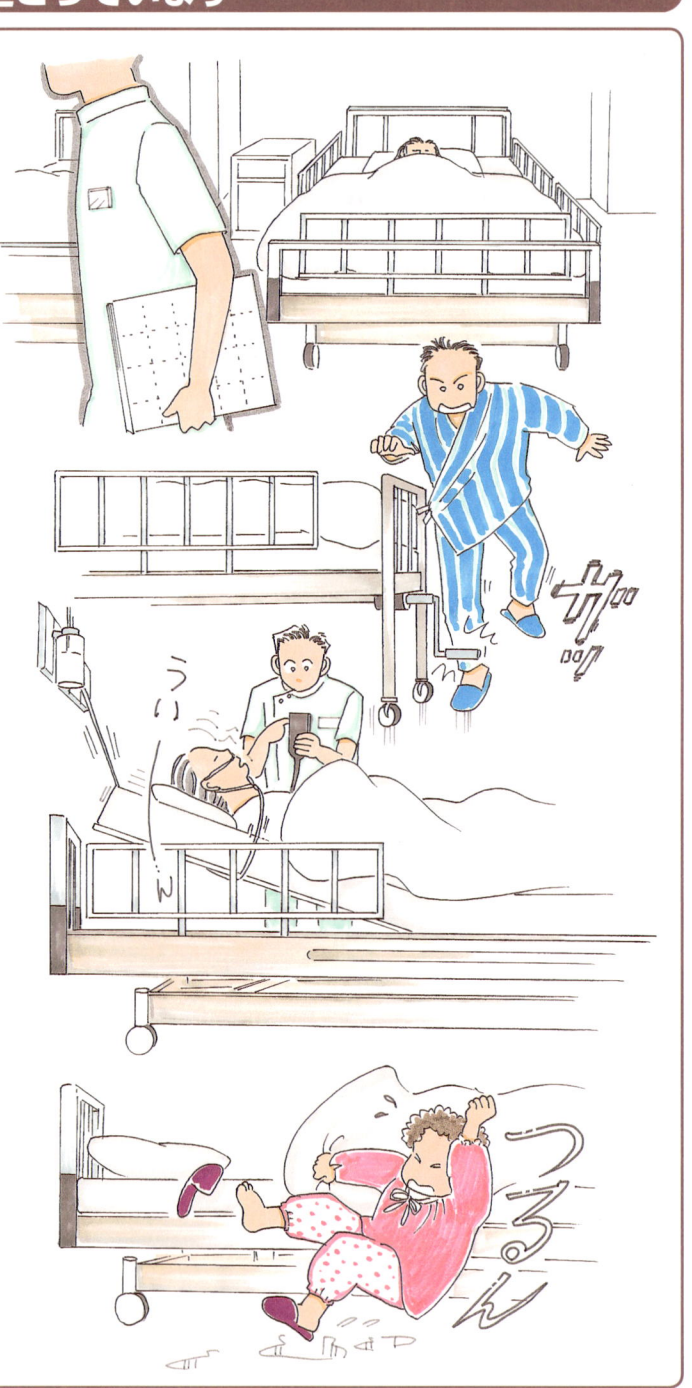

ヒヤリ・ハット発生頻度

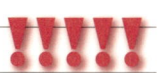

よくある事例：ナースコールで呼べません……

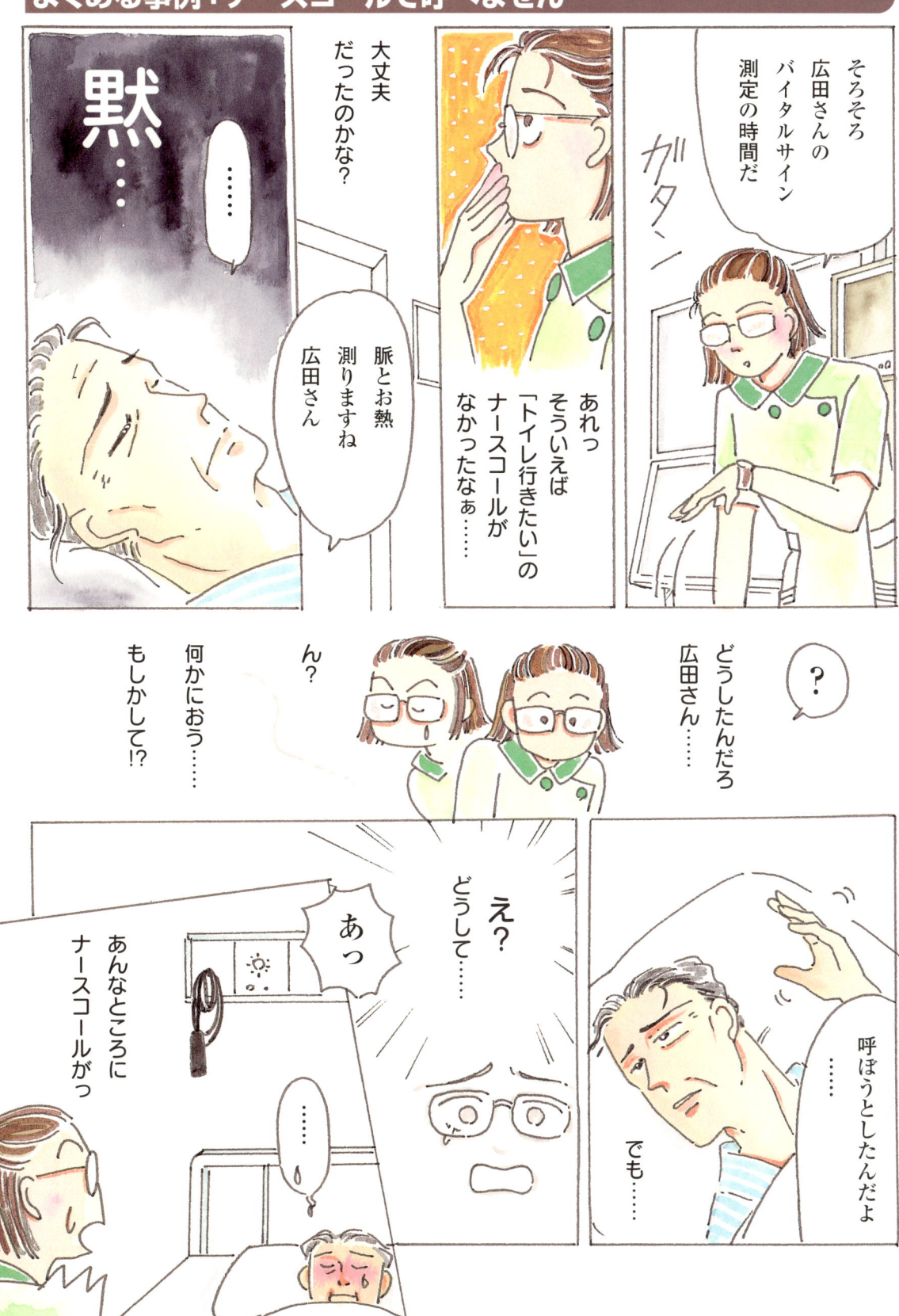

そろそろ広田さんのバイタルサイン測定の時間だ

ガタン

あれっ そういえば「トイレ行きたい」のナースコールがなかったなぁ……

大丈夫だったのかな？

脈とお熱測りますね 広田さん

……

黙……

どうしたんだろ 広田さん……

？

ん？
何かにおう……
もしかして!?

え？どうして……

あっ

呼ぼうとしたんだよ……
でも……

あんなところにナースコールがっ

……

II ヒヤリ・ハット事例に学ぶ看護技術

生活環境の整備

チェックリスト

☐ にチェックがついた場合は，→次のページへ

患者さんは

- ☐ 乳幼児である
- ☐ 認知症である
- ☐ 麻酔薬や鎮静薬を使用しており，意識が清明でない
- ☐ 麻痺がある

あなたは

- ☐ 患者さんのベッド上やその周りに，何がどのように置かれているか，具体的にイメージできない（ベッド柵の使用個数・設置位置，ナースコールの位置，離床センサーマットの有無など）
- ☐ ベッド柵や離床センサーマットが必要な理由を理解していない
- ☐ 患者さんのベッド周囲の確認ポイントを，具体的にあげられない
- ☐ ベッドのギャッチアップの方法がわからない
- ☐ ベッド柵の上げ下げや，付け外しの方法がわからない
- ☐ 環境整備は，1日に1回だけ行うものだと思っている
- ☐ バイタルサイン測定や清拭，体位変換などを行っている時，また終了後は，ベッド周囲の状況を確認する余裕がない
- ☐ 具体的な援助方法を指導者と相談していない

知っておきたい！ ベーシック・ポイント

環境整備は，患者さんが安全で快適に生活できるように行うものです。新たに患者さんを受け持った時には，その方の状況に合わせた環境整備が現在どのように行われているのか，日常生活行動の程度と関連づけて考えてみましょう。

【例1】ベッドサイドに離床センサーマットが設置されている。
その理由は……
患者さんは転倒の可能性があるため，歩行時にナースの付き添いが必要である。しかしナースコールで呼ばずに1人で歩くこともあるので，早期発見のためマットを設置している。

【例2】エアーマットを使用している。
その理由は……
患者さんは麻痺があり，自力での体位変換が困難である。さらに栄養状態がかなり低下しており，褥瘡のリスクが高い。そのため，褥瘡の予防のためにエアーマットを使用している。

これらの物品も，適切に使用されなければ意味がありません。センサーマットの電源の入れ忘れなどに十分注意しましょう。

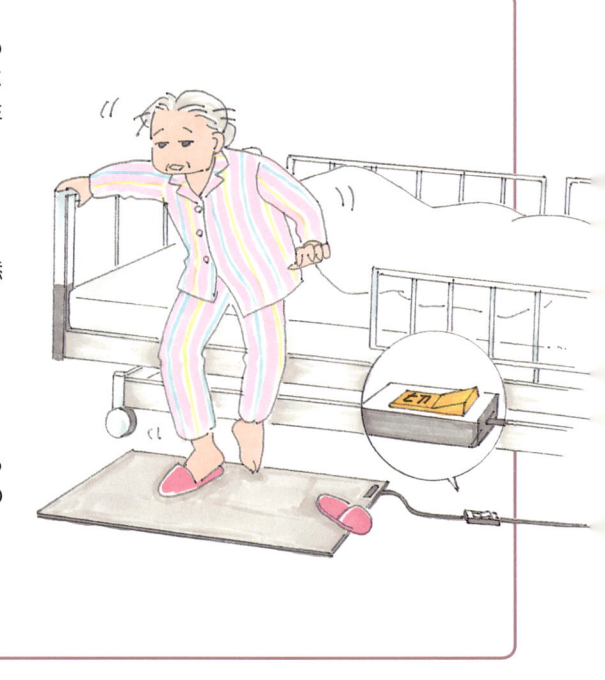

ベッド周りの環境整備に関するトラブル

ヒヤリ・ハットを防ぐために

ベッドサイドに行った時は，必ず環境整備を行う

環境整備は1日に1回だけ行うものではありません。バイタルサインの測定，清潔ケアや処置，話をするなどの目的でベッドサイドに行った時は，環境整備を行うようにしましょう。

看護技術を行う時にはそのことだけに集中しがちです。特に初めて行う時には緊張も強く，周囲を見回す余裕がもてません。環境整備は，ケアや処置の一連の流れで行うように習慣づけていきましょう。

ベッド
- ストッパーを確認する。ベッド柵の使用個数と設置位置を確認し，外した後は元通りに設置する。
- ギャッチアップの操作ボタンの位置を確認し，患者さんが使用する場合は手元に設置する。
- ギャッチアップのハンドルの位置を確認し，引き出されたままの場合は，折りたたむ。

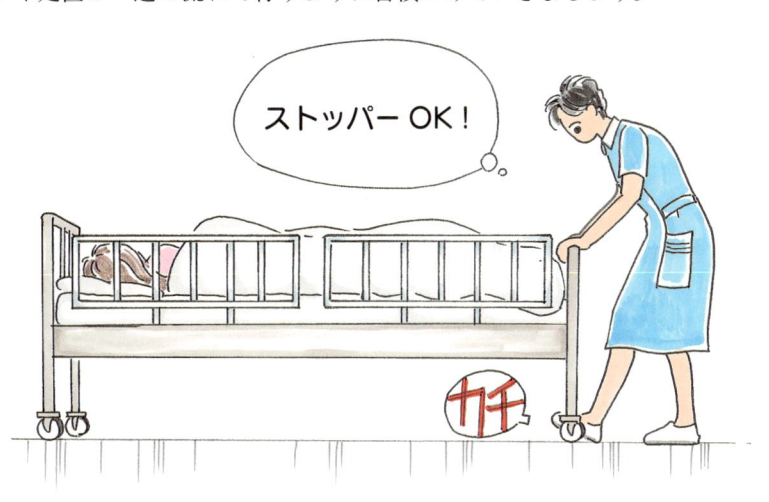

ベッド周囲の状況
- ナースコールを患者さんの手の届くところに設置する。
- 患者さんが使用している物品の種類と配置を確認する(枕，布団，ティッシュボックス，メガネなど)。
- 離床センサーマットの電源の入／切の状態を確認し，ベッドから離れる場合は「入」にする。
- 医療機器の有無，種類(酸素，点滴，低圧持続吸引器)と作動状況を確認。
- ゴミ箱やスリッパの位置を確認し，患者さんが使用しやすい位置に設置する。
- 床は濡れていないかを確認し，濡れている場合は拭く。

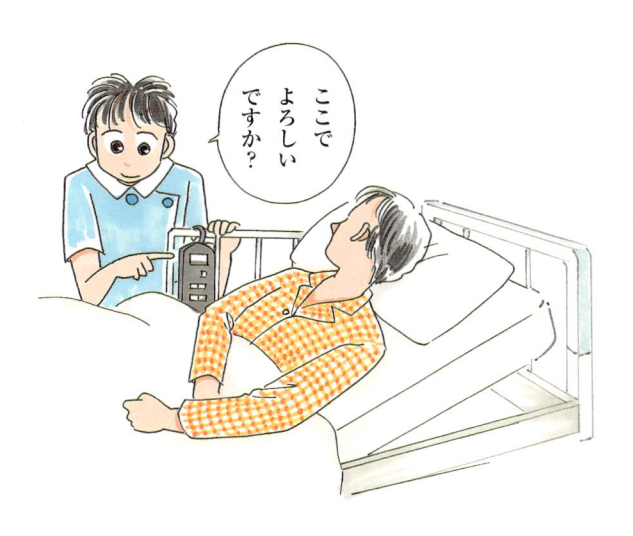

患者さんが自力で動ける程度を把握し，環境整備の方法を考える

患者さんの動ける程度によって，環境整備の内容も異なります。どのように環境整備を行えばよいのかを，患者さんの日常生活行動の程度と関連づけて考えていきましょう。その際，患者さんと相談しながら行うことも大切です。

II ヒヤリ・ハット事例に学ぶ看護技術

生活環境の整備

患者さんの目線で周囲を見回し，何が危険につながるかを考える

環境整備の不備が転倒・転落などを引き起こすことも少なくありません。患者さんの目線で周囲を見回してみることが必要です。ストッパーがかかっていないベッドは，座ろうとした患者さんの転落につながる可能性もあります。ベッド柵の付け忘れが，ベッドからの転落につながることもあります。また，ギャッチアップ用のハンドルの収納し忘れはつまずきや転倒の原因となることもあります。処置やケアの前に動かしたベッド柵やハンドルは，終了後必ず元に戻しましょう。

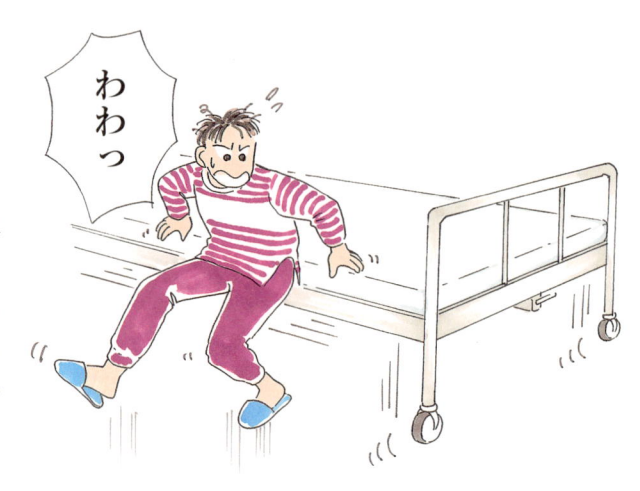

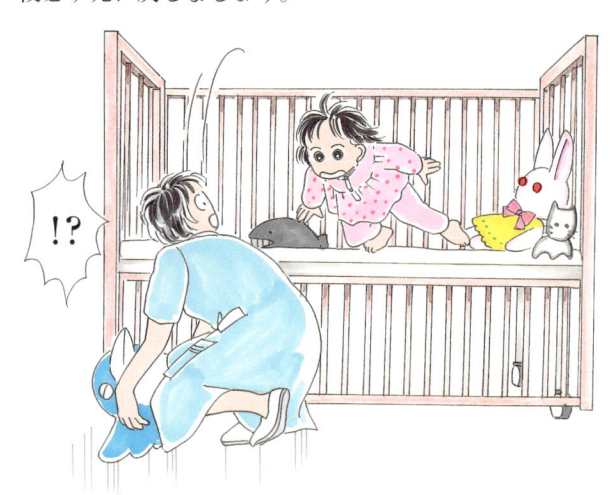

小児の場合は，特にベッド柵の上げ忘れに注意する

子どもには，周囲の人の姿が見えなくなると追いかけようとして急に動く，という特性があります。そのため，床に落ちたものを拾うなどの一瞬の動作の時にも，必ずベッド柵を上げるよう習慣づけましょう。

知っておきたい！ ベーシック・ポイント

ベッド柵は，患者さんの転倒・転落を防止する目的で使用されます。しかし，患者さんの状況によっては，柵があることで転倒・転落のリスクが高まる場合もあります。
- 自力で柵を乗り越えることができる患者さんにとっては，柵があることで，より高いところから転落する危険性がある
- ベッド柵と壁の間，柵の格子の間に腕や手が挟まることがある
- エアーマット使用時は，ベッドの表面とベッド柵との高低差が少なくなり，柵を容易に乗り越えてしまう危険がある

このようにベッド柵を設置しているから安全とはいえない状況もあるため，十分な注意が必要です。

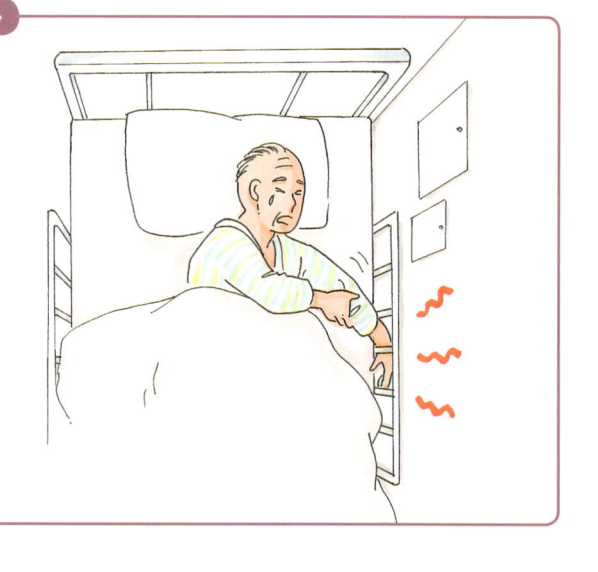

ベッド周りの環境整備に関するトラブル

ベッドを操作する時に，物品を破損しないよう注意する

ギャッチアップされたベッドの下側に，ナースコールのコードや酸素チューブなどが通っていることもあります。ギャッチアップを不用意に下げると，コードやチューブを切断しかねません。また，ベッドを動かす時に，ゴミ箱を破損することもあります。十分に注意しましょう。

病室の見取り図を描いてみる

患者さんのベッドサイドへ何度も足を運んでいても，ベッド周囲の状況は予想以上に観察できていないものです。心当たりがある場合は，病室の見取り図（ベッドや床頭台，オーバーテーブルなども含めて）を描いてみてはどうでしょうか。図を描こう，と思うと，意識して観察できるはずです。

さらに作成した見取り図を見ながら「この病室でどのように，食事，トイレ，洗面などの日常生活行動を行うか」を具体的にイメージしてみると，患者さんに合わせた環境整備を計画しやすくなります。

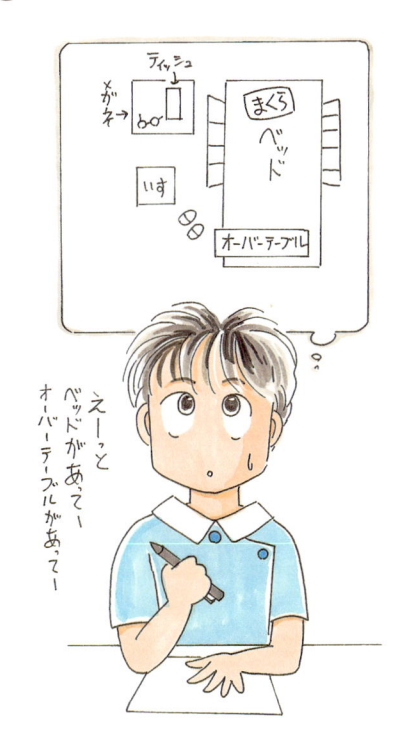

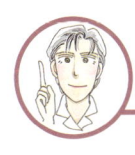

緊急事態，こんな時どうする？ 先輩ナース・指導者はこう考えます！

ベッド柵を付け忘れ，患者さんがベッドから落ちそうになった時

まずは，患者さんが頭や腕を打撲していないかを確認しましょう。

ケアや処置に慣れないうちは，そのことに精いっぱいで，ほかのことに目が向けられないことが少なくありません。

ケアや処置の手順を予習してまとめる時に，「ベッド柵を元に戻す」という行為を組み込んではどうでしょうか。実際にベッドサイドを離れる際に手順書を確認することで，ベッド柵の付け忘れを防ぐことができます。

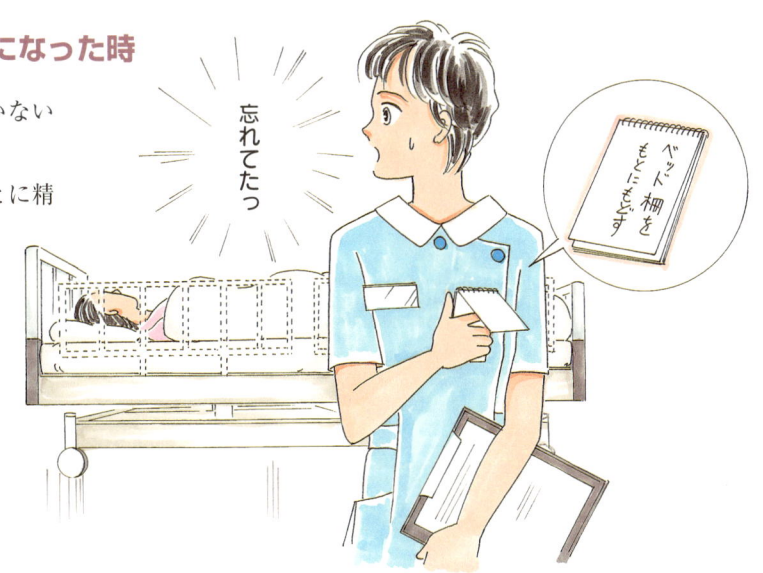

II ヒヤリ・ハット事例に学ぶ看護技術

生活環境の整備

課題 やってみよう

のぞみは，肝硬変で入院中の永井さんを受け持っています。永井さんには認知症があり，ベッドには普段，ベッド柵が4つ付けられています。

のぞみは，永井さんに足浴を行いました。足浴中，永井さんは端座位をとっていましたが，終了後は仰臥位で休んでいます。足浴を終えたのぞみは，ワゴンを押してベッドサイドから立ち去ろうとしています。

永井さんにとって適切な環境が整えられているでしょうか？ あなたなら，どのように環境を整備しますか？

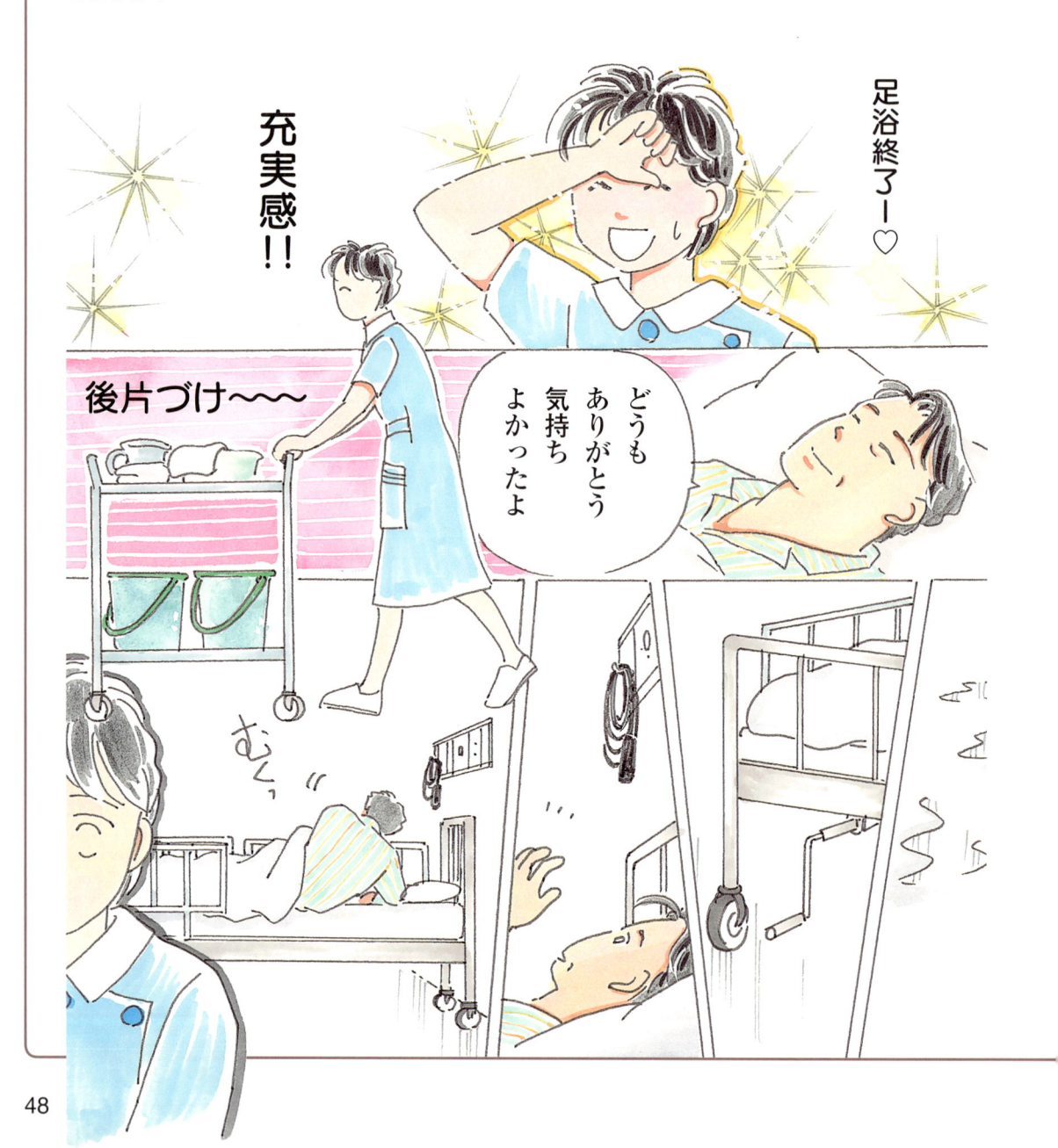

足浴終了ー♡

充実感！！

後片づけ〜〜

どうも　ありがとう　気持ちよかったよ

むく，

ベッド周りの環境整備に関するトラブル

課題への対応

足浴後は次の点を確認し，ヒヤリ・ハットを起こさない環境を整える。

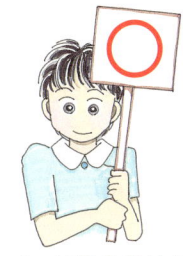

①ベッド柵を付ける

のぞみは足浴を行うために，ベッド柵を外したようです。患者さんの転倒・転落を予防するために，外したベッド柵を元通り付けましょう。

②ギャッチアップのハンドルを折りたたむ

ハンドルが飛び出ていると，つまずきや転倒を招くことがあります。必ず，折りたたんでおきましょう。

③ナースコールを手元に設置する

患者さんが押したい時にすぐに押せるよう，ナースコールを手元に設置しましょう。

④床を拭く

のぞみは足浴を行った時に床を濡らしてしまったようです。濡れた床で，患者さんや看護師がすべる可能性があるので，放置することは危険です。床が濡れていないか，立ち去る前に必ず確認しましょう。

足浴をベッドサイドで行う時には，床を拭くためのペーパータオルなどをあらかじめ準備しておくとよいでしょう。

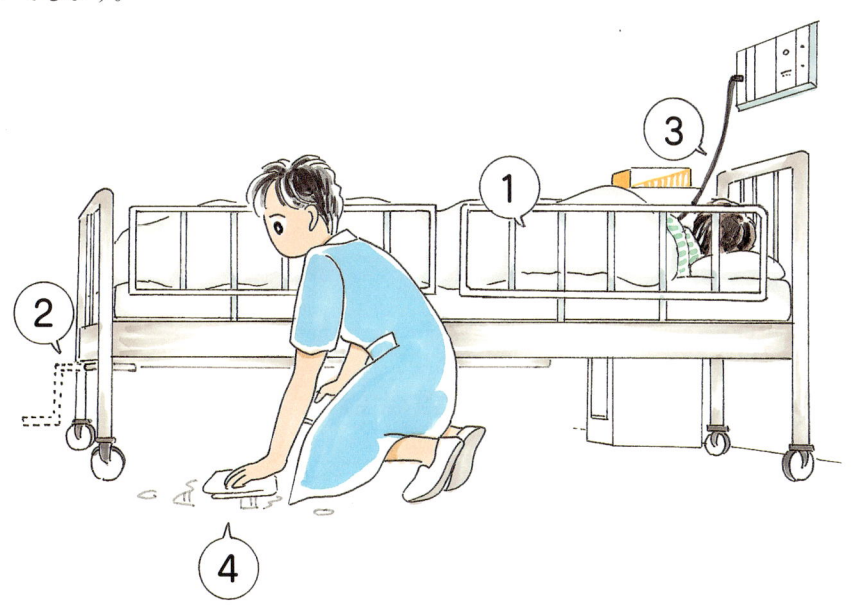

II ヒヤリ・ハット事例に学ぶ看護技術

生活環境の整備

ベッド周りの物品破損，医療器具の取り扱い不備によるトラブル

ベッド周りの物品破損，医療器具の取り扱い不備によるトラブルは，16.8％の学生が実習中に体験しています。そのうちルート類の整備不十分が14.7％を占めています。

こんなヒヤリ・ハットが起こっています

患者さんの持ちものを落とした・壊した・失くした
- ベッドメイキングや移動の際にオーバーテーブルにぶつかり，湯飲みを落として割った。
- 患者さんの私物を病院のリネンと一緒に洗濯に出して紛失した。

点滴ルート・点滴スタンドによる危険
- 学生や患者さんが点滴ルート・スタンドにつまずき，転倒した。
- 点滴スタンドの足にコードが引っかかった。
- 小児実習で患児との遊びに熱中していたら，点滴チューブが引っ張られてスタンドが倒れ，子どもの頭に当たってしまった。

バイタルサイン測定時の器具の取り扱い不備でケガの危険
- 血圧測定で血圧計を患者さんの枕元で開いた時，血圧計のバランスが崩れ患者さんの頭にぶつかった。
- 血圧測定で加圧時に患者さんの状態変化に気をとられ，加圧状態のまま放置。点状出血させた。

環境整備不十分による患者さんの転落・物品破損
- 患者さんがベッドから少し離れたゴミ箱に手を伸ばして，ベッドから転落した。
- 患者さんがベッドサイドのタオルを引っ張ったら，ビンが一緒に引っ張られ，落ちて割れた。

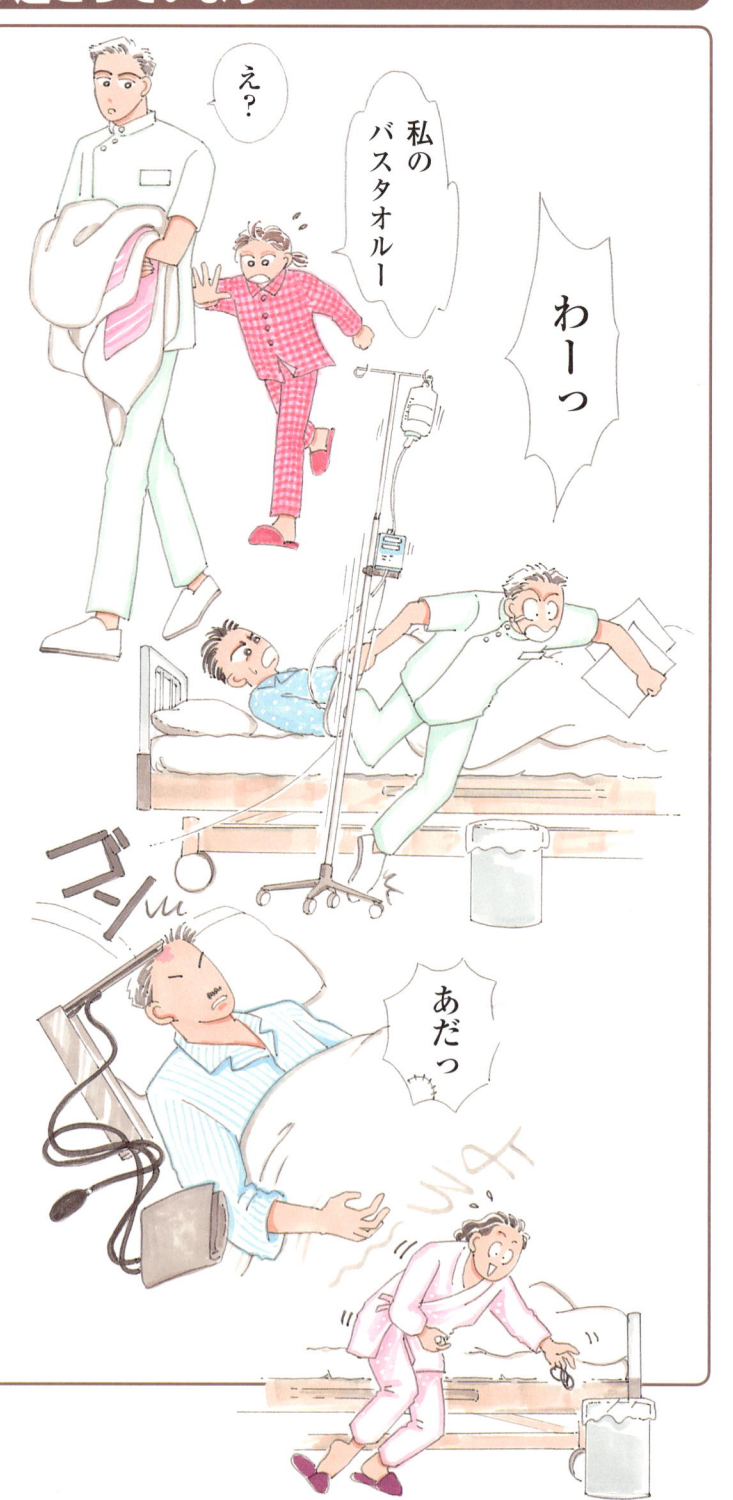

ヒヤリ・ハット発生頻度❗❗❗❗❗

よくある事例：シーツ交換しようとしただけなのに！

今日はお熱ありませんね
シーツ取りかえてさっぱりしましょうか？

ありがとう
じゃあ やってもらおうかな

あれっ
指導者さんも先生もいない
どうしよう…

ま いっかー
シーツをかえるだけだもん
先生たちには終わってから報告しよう♪

ちょっと待…

えーっと高橋さん
こっちの椅子に移れますか？

こっちね

ぐい

あっ

わーっ
今度はこっち!!

ビーン

きゃーっ

ガシャーン

いや～っ

ガッ

どーなってるの～!?

きゃーっ

II ヒヤリ・ハット事例に学ぶ看護技術

生活環境の整備

チェックリスト

□ にチェックがついた場合は，→次のページへ

患者さんは

- □ ベッド周りの環境整備や私物の管理に困難がある
- □ ベッド周りの医療器具に不慣れである
- □ 麻痺あるいは筋力低下がある
- □ 点滴，酸素吸入，膀胱留置カテーテルなどの医療器具を使用している
- □ ベッドサイドで吸入・吸引などの処置を行う

あなたは

- □ チューブ類を使用している患者さんに接するのが初めて
- □ 身の回りの環境整備や医療器具の適切な配置に関する援助を行うのが初めて
- □ 患者の安全を図るための環境整備の具体策がよくわからない

ベッド周りの生活用品・医療器具を取り扱う場合はここをチェック

患者さんの私物

- □ 生活に必要な物品だけがベッド周辺に置いてある
- □ オーバーテーブルの上は片づけられていて，倒れやすいものはない

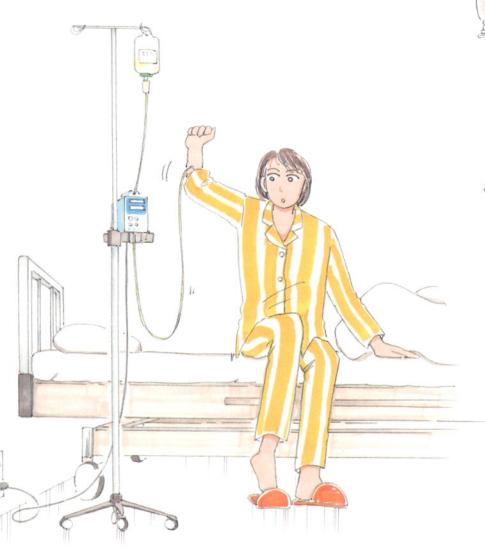

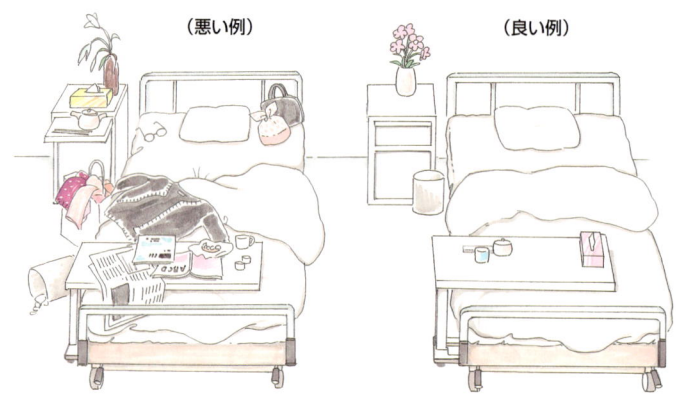

（悪い例）　（良い例）

ベッド周囲の物品配置

- □ チューブや医療器具類はしっかり接続されている
- □ 患者さんの生活動作でチューブ類が引っ張られない
- □ 点滴スタンドのネジはきちんと閉められ，ゆるみはない
- □ 点滴スタンドの移動を妨げる障害物（電気のコード，椅子やオーバーテーブルの脚）がない
- □ バイタルサイン測定の道具を使用するのに十分な広さがある

ベッド周りの物品破損，医療器具の取り扱い不備によるトラブル

ヒヤリ・ハットを防ぐために

現在の患者さんのベッド上やベッド周りの環境に危険がないか，よく見る

患者さんの周囲に本人が管理できないもの，取り扱いが不十分だと危険につながるものがあったら，患者さんと相談して片づけましょう。
患者さんの身の回りのものは本人と協力しながら整理し，すっきり広々と使えるようにしておきましょう。

医療器具を装着している患者さんの生活行動の内容や範囲をよく知る

活動範囲がベッド上の患者さんの場合，生活動作でチューブ類が引っ張られることは頻繁に起こります。引っ張りが強い場合，接続部の固定をしっかりするだけでなく，チューブの長さを長くできないかも検討しましょう。ベッドを離れることができる患者さんの場合，医療器具も一緒に安全に動かしましょう。

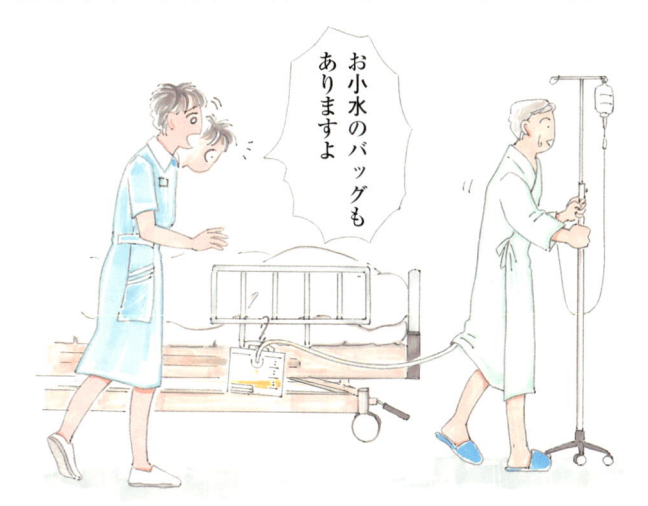

患者さんのセルフケア能力に合わせた援助方法を選ぶ

- 自立している患者さんの場合：患者さん自身が行う身の回りの環境整備は安全にできていますか？「あぶないかな」と感じることがあったら，患者さんはどう考えているのか聞いてみましょう。
- 援助が必要な患者さんの場合：患者さんによっては疼痛や治療上の活動制限によって，生活に必要な物品の取り扱いを十分にできないことがあります。患者さんが安静度を守りながら生活を送れるような物品の配置を検討し，援助しましょう。

また，病状や治療に伴う体力低下から医療器具をうまく取り扱えないことがよくあります。患者さんが医療器具にどの程度注意を向けているかをよく観察し，医療器具も身体と一緒に安全に運ぶようにしましょう。

患者さんの安全への理解を高める

患者さんの装着している医療器具が時に事故の原因となることがあります。無雑作な扱いで危険なことが起きることもあることを，折にふれて伝えましょう。例えば，チューブと付属の医療器具類は，常に患者さんの動作に影響を受けない範囲に置き（一緒に移動させ），障害物は事前によけておくなどします。そうすることで，医療器具は慎重に扱うものと気付くことでしょう。
また，装着しているドレーン，チューブ，バッグ類や点滴スタンド，輸液ポンプなどの扱いに患者さんが不慣れで気が回らないことはよくあります。患者さんの不足する動作を補い，徐々に自分で上手に扱えるように関わりましょう。

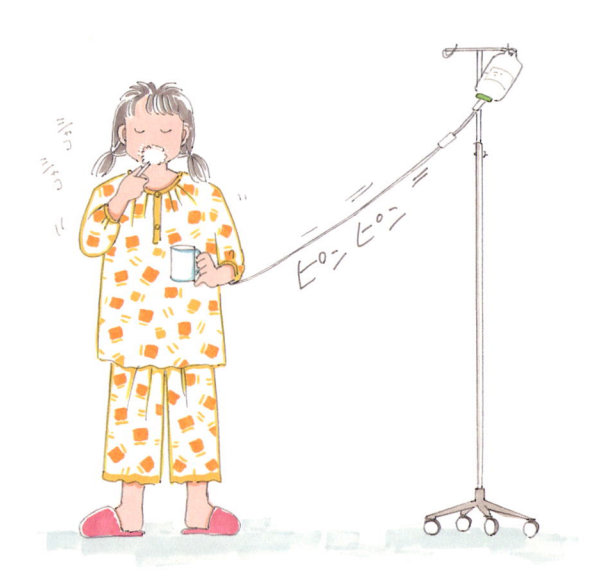

II ヒヤリ・ハット事例に学ぶ看護技術

生活環境の整備

どんな場合でも安全な環境整備の視点を忘れない

患者さんのベッドサイドに，環境整備のためだけに向かうことはごくわずかです。患者さんのそばに行く時にはいつでも，どんな場所でも，その環境や付属の医療器具が患者さんにとって安全かどうか注意を払い，安全を維持できるように配慮しましょう。

自分自身が安全に行動できるスペースを確保する

時には，患者さん自身の物品や，付属の医療器具があなたの行動を妨げることがあります。そんな時は安全に行動できるよう，患者さんに許可をもらいながら物品の配置を変えましょう。例えば，ベッド上でバイタルサイン測定や処置をする場合は，事前に器具を安全に広げられる場所をつくります。よい看護はよい場所づくりから始まります。

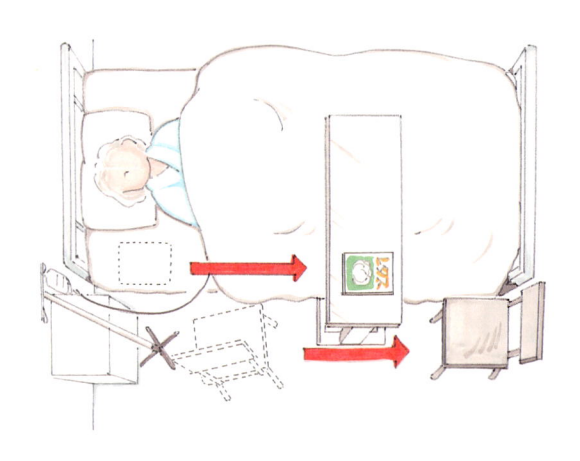

知っておきたい！ ベーシック・ポイント

患者さんの持ちものは1つひとつが大切なもの。世界に1つの思い出の詰まったものであることも珍しくありません。
患者さんを大事にするように，患者さんの持ちものも丁寧に取り扱いましょう。

- シーツ交換時には，患者さんに私物を紛失しないように保管してもらう
- 入れ歯は入れ歯容器に保管する
- 湯飲みは両手で持ち運び，テーブルの中央に置く

物品を破損した場合，弁償することや個人で負担できない場合には保険を使うこともあります。

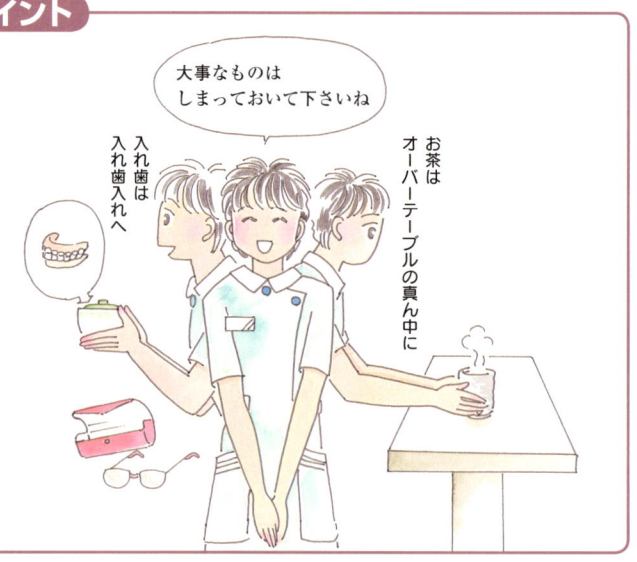

「大事なものはしまっておいて下さいね」
「入れ歯は入れ歯入れへ」
「お茶はオーバーテーブルの真ん中に」

ベッド周りの物品破損，医療器具の取り扱い不備によるトラブル

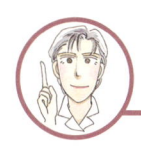

緊急事態，こんな時どうする？ 先輩ナース・指導者はこう考えます！

患者さんが点滴スタンドにつまずき，よろけそうになった時

患者さんが歩くことだけに懸命になり，点滴スタンドを上手に取り扱うことに注意が向かないこと，体力的に余裕のないことがよくあります。1人で付き添う自信がない時や歩き始めたらよろけてしまった時などは，スタッフの誰でもよいので助けを求めて下さい。看護師が，点滴をしている患者さんの歩行をどのように介助し，点滴スタンドの操作をどのように誘導しているかをモデルにして，安全な介助方法を具体的に学んでいきましょう。

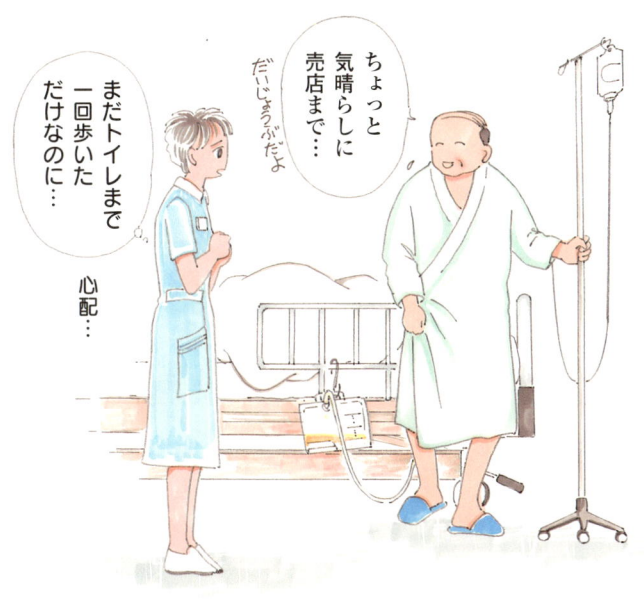

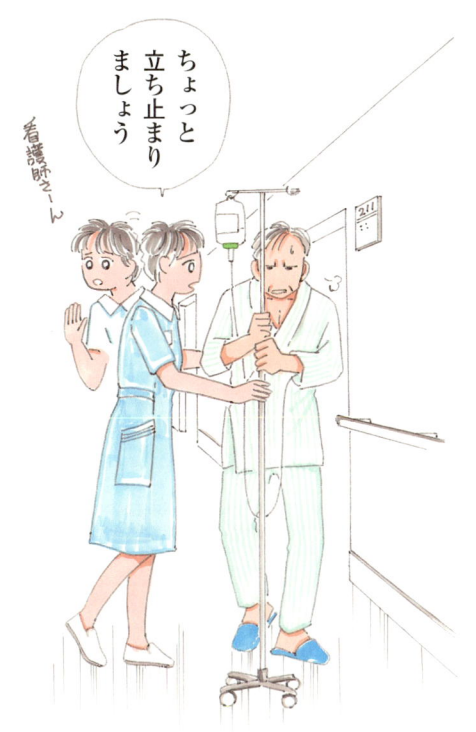

医療器具に不慣れな患者さんが，リスクにかまわず1人で動こうとする時

患者さんによっては，医療器具の使用や入院生活あるいは援助を求めること自体がストレスとなったり，点滴や膀胱留置カテーテルの扱いがわからないまま1人で動こうとすることがあります。まず，なぜ患者さんが1人で動こうとするのか，理由をたずねてみて下さい。そしてできれば，その行動がどんな危険につながると理解しているか，たずねましょう。その反応から，安全を図るためにどんなアプローチが効果的かを指導者と一緒に考えましょう。

II ヒヤリ・ハット事例に学ぶ看護技術

生活環境の整備

課題 やってみよう

のぞみは，術後1日目の田中さんのバイタルサインを測りにベッドサイドに行きました。田中さんはぐったりしている様子で，術前に血圧測定をしていた床頭台側の腕から点滴をしています。
血圧測定のために田中さんに近づこうとしますが，行く手を点滴スタンドが阻みます。
どのように田中さんに近づき，血圧を測りますか。

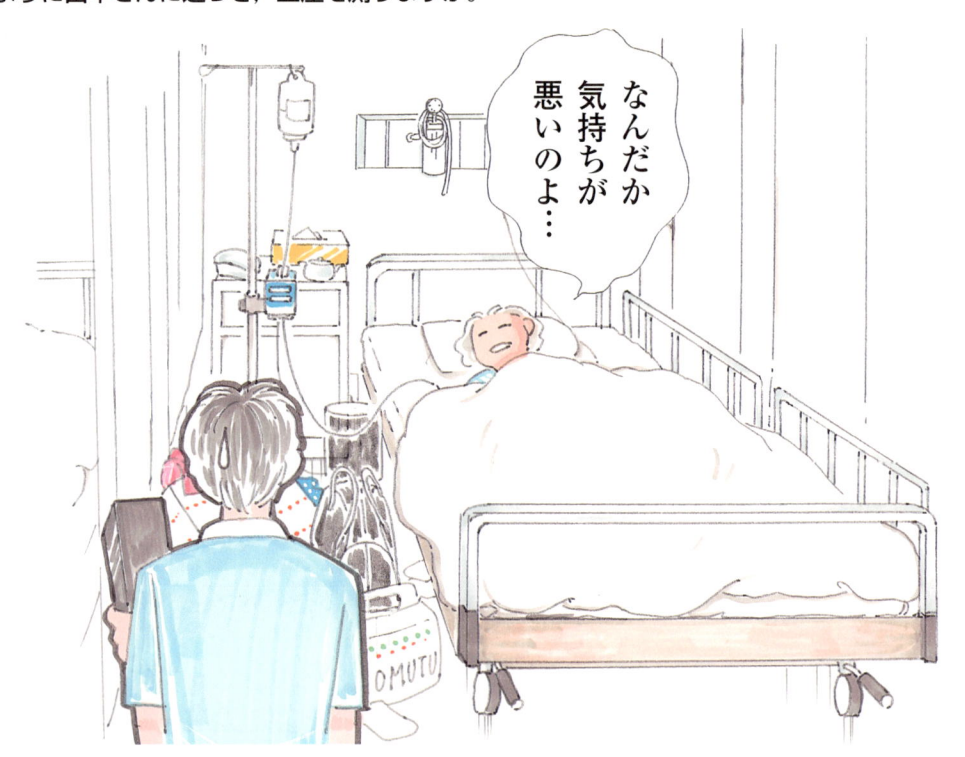

「なんだか気持ちが悪いのよ…」

課題への対応 ①

具合が悪そうなので，患者さんに負担をかけないようにベッド周りはいじらない。自分に近い点滴しているほうの腕で，点滴スタンド越しに血圧を測定する。

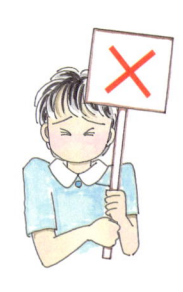

点滴をしている腕で血圧測定をしてはいけません。また，点滴スタンド越しに血圧測定をすると，あなた自身が無理な体勢となり，思わぬルートの抜けや血圧計の倒れにつながり，危険です。

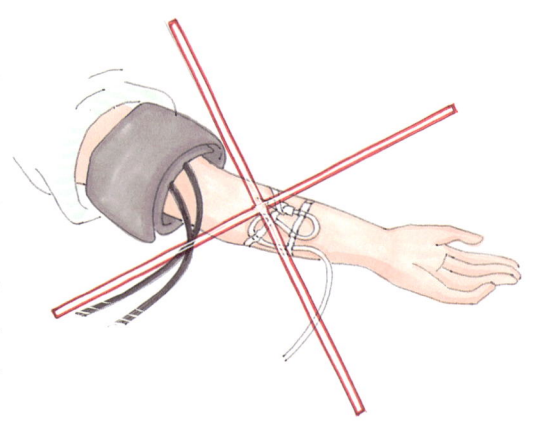

ベッド周りの物品破損，医療器具の取り扱い不備によるトラブル

課題への対応 ②

点滴していないほうの腕に安全に接近できるようベッド周りをよく見る。
床頭台と反対側のスペースに余裕をもって入れる場合は，点滴してないほうの腕で血圧を測定する。
床頭台と反対側のスペースに余裕をもって入れない場合は，ベッドを動かすことが必要なので，ためらわず臨床指導者か教員に伝え手伝ってもらう。

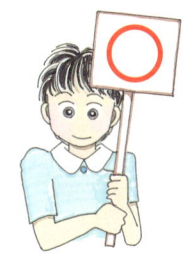

患者さんの状況は変化します。以前と同じ方法が常に安全とは限りません。
以前と違う状況や状態で迷うことがあれば，安全を図る環境整備や方法を考えること，臨床指導者や教員にその方法を確認することが重要です。

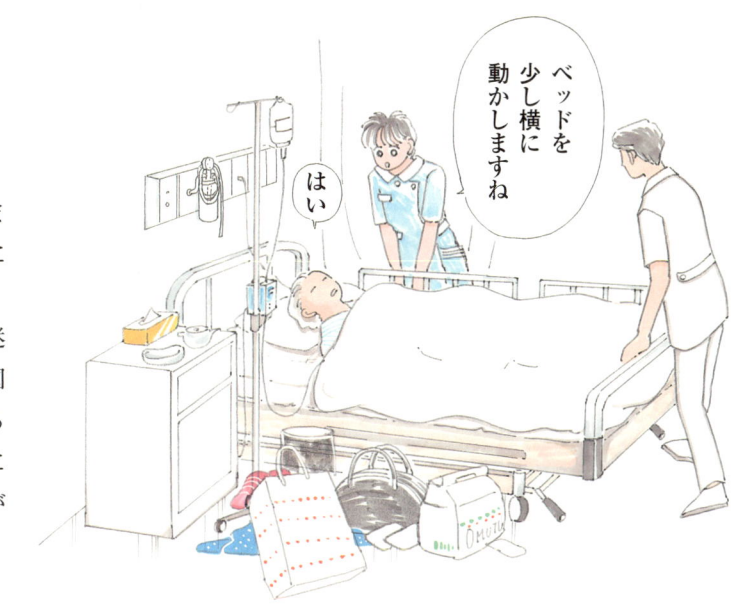

「ベッドを少し横に動かしますね」
「はい」

🩸 もしも，血圧計を倒して患者さんを負傷させたら……

- 打撲や出血，腫脹部位の有無を観察，痛みの有無を確認します。
- 痛みや腫脹がある場合には，冷罨法を行い安静にし，状態変化を観察します。
- 一連の出来事を速やかに指導者に報告しましょう。
- 患者さんに心からお詫びしましょう。

🩸 もしも，点滴ルートが抜けてしまったら……

- すぐにナースコールでスタッフを呼びましょう。
- ルート刺入部からの出血を止血しましょう（ゴム手袋とアルコール綿は常にポケットに入れておく）。
- 抜けた針による二次被害を防ぎましょう（針は速やかに針捨て容器へ入れる）。
- 一連の出来事を速やかに指導者に報告しましょう。
- 患者さんに心からお詫びしましょう。

II　ヒヤリ・ハット事例に学ぶ看護技術

保清・整容

入浴・シャワー時の転倒・転落

入浴・シャワー時の転倒・転落に関するヒヤリ・ハットは，21.7％の学生が実習中に体験しています。そのうち衣類の着脱時にバランスを崩し，よろけるというヒヤリ・ハットが10.1％を占めています。

こんなヒヤリ・ハットが起こっています

浴室への移動時の転倒
- 脱衣所から浴室までの段差・階段でつまずいた。
- 浴室・脱衣所・廊下・洗面所の床が濡れていて，すべって転倒しそうになった。

入浴介助時の転倒・転落
- 筋力が低下している患者さんを支えきれずに転倒した。
- 麻痺のある患者さんを介助中，支えきれず転倒しそうになった。

自力で姿勢を保持できないことによる転倒・転落
- 椅子に座っていてバランスを崩し，椅子から落ちそうになった。
- 洗い場から浴槽への移動でバランスを崩した。
- 立位のまま患者さんがバランスを崩し，一緒に転倒しそうになった。
- 着替えをしていてバランスを崩し，転倒しそうになった。

沐浴時の転落
- お湯の温度を確かめている時に，乳児が沐浴台から転落しそうになった。

入浴中の気分不快
- 入浴中の気分不快により，倒れそうになった。
- 入浴・シャワーに時間がかかりすぎて疲労させた。

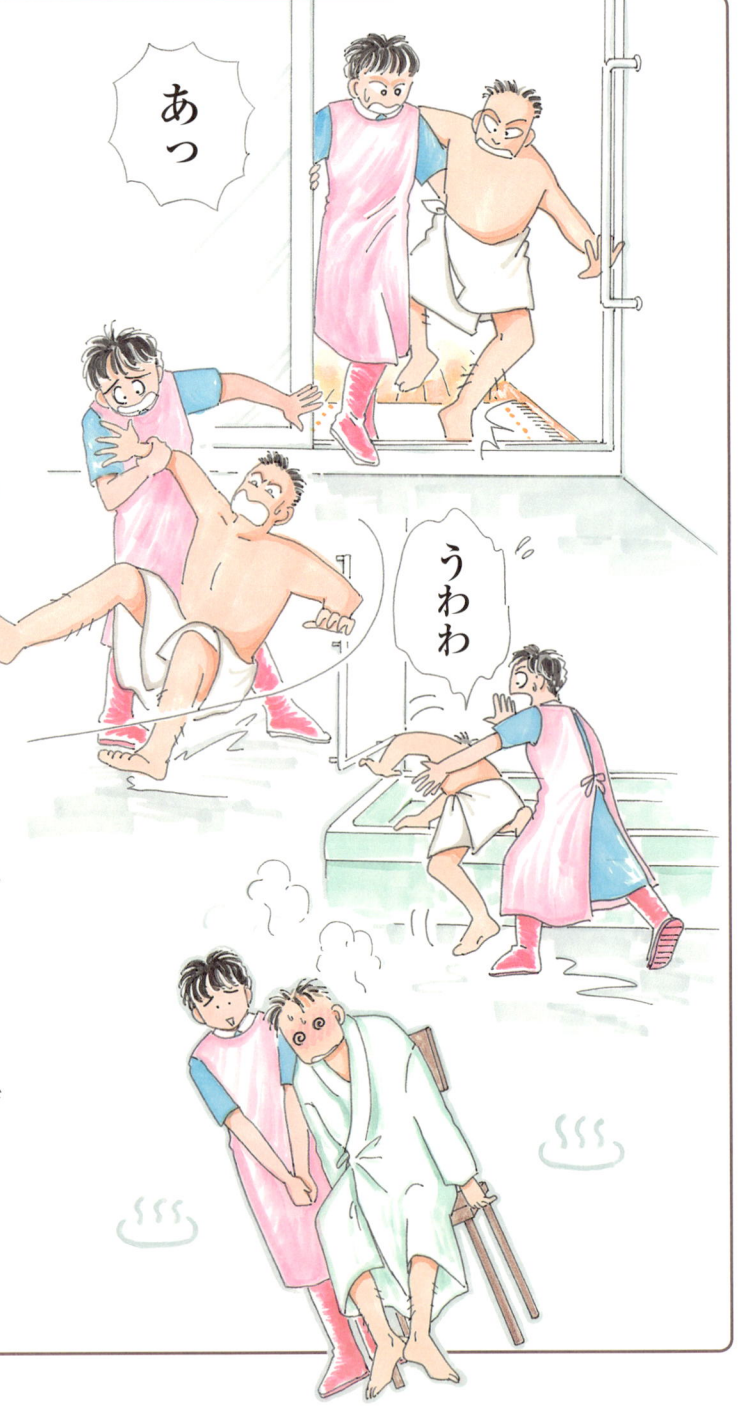

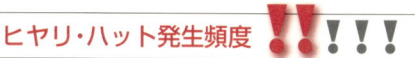

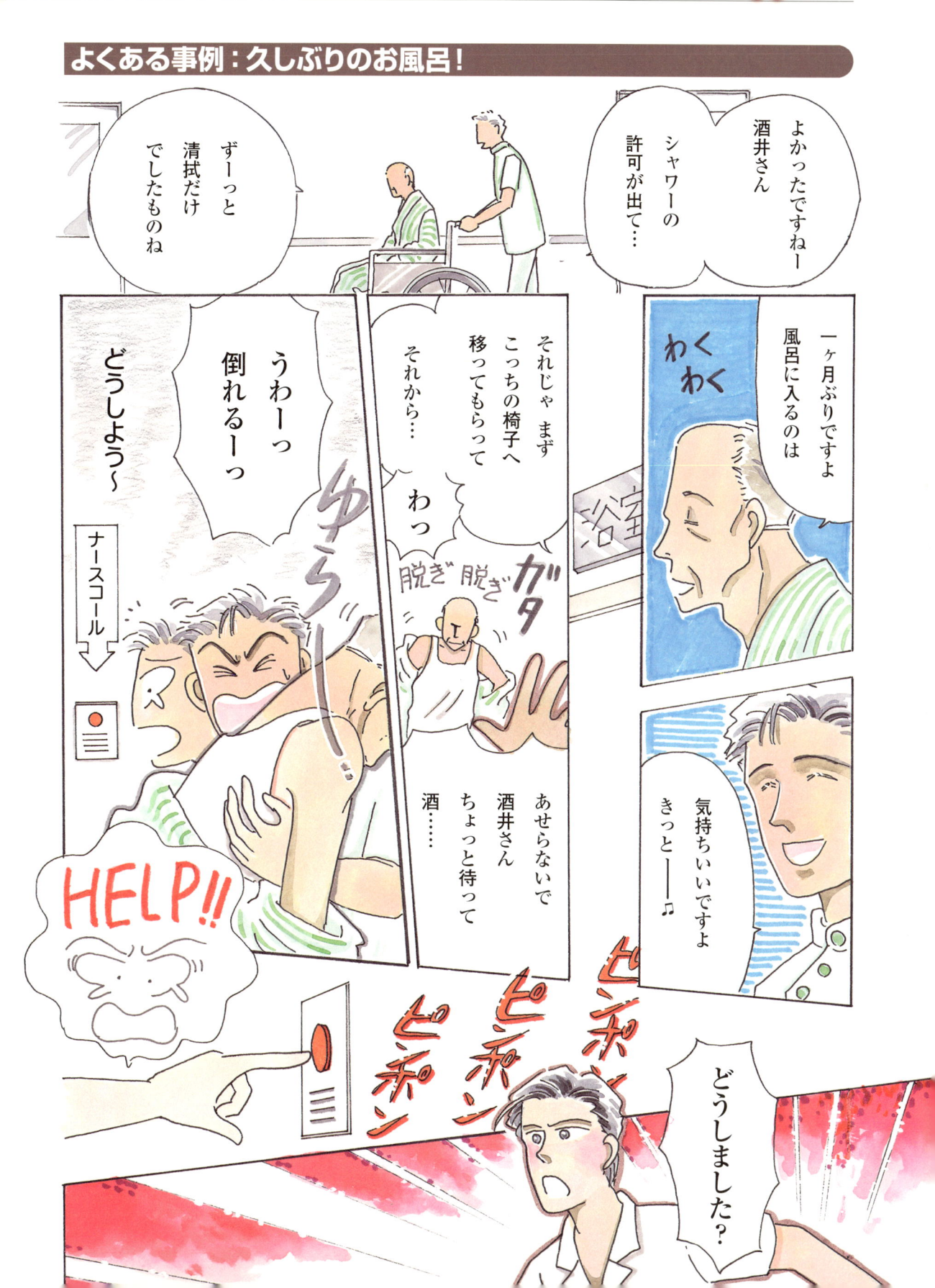

ヒヤリ・ハット発生頻度 ❗❗❗❗❗

よくある事例：久しぶりのお風呂！

よかったですねー
酒井さん
シャワーの
許可が出て…

ずーっと
清拭だけ
でしたものね

一ヶ月ぶりですよ
風呂に入るのは

わくわく

気持ちいいですよ
きっと――♬

それじゃまず
こっちの椅子へ
移ってもらって
それから…

あせらないで
酒井さん
ちょっと待って
酒……

脱ぎ脱ぎ
ガタ

うわーっ
倒れるーっ

どうしよう〜

ナースコール

ゆらー

HELP!!

ピンポン ピンポン ピンポン

どうしました？

II ヒヤリ・ハット事例に学ぶ看護技術

保清・整容

チェックリスト

☐ にチェックがついた場合は，→次のページへ

患者さんは

- ☐ 筋力低下，麻痺がある
- ☐ 心疾患，呼吸機能の低下，高血圧，動脈硬化がある
- ☐ 起立性低血圧などの自律神経失調症状がある
- ☐ 時間によって，姿勢を保持する能力，移動する能力が変化する
- ☐ 介助が必要であることを理解できていない
- ☐ 食事や運動の直後である

あなたは

- ☐ 入浴・シャワー介助を行うのは初めてである
- ☐ 患者さんに適した入浴方法（お湯の温度・量，入浴時間など）がわからない
- ☐ 患者さんが倒れても，1人で抱えきれない
- ☐ 臨床指導者に具体的な介助方法を相談していない

浴室と入浴介助の状況は

- ☐ 脱衣所と洗い場が寒い
- ☐ 床が濡れている。すべり止めマットがない
- ☐ 段差や敷居がある。浴槽が深い。手すりがない
- ☐ 椅子の座面が狭い。背もたれがない
- ☐ 狭くて介助者が入りづらい
- ☐ 忙しくて人手がない

知っておきたい！ベーシック・ポイント

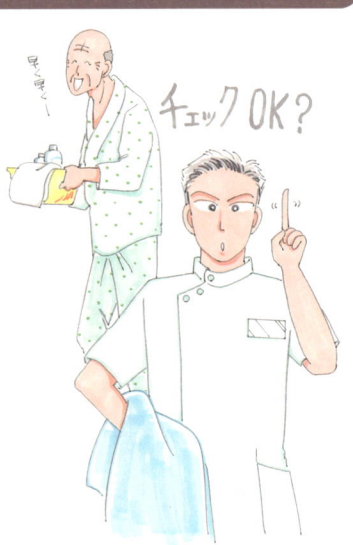

入浴，シャワー時のヒヤリ・ハットを防ぐために，入浴介助の基本を確認しておきましょう。

- 事前に浴槽の構造をチェック（段差，手すり，ナースコールなど）
- 入浴直前には必ずバイタルサインをチェック
- 脱衣所や洗い場を暖める
- 濡れた床を拭く，すべり止めマットを使用する
- 必要な人員の確保，介助の方法を決める
- お湯はぬるめ（39〜41℃），半身浴程度の量，長湯はしない

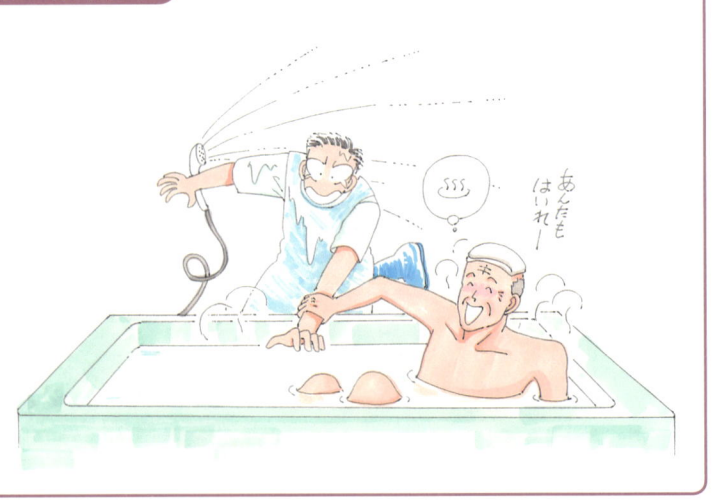

入浴・シャワー時の転倒・転落

ヒヤリ・ハットを防ぐために

事前練習をしておく

浴室周辺のスペースをイメージしながら事前練習します（ベッド→脱衣所→洗い場→浴槽）。
具体的な方法，必要な援助者の数について指導者に相談しましょう。
また，患者さんとも段取りを話し合っておきます。

浴室周辺の環境を確認し，危険を取り除く

つまずいたり，すべって転倒する可能性のある場所を確認します。
事前にできるだけ危険な要素を取り除いておきます。

患者さんの ADL レベルによって援助方法を選ぶ

- ADL が自立している場合：浴室の使い方とナースコールの位置を教えます。入浴中も時々声をかけて無事を確認します。
- ADL に介助が必要な場合：麻痺や筋力低下のレベルを確認します。座位が保持できない場合は 2 人以上で援助するか，リフトなどの特別な装置を用います。

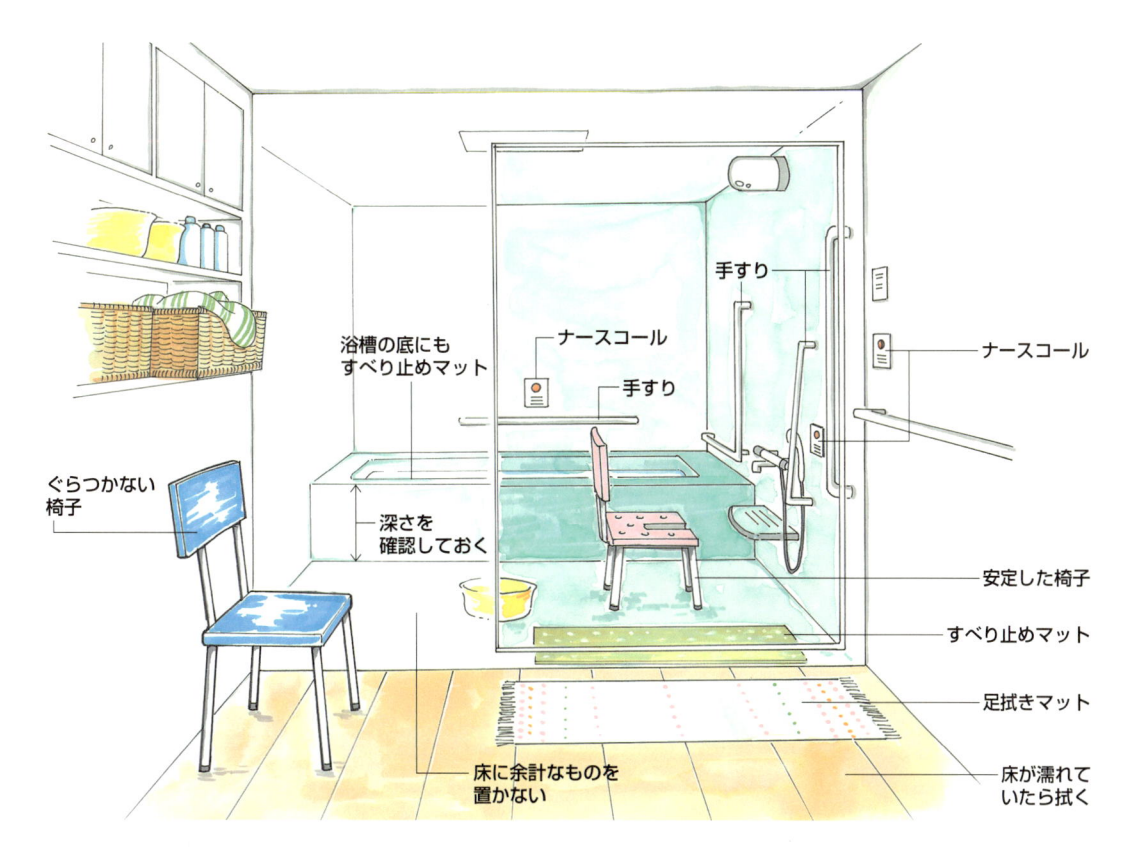

（図：浴室の環境整備のイラスト。ラベル：ぐらつかない椅子／浴槽の底にもすべり止めマット／深さを確認しておく／ナースコール／手すり／手すり／ナースコール／安定した椅子／すべり止めマット／足拭きマット／床に余計なものを置かない／床が濡れていたら拭く）

患者さんの体調によって入浴できるかを決める

入浴・シャワー浴は許可されていますか？患者さんの基礎疾患を確認しておきましょう。
入浴が症状悪化や急変のきっかけになることがあります。患者さんの今日の体調を確認しましょう。バイタルサインなどに異常があれば，指導者に相談します。

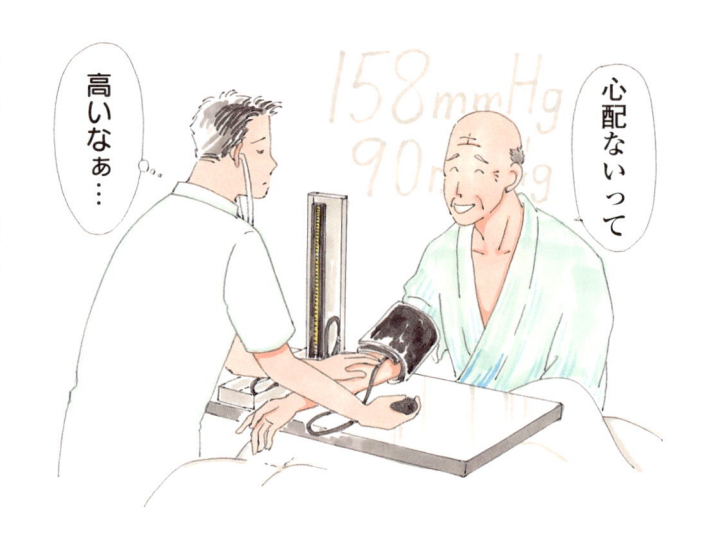

入浴中の気分不良を防ごう

長湯は避けましょう。ケアを丁寧に行うことも大切ですが，患者さんの負担や疲労を考えて，短時間で終わらせることも大切です。2人で援助すれば短時間で済ませることもできます。心疾患(動脈硬化，高血圧)，呼吸機能の低下，神経障害などのある人の場合にはいっそうの注意が必要です。
下記の点についても注意しましょう。

- 食事や運動直後の入浴は避ける(脳虚血を起こしやすい)。
- 脱衣所・洗い場は暖めておく。
- お湯の温度は39～41℃とし，量は半身浴程度(みぞおちにかかるくらい)とする。

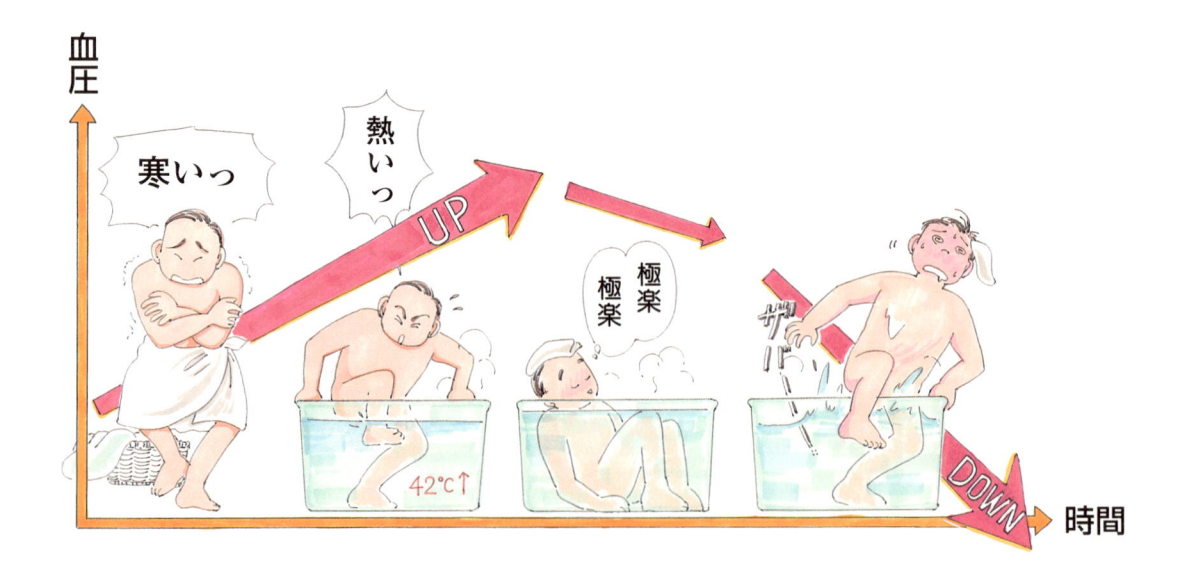

入浴・シャワー時の転倒・転落

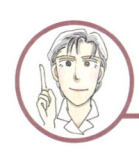

緊急事態，こんな時どうする？ 先輩ナース・指導者はこう考えます！

患者さんが脱衣所の椅子からずり落ちて尻もちをついてしまった時

あわてずにナースコールを押して助けを求めて下さい。患者さんのそばから離れてはいけません。駆けつけたスタッフとともに患者さんを安全な場所に寝かせ，全身の観察とバイタルサインの測定を行って下さい。臀部以外も打撲しているかもしれないので，患者さんに痛むところはないかを確認します。同時に，全身の観察を怠らないようにしましょう。必要に応じてレントゲンやCTなどの検査を行うこともあります。

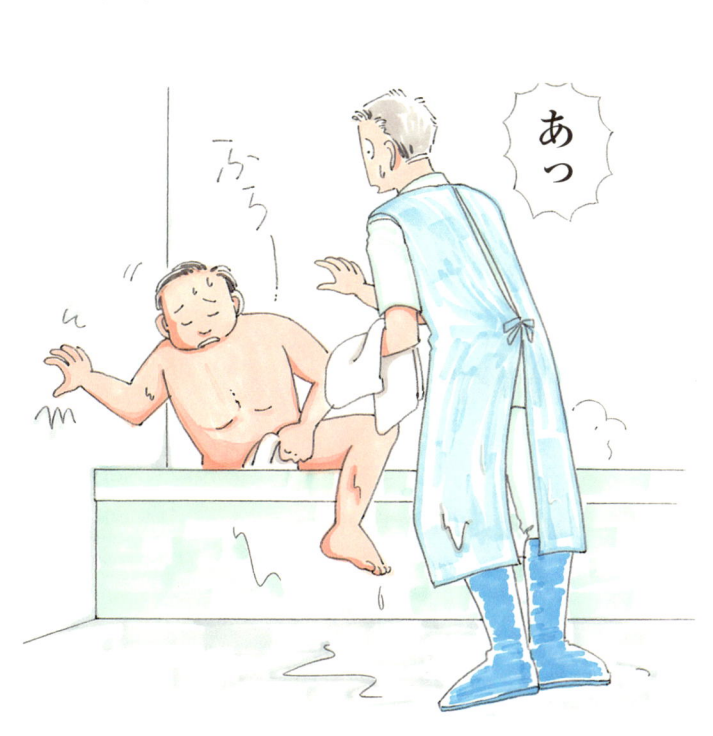

患者さんが浴槽から出ようとした直後に気分不良を訴えた時

あわてずにナースコールを押して助けを求めて下さい。転倒の危険性が低ければ，椅子に座ったまま頭を低くするなど，症状を軽減する姿勢をとらせて下さい。転倒の危険性が高い場合には1人で移動させようとせず，駆けつけたスタッフとともに，その場で（浴槽内の場合は栓を抜いて）休ませます。
冷たい水で絞ったタオルで顔を拭く，冷水でうがいをさせるなどして，患者さんの気分の回復を待ちましょう。意識状態やバイタルサインを観察し，状態が安定したら，安全な場所に移動させます。

II ヒヤリ・ハット事例に学ぶ看護技術

保清・整容

課題　やってみよう

のぞみの受け持ち患者，水野さんは座位は保持できますが，立位が不安定です。今日は水野さんのシャワー浴介助を行うことになりました。のぞみは「水野さんは爪の肥厚があるから，後で爪を切る時のために，お湯につけて爪をやわらかくしておこう」と考えました。そこで，ベースンに両足をつけて足浴をしながら，身体を洗うことにしました。

のぞみが石けんをつけたタオルで，水野さんの背中を上から下へと洗っていると，水野さんは次はお尻を洗うのかなと思い，手すりを握って立ち上がろうとしました。

予想される危険と，その危険を防ぐための対策にはどのようなものがありますか。

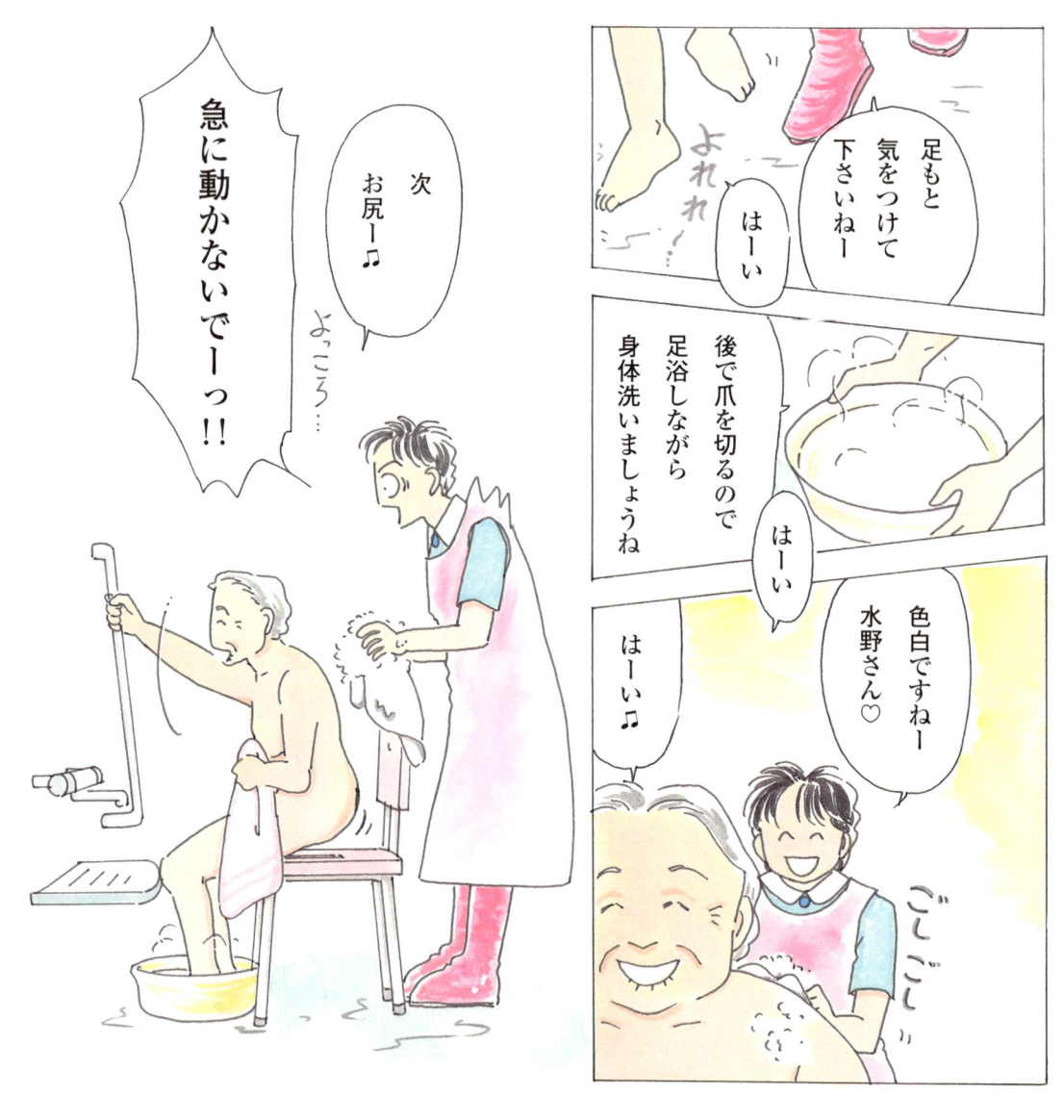

入浴・シャワー時の転倒・転落

こんな危険があります

患者さんが足を浸(ひた)しているベースンはとてもすべりやすく，もし患者さんが立ち上がったら確実に転倒したことでしょう。

- 患者さんの認知能力が低下していれば，足をベースンのお湯に浸していることを忘れているかもしれません。また認知能力が低下していなくても，うっかり忘れている可能性もあります。

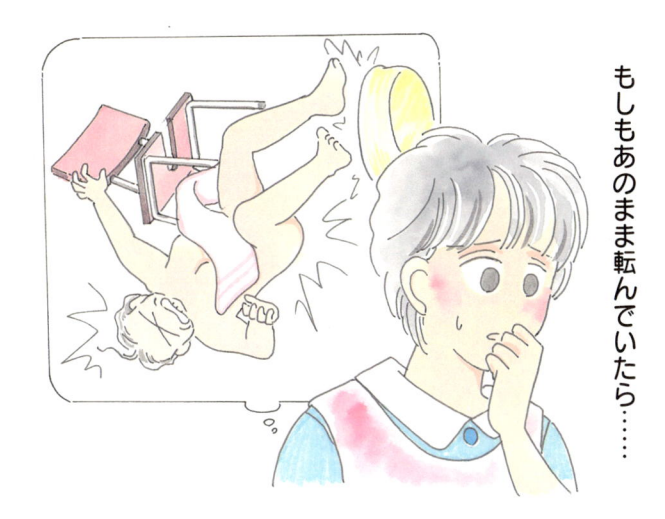

もしもあのまま転んでいたら……

- 患者さんの聴力が低下していたら，急な動きを制止しようとする学生の声が聞こえにくい場合もあります。

⁉ もしも，患者さんが転倒してしまったら……

- ナースコールを押して，助けを求めて下さい。
- 意識状態を確認し，安全に移動させることが可能であれば，安全な場所に移動させます。
- バイタルサインを測定し，全身の観察をします。
- 必要に応じてレントゲンやCTなどの検査を行います。

危険を防ぐために

- 介助に慣れないうちは，シャワー浴と足浴を同時に行うなど，2つのことを同時に行うのは避けましょう。
- 患者さんが自分で危険を十分に認識できないような場合には，身体を洗いながら足浴をするなどの危険な行為はやめましょう。
- 援助者は，次はどの部分を洗おうとしているのか，そのためにはどんなふうに協力してほしいのか，そのつど患者さんに説明しながら援助しましょう。
- 浴室の床は石けんなどですべりやすくなっています。足をベースンにつける場合は，ベースンの下にすべり止めマットなどを敷きましょう。

II ヒヤリ・ハット事例に学ぶ看護技術
保清・整容

保清・整容時の誤嚥・溺水

保清・整容時の誤嚥・溺水に関するヒヤリ・ハットは，9.5％の学生が実習中に体験しています。そのうち，口腔ケア時にむせるというヒヤリ・ハットが8.0％を占めています。

こんなヒヤリ・ハットが起こっています

口腔ケア中の誤嚥
- 口腔ケア用のブラシが原因で嘔吐反射を引き起こし，患者さんが唾液を誤嚥した。
- うがいのつもりで含ませた水を嚥下困難のある患者さんが飲み込み，誤嚥した。

口腔ケア中に患者さんがむせてしまった
- 床上安静の患者さんを十分に側臥位にせず口腔ケアを行ったため，患者さんがむせた。
- ベッドをギャッチアップして口腔ケアを行っていたが，角度が不十分で患者さんがむせた。

入浴中に患児・患者さんが溺れかけた
- 沐浴中，乳幼児を支えきれずに溺れかけた。
- 沐浴中，乳幼児が急に動いたため溺れかけた。
- 目を離したすきに，幼児がお風呂で溺れかけた。
- 入浴中，気分不良となり患者さんが溺れかけた。〔⇒入浴・シャワー時の転倒・転落 p.58参照〕
- 浴槽に入る時，あるいは入っている時に姿勢を保持できず，溺れそうになった。〔⇒入浴・シャワー時の転倒・転落 p.58参照〕

気管切開部にお湯が入りそうになった
- 気管切開をしている患者さんがシャワーを浴び，気管切開部のガーゼを濡らした。
- 気管切開をしている患者さんがお湯につかって溺れそうになった。

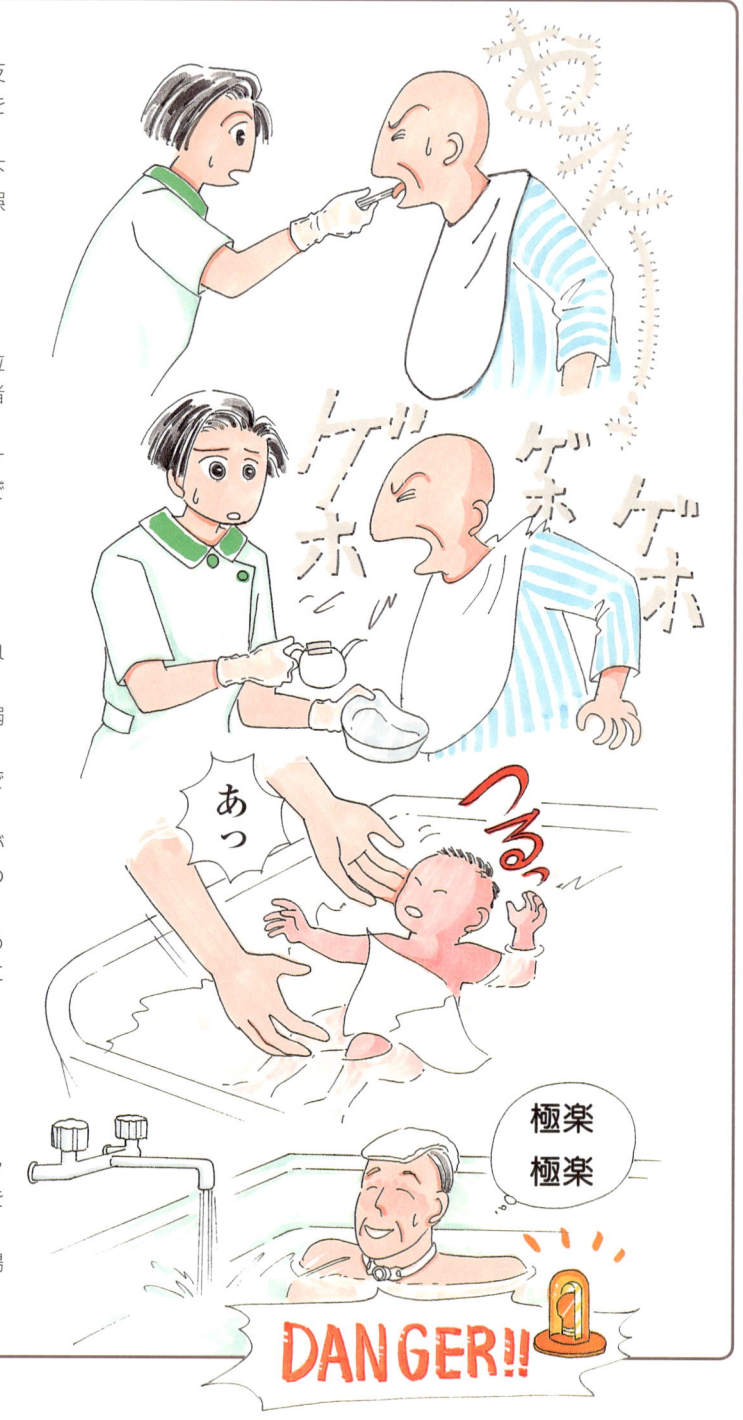

ヒヤリ・ハット発生頻度❗❗❗❗❗

よくある事例：嚥下障害があったんだ！

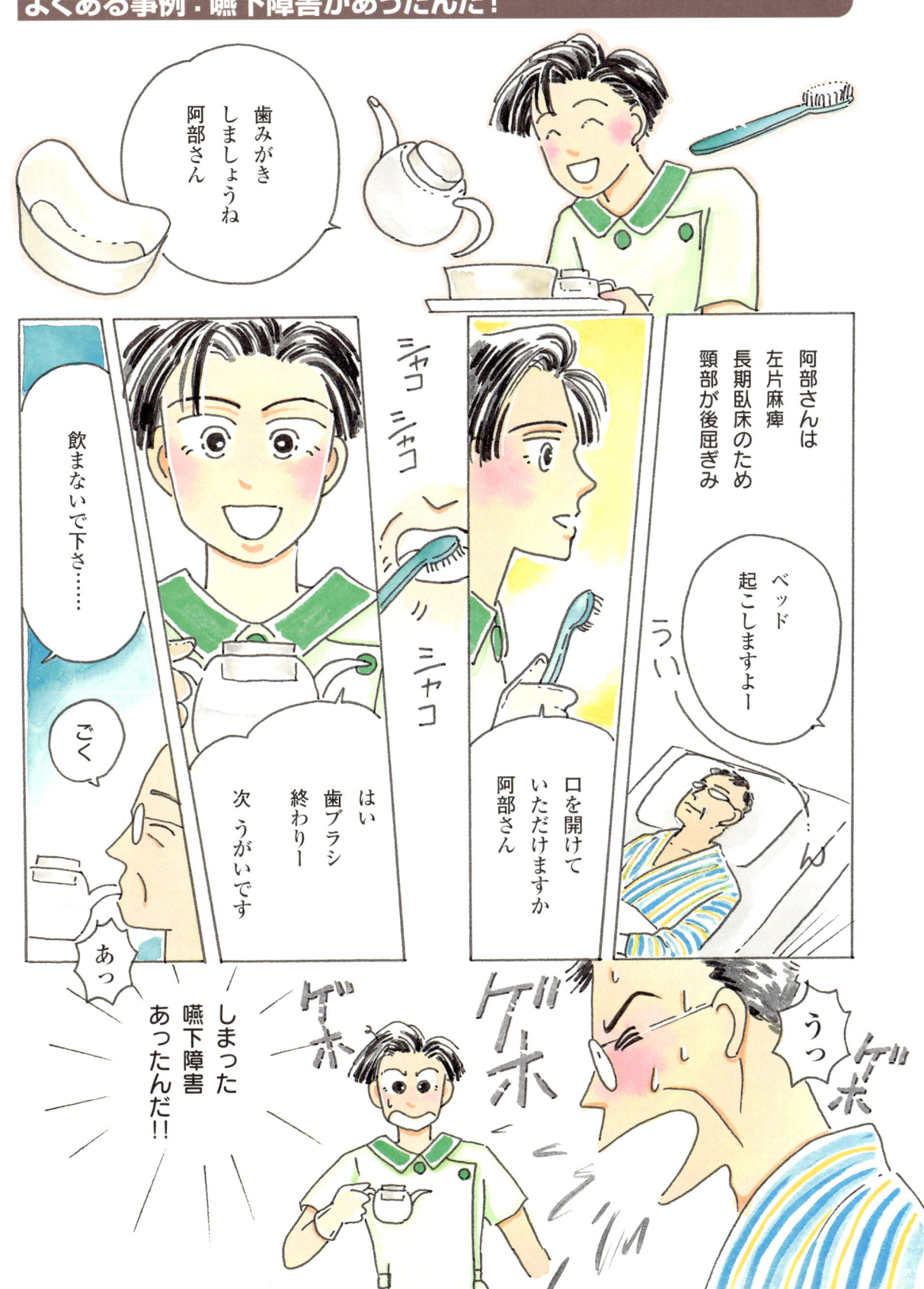

歯みがき しましょうね 阿部さん

阿部さんは 左片麻痺 長期臥床のため 頸部が後屈ぎみ

ベッド 起こしますよー

口を開けて いただけますか 阿部さん

シャコシャコ

はい 歯ブラシ 終わりー 次 うがいです

飲まないで下さ……

ごく

しまった 嚥下障害 あったんだ！！

ゲホ ゲホ うっ

II ヒヤリ・ハット事例に学ぶ看護技術

保清・整容

チェックリスト

☐ にチェックがついた場合は，→次のページへ

患者さんは

- ☐ 嚥下困難である
- ☐ 気管切開をしている
- ☐ 意識障害がある，理解力に乏しい
- ☐ 頭部を自力で支えられない
- ☐ 座位が保持できない
- ☐ 乳幼児である

あなたは

- ☐ 嚥下・気管切開の仕組みがわからない
- ☐ 誤嚥しやすい姿勢，しにくい姿勢がわからない
- ☐ 病気や障害のある人の口腔ケアは初めてである
- ☐ 乳幼児の沐浴は初めてである
- ☐ 患者さんの状況に応じて，どのようなケアの工夫が必要かがわからない
- ☐ 臨床指導者に具体的な援助方法を相談していない

知っておきたい！ ベーシック・ポイント

口腔ケア中だけでなく，食事中などの誤嚥を防ぐために，嚥下の仕組みと嚥下障害について確認しておきましょう。

- 嚥下とは，飲食物などを口腔から食道を経て胃まで送り込む運動をいう。
- 嚥下運動は，飲食物が口腔から咽頭へ送られるまでの第1期，咽頭から食道入口部へ送られるまでの第2期，食道入口部から胃内まで送られる第3期に分けられる。
- 誤嚥とは，食物・液体・唾液が間違って気道に入ることをいう。誤嚥は呼吸困難や肺炎を引き起こし，生命に関わる危険性がある。
- 嚥下障害の原因には，脳血管障害，パーキンソン病，認知症，筋萎縮性側索硬化症などの中枢性の障害のほか，顔面神経・三叉神経・舌下神経・舌咽神経の障害，口腔内・歯・顎関節などの異常などがある。
- 嚥下障害のある患者さんの口腔ケアは肺炎の原因となる口腔内細菌を減らす上で大切だが，うがい水や洗浄水そのものを誤嚥させる危険性があるので注意が必要である。

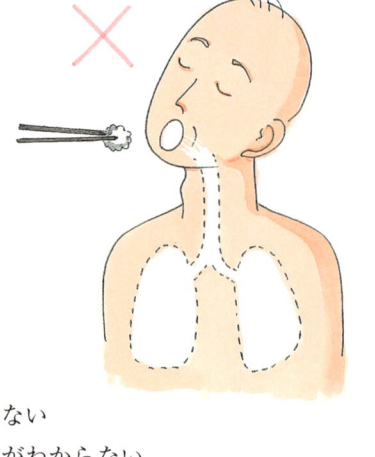

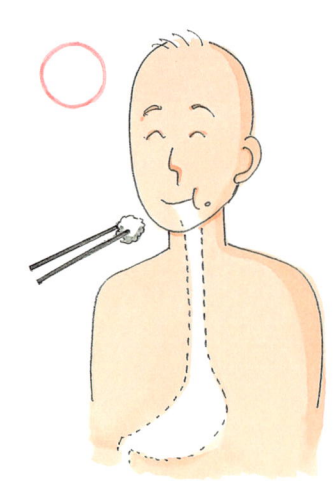

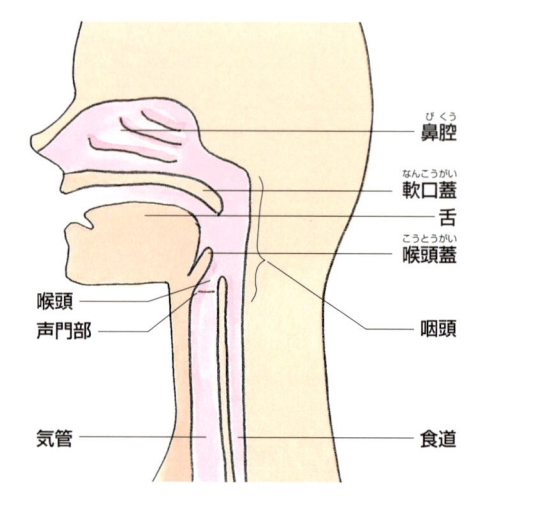

咽頭（いんとう）：鼻の奥から食道に至るまでの部分をいう。上咽頭部は軟口蓋から上の部分，中咽頭部は軟口蓋から喉頭蓋までの部分，下咽頭部は喉頭蓋から食道分岐部までの部分をいう。

喉頭（こうとう）：咽頭から気管と食道に分かれる部位であり，いわゆる「のどぼとけ」のあたりをいう。喉頭蓋によって食物が気管に入らないようにする，声帯によって声を出すなどの働きをしている。

保清・整容時の誤嚥・溺水

ヒヤリ・ハットを防ぐために

嚥下障害のある患者さんの口腔ケアを行う時には，ケア方法を相談する

次のような症状がある時は嚥下障害が疑われるので，指導者と口腔ケアの方法について相談しましょう。
- 食べる時や飲む時にむせる，咳きこむ，がらがら声になる。
- 食べ物がのどに詰まった感じがする。
- 飲みこむ時に天井を見るように上を向く。

誤嚥しにくいよう姿勢を整える

口腔ケアを行う前に，患者さんが誤嚥しにくいような姿勢に整えます。
- 垂直座位でやや前屈姿勢（顎をひく）。
- 片麻痺の場合は頸部・体幹を健側に側屈。
- 座位困難な場合は30°仰臥位・頸部前屈で横向きとする（片麻痺では麻痺側が上）。

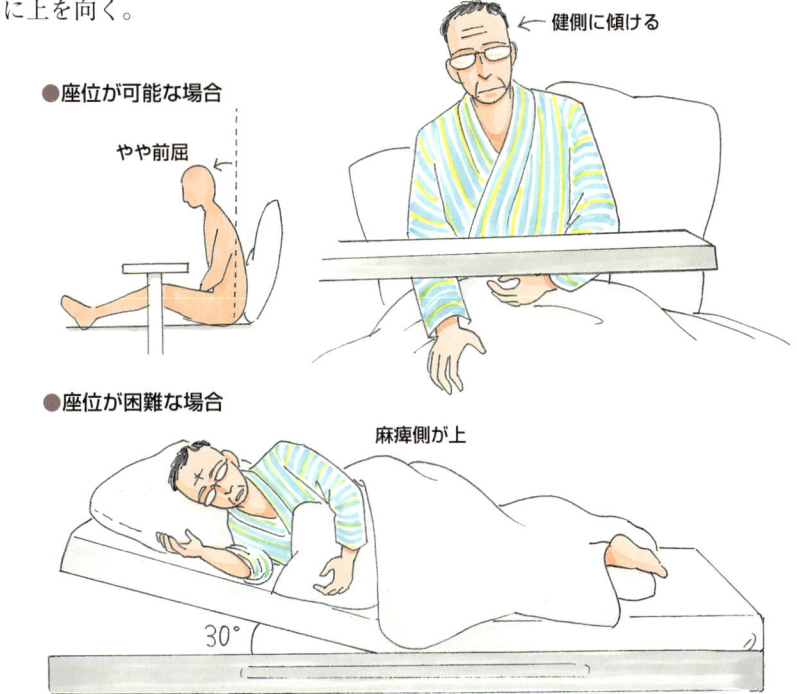

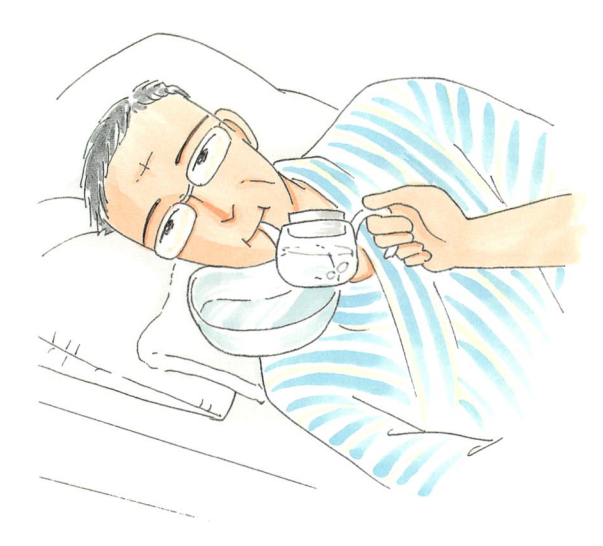

●座位が可能な場合　やや前屈　←健側に傾ける

●座位が困難な場合　麻痺側が上　30°

嘔吐の誘発や，うがい時の誤嚥を防ぐ

臥床患者さんに，歯ブラシ・巻綿子などを使用して口腔ケアを行う場合は，軟口蓋，咽頭部，舌根部に触れると嘔吐や嘔吐反射を誘発しますので注意しましょう。また，うがい時に誤嚥しないよう，うがいの方法を確認しておきましょう。
- 吸い飲みで少しずつ水を含ませる。
- 麻痺のある場合は健側の口腔内に入れる。
- 確実に吐き出させる。

それでも飲み込みそうな時は，湿らせたガーゼでぬぐうか，吸引をしながら洗浄します。

(参考文献　佐々木英忠，ほか：誤嚥性肺炎のメカニズムと最近の知見，歯界展望 91(6)，1280-1287,1998)

患者さんの状況を把握し，入浴方法を考えておく

入浴の援助を行う前に，患者さんの状況を把握しておきましょう。
- 呼吸状態，体調，姿勢を保持し移動する能力
- コミュニケーション能力，理解力

その上で，患者さんの状況に応じた入浴方法を考えます。
- ADLレベルに応じた入浴方法の工夫をする。〔⇨ p.61 参照〕
- 入浴中の気分不良を防ぐための工夫をする。〔⇨ p.62 参照〕
  意識障害，のぼせ，湯あたりが溺水の原因となることがあるため，注意する。
- 気管切開をしている患者さんの入浴では，気管切開部にお湯がかからないようにお湯の量やシャワーの向きなどに注意する。

乳幼児の溺水を防ぐため，安全な環境を整える

- 乳幼児の状況を把握しておく（体調，姿勢を保持し移動する能力，コミュニケーション能力，理解力など）。
- 実習場では必ず指導者の立ち会いのもとで実施する。
- 具体的なやり方や役割分担を指導者と確認する。役割分担を決めていないと互いに相手がするものと思い込み，すべきことを2人ともがしなかったことによる事故（見合わせ事故）が起こりやすい。
- 準備中は，目を離しても乳幼児の安全が守られるような柵付きのベッドや台を利用する。
- 事前練習を繰り返し行い，沐浴中，乳幼児を保持できるようにする。

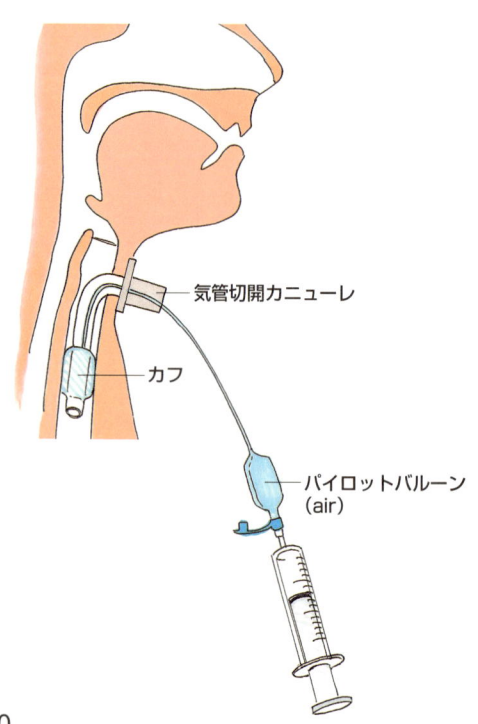

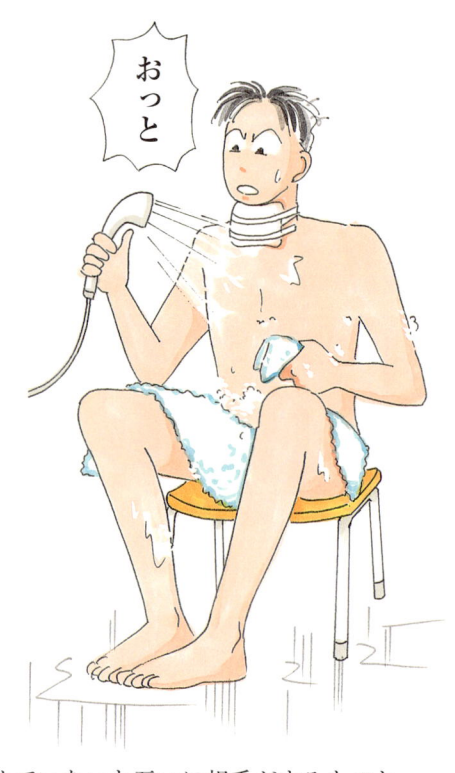

気管切開をしている場合，カフ圧の確認，吸引の準備をしておく

気管切開をしている患者さんの場合，誤嚥した水が気管に流れていかないようにカフ圧を確かめておきます。カフ圧は20～25mmHgが基準です。パイロットバルーンで確認する場合は，耳たぶ程度のやわらかさを目安とします。

厳密には「カフ圧＝気管壁にかかる圧」ではありませんが，カフ圧が高いほど気管壁にかかる圧力が高くなることは間違いないので，カフ圧を計測することには意味があります。また，気管切開をしている患者さんは誤嚥の可能性が高いので，すぐに吸引ができるよう準備をしておきます。

保清・整容時の誤嚥・溺水

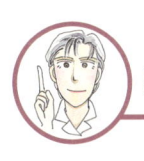

緊急事態，こんな時どうする？ 先輩ナース・指導者はこう考えます！

患者さんが口腔ケアの時にうがい水を誤嚥してしまった時

あわてずにナースコールを押して助けを求めて下さい。患者さんのむせ，咳きこみの状況，呼吸音（異常呼吸音の有無），酸素飽和度などを測定し，吸引や酸素吸入などの処置のほか，必要な検査を受けられるような手続きが必要です。

患者さんの嚥下能力が低下したために，今までのやり方ではうまくいかなくなったのかもしれません。安全に口腔ケアが行えるよう再度アセスメントをし，一緒に口腔ケアの方法を考えましょう。

例えば，ベッド上では座位を保持できず誤嚥しやすい場合でも，車椅子であれば座位を保持できることがあります。そのような場合には車椅子を使用して洗面所で口腔ケアを行うことで，誤嚥しにくくなる可能性があります。

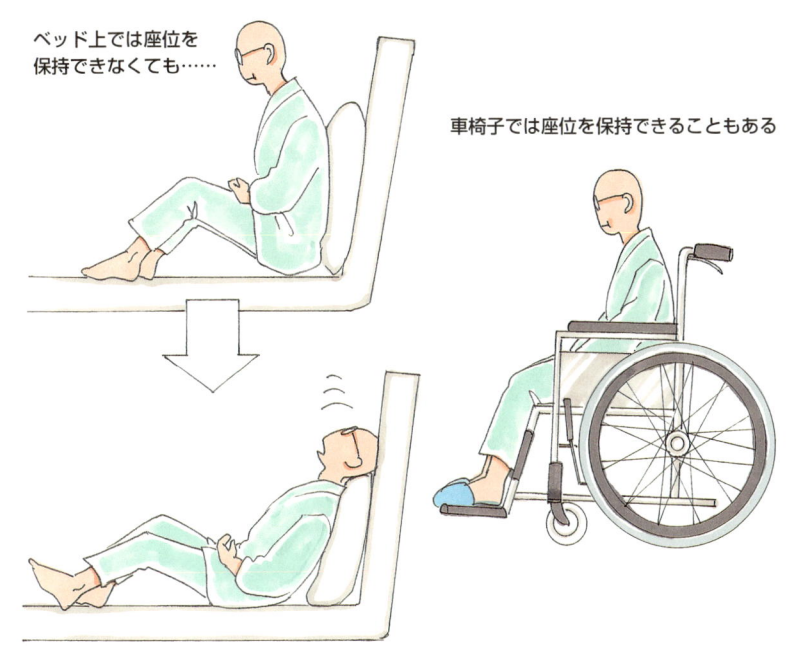

ベッド上では座位を保持できなくても……

車椅子では座位を保持できることもある

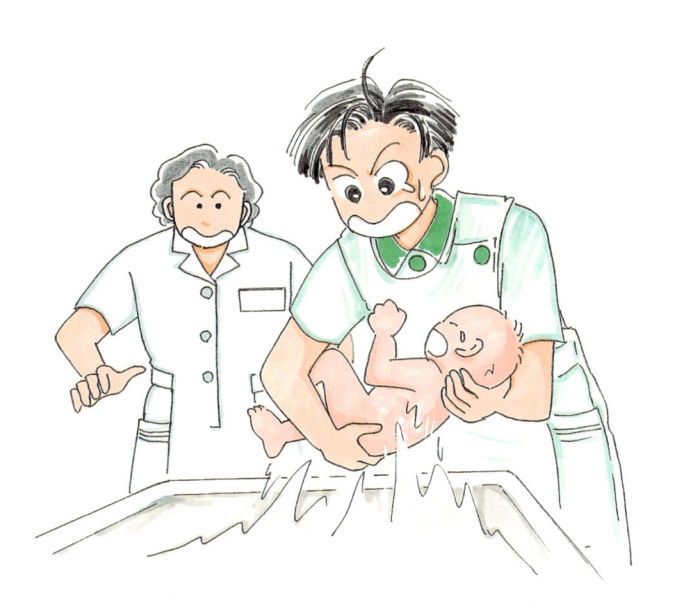

沐浴中，手がすべり，乳幼児が水中に沈みかけてしまった時

とにかく，すぐに乳幼児を水中から救出します。大声で泣き，チアノーゼなどがみられなければ一安心ですが，必ず指導者に報告しましょう。

泣かずにぐったりしている，チアノーゼが出ている場合には急いでその場にいる看護師や，いなければナースコールで緊急事態であることを伝えて下さい。

II ヒヤリ・ハット事例に学ぶ看護技術

保清・整容

課題　やってみよう

さくらの受け持ち患者の中村さんは，誤嚥性肺炎のために入院してきた86歳の男性です。胃ろうより流動食を摂取していますが，認知レベルの低下があるために経口摂取ができないことを理解しにくく，「何か食べさせてくれ」としばしば訴えます。

栄養剤の注入が終了し，さくらは中村さんの口腔ケアを行うことにしました。予想される危険と，その危険を防ぐための対策にはどのようなものがありますか？　口腔ケアではどのような危険があるかを考えながら，援助の方法を考えてみましょう。

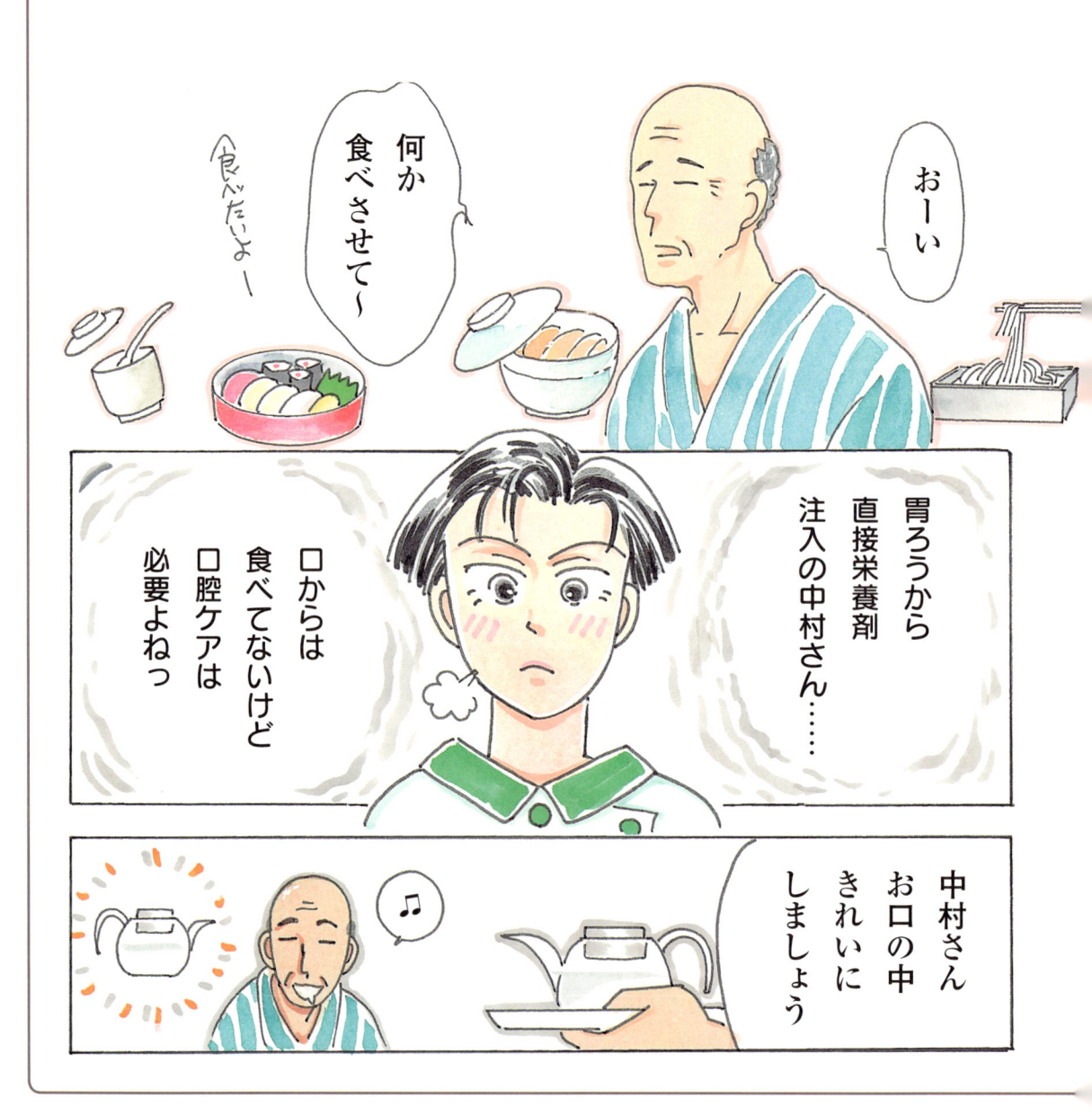

「何か食べさせて〜」
「食べたいよ〜」
「おーい」

胃ろうから直接栄養剤注入の中村さん……

口からは食べてないけど口腔ケアは必要よねっ

中村さん　お口の中きれいにしましょう

保清・整容時の誤嚥・溺水

こんな危険があります

- 「うがい水を吐き出して下さい」という指示を患者さんが理解できず，あるいは水を飲みたいという欲求を抑えることができず，うがい水を飲み込んでしまう可能性があります。
- 食後すぐに口腔ケアを行うと，その刺激によって胃内容物が逆流してしまう可能性があります。
- うがい水を飲み込んだり，胃内容物が逆流したりした場合，体位や頭の角度によっては誤嚥してしまう可能性があります。
- 学生1人で実施する場合，呼吸状態の観察，吸引などの技術を修得していないと，誤嚥した時に適切に対処できない可能性があります。

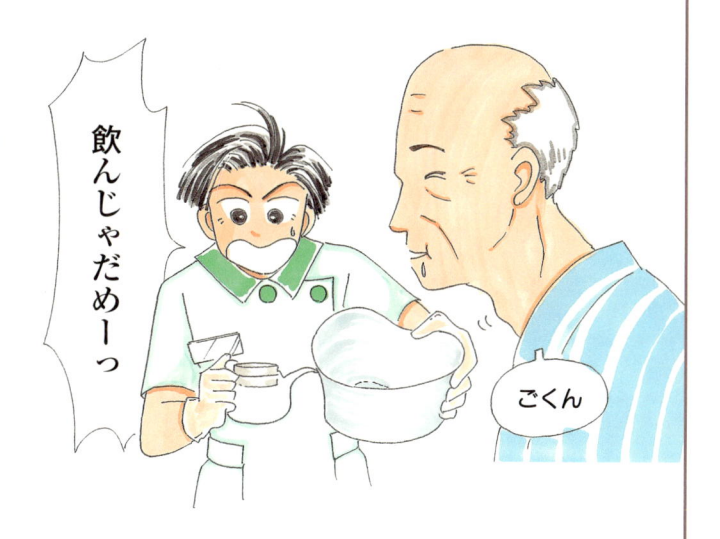

危険を防ぐために

- 初めて口腔ケアを行う場合には，指導者に方法などを確認しておきます。
- 認知レベルの低下がある場合には，うがい水は飲み込むものという前提で，濡らしたガーゼで拭き取る，吸引を行いながら洗浄するなどの方法を選びます。
- 食前あるいは食後30分経ってから口腔ケアを行いましょう。
- 口腔ケアの前に，安全な姿勢に整えます。〔⇨ p.69参照〕
- 誤嚥した場合の対応(呼吸状態の観察，吸引などの技術)について学習し，準備しておきましょう。

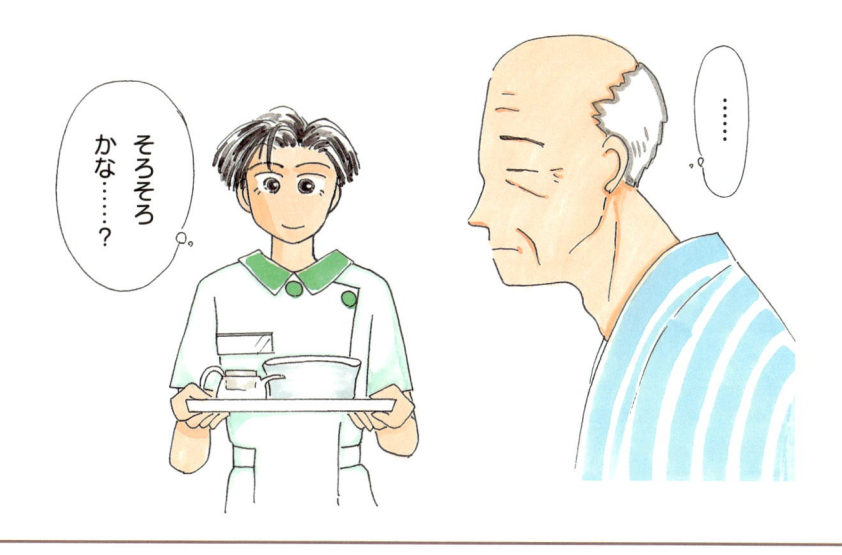

II ヒヤリ・ハット事例に学ぶ看護技術
保清・整容

保清・整容時の熱傷・創傷・粘膜損傷

保清・整容時の熱傷・創傷・粘膜損傷に関するヒヤリ・ハットは，7.0％の学生が実習中に体験しています。そのうち爪切りによる深爪・切創・出血が4.7％を占めています。

こんなヒヤリ・ハットが起こっています

リスクのある人への配慮不足
- むくみのある足をこすったら，皮膚が傷ついた。
- 出血傾向がある人の洗髪時に頭をぶつけそうになり，ヒヤリとした。

温度の確認不足による熱傷
- お湯の温度を確認し忘れて，患者さんがヤケドしそうになった。
- 裸で寒くないかに気を取られて，温度の確認を怠った。

爪切り時の深爪，皮膚損傷
- 肥厚した爪と皮膚の見分けがつかず，皮膚まで切りそうになった。

力の入れすぎによる損傷
- 垢を取り除こうと力を入れて清拭をしたら，皮膚が赤くなってしまった。
- 陰部をほかの部位と同じようにこすったら，患者さんに痛いと言われた。

体位保持不足による打撲
- 麻痺のある足を枕で保持せずにベッド上で足浴をしたら，足がベッド柵にぶつかりそうになった。
- 筋力低下のある人の清拭時に体位保持を忘れ，患者さんが倒れそうになった。

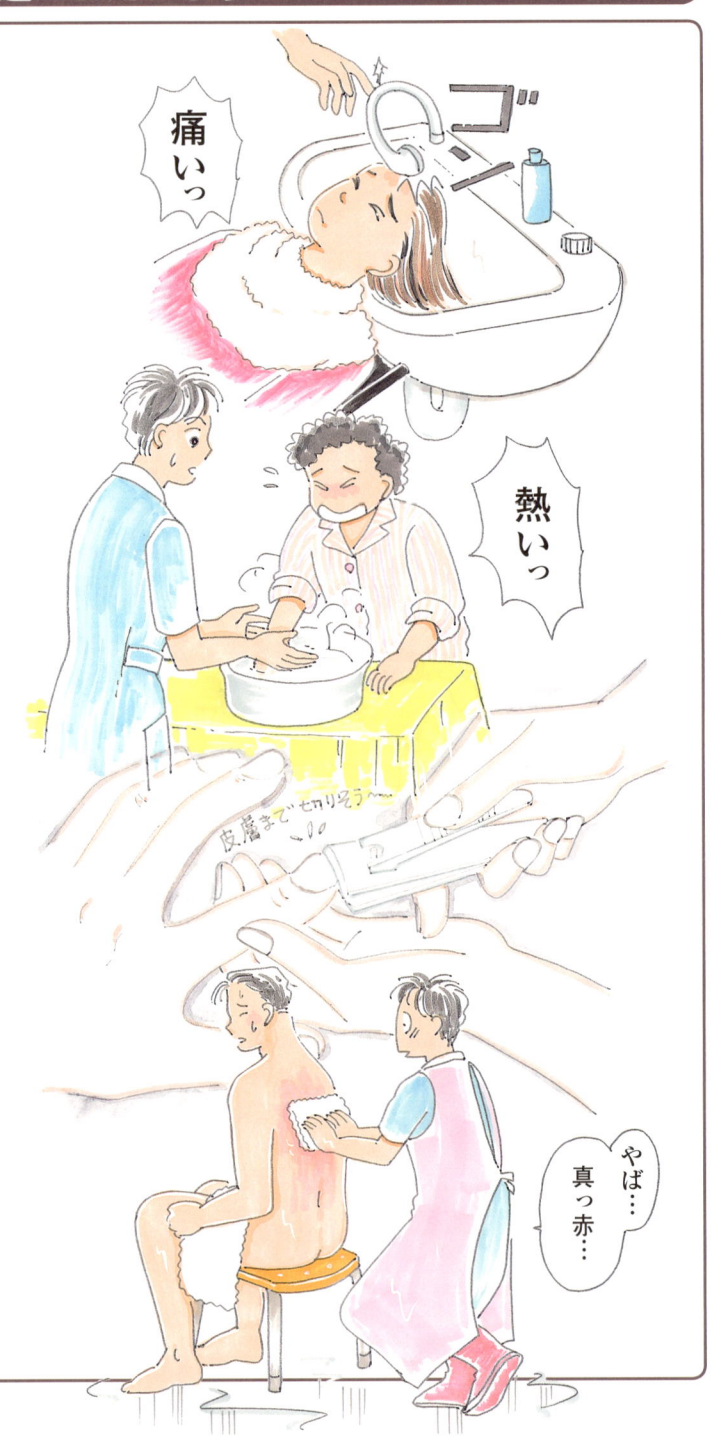

ヒヤリ・ハット発生頻度❗❗❗❗

よくある事例：熱くて，これじゃヤケドしそう

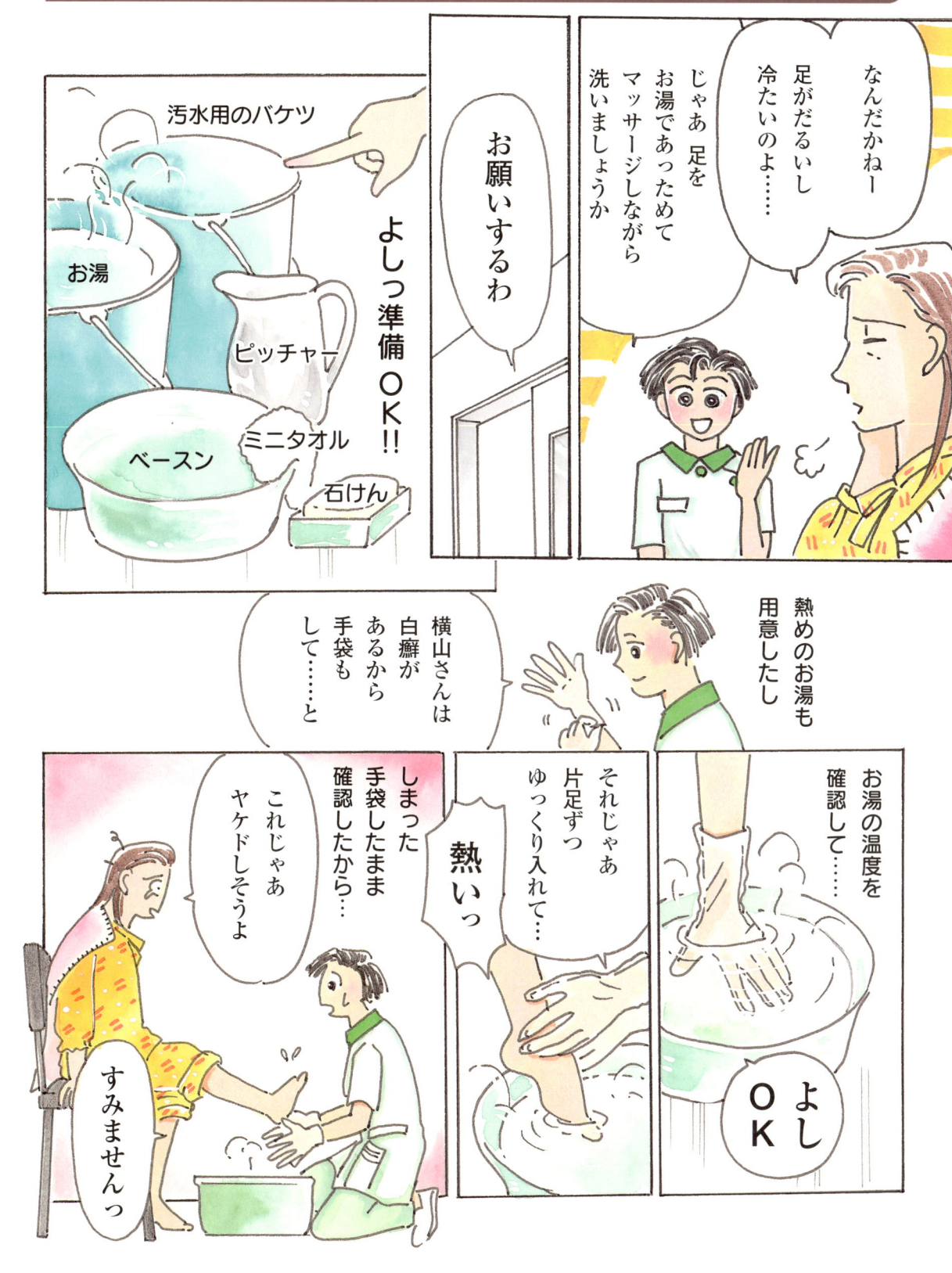

なんだかねー
足がだるいし
冷たいのよ……

じゃあ 足を
お湯であっためて
マッサージしながら
洗いましょうか

お願いするわ

汚水用のバケツ
お湯
ピッチャー
ベースン
ミニタオル
石けん

よしっ準備OK!!

熱めのお湯も
用意したし

お湯の温度を
確認して……

よしOK

それじゃあ
片足ずつ
ゆっくり入れて…

熱いっ

横山さんは
白癬が
あるから
手袋も
して……と

しまった
手袋したまま
確認したから…

これじゃあ
ヤケドしそうよ

すみませんっ

II ヒヤリ・ハット事例に学ぶ看護技術

保清・整容

チェックリスト

☐ にチェックがついた場合は，→次のページへ

患者さんは

- ☐ 姿勢の保持が不安定である（麻痺，筋力低下など）
- ☐ 知覚障害がある（麻痺，糖尿病の神経障害など）
- ☐ むくみがある
- ☐ 出血傾向がある
- ☐ 爪が肥厚している

あなたは

- ☐ 足浴，陰部洗浄などの清潔ケアを行う時の適切な温度がわからない
- ☐ 清潔ケア時の力加減がわからない
- ☐ 自分以外の爪を切ったことがない
- ☐ 具体的な援助方法について指導者と相談していない

患者さんの保清・整容を行う前に，ここをチェック

熱傷を防ぐために

- ☐ 適切なお湯の温度は，38〜42℃
- ☐ 陰部など敏感な部位を洗う際，お湯の温度は38〜39℃
- ☐ お湯の温度は，学生と患者双方で確認

創傷，粘膜損傷を防ぐために

- ☐ むくみなど皮膚状態が弱い時は，力加減に配慮
- ☐ 陰部など敏感な部位は，やさしく洗う
- ☐ 筋力低下や麻痺のある部位は，枕で支えるなどして体位を保持

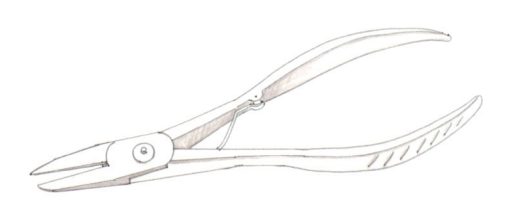

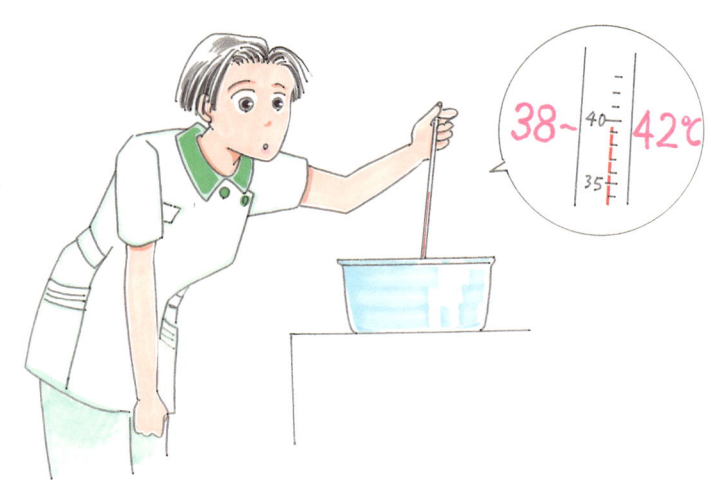

爪切りによる損傷を防ぐために

- ☐ 爪を切りやすくするために，事前に手浴や足浴を行う（特に肥厚した爪を切る時には，手浴や足浴などで爪をやわらかくしてから切るとよい）
- ☐ 普通の爪切りでは難しそうな時には，ネイル用ニッパー（左図）を準備し，いずれも消毒して用いる

ヒヤリ・ハットを防ぐために

お湯の温度確認を忘れない

- **事前確認**：温度計を使うか，上腕内側でお湯の温度を確認します（38～42℃）。
- **患者さんにも確認してもらう**：少量のお湯を使い，麻痺など知覚低下がない部分で温度を確認してもらいます。
- **調節用の湯と水の準備**：ピッチャーに湯と水を用意し，足し湯や差し水ができるようにします。

患者さんの心地よい「加減」を見つける

拭き方の強弱，手を動かす距離（ストローク），タオルの温度や湿度を調整し，患者さんの心地よい「加減」を見つけます。

①身体の部位に合わせて

拭く部位を考慮しながら，力加減を選びます。実施中は，患者さんにたずねて調節したり，拭いた部位が損傷していないかを観察しましょう。
特に陰部は，力を入れてこすると痛みを生じさせたり，粘膜を傷つける恐れがあるので注意しましょう。

②患者さんの状態に合わせた方法で

- **むくみがある**：皮膚が傷つきやすいので，力を入れすぎないように注意します。
- **化学療法後の骨髄抑制時（出血傾向，貧血傾向，易感染）**：強すぎる力は，内出血などを引き起こす可能性があります。損傷した皮膚から感染するリスクも高いので，気をつけましょう。貧血傾向がある人はふらつきなどが起き，姿勢が保持できずに転倒し，重篤な状況（出血）を引き起こす恐れがあるので注意が必要です。
- **知覚障害がある**：知覚障害がある部位は，まず始めに，ほかの部位よりも弱い力で拭いてみます。麻痺側などに赤みや損傷がないかを確認し，力加減を検討しましょう。

麻痺や筋力低下がある人の姿勢を保持する

麻痺や筋力低下があると，保清・整容時に転倒や打撲による創傷を起こす恐れがあります。受け持ち患者さんの麻痺や筋力低下の部位を保持できるような工夫（枕による固定や，安全ベルトの使用など）をしていきましょう。〔 ⇨ p.38 参照 〕

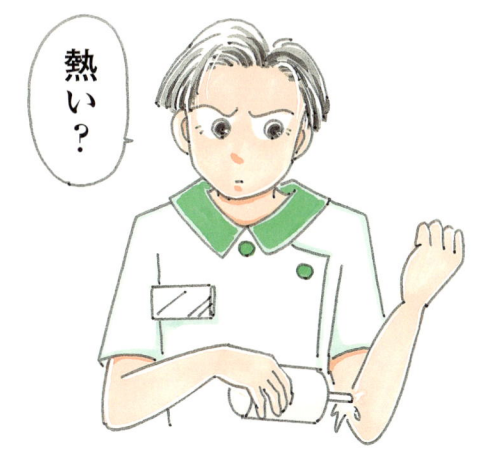

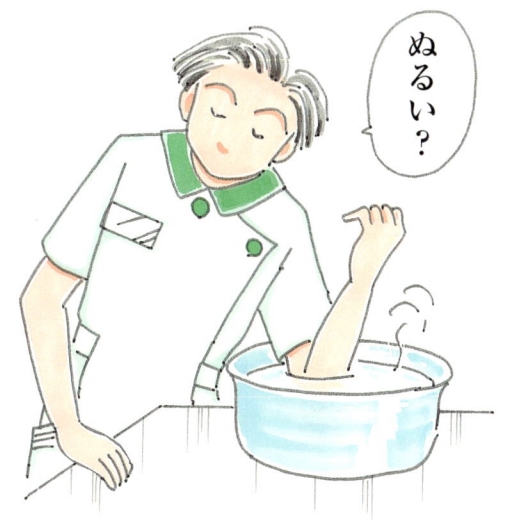

羞恥心に配慮すること，あわてないこと

患者さんの羞恥心に配慮することは大切です。バスタオルなどで保護して不用意な露出を避けましょう。
一方で「恥ずかしいだろうから，早くやらなくては」とあせって，お湯の温度を確認し忘れるというヒヤリ・ハットが起きています。羞恥心への配慮と同じくらい，安全への配慮は大切。あわてずに1つひとつ確認していきましょう。

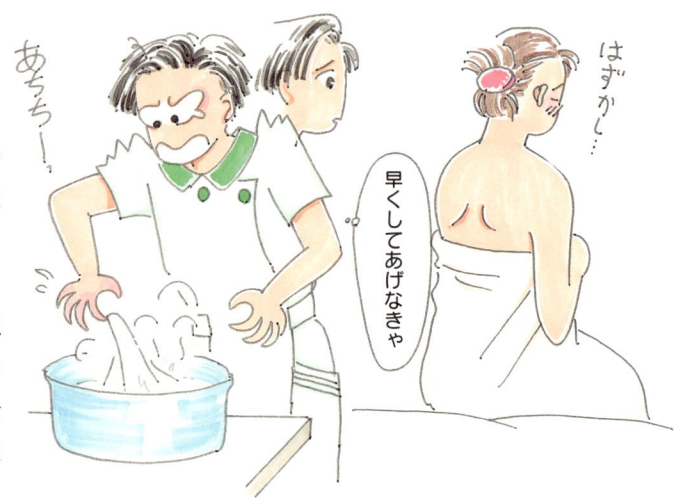

受け持ち患者さんの特性に合わせた方法をイメージして事前練習しておくと，手際よくケアができます。結果として，患者さんが羞恥心を感じる時間も少なくなります。

自分の爪を切ることと患者さんの爪を切ることは異なる

高齢者などは，爪が肥厚していることがあります。患者さんの爪の状態と必要物品について，事前の確認が必要です。肥厚した爪には，ネイル用ニッパーを使うとよいでしょう。
患者さんと向かい合って爪を切ると深爪しやすくなります。同じ向きに座って切りましょう。

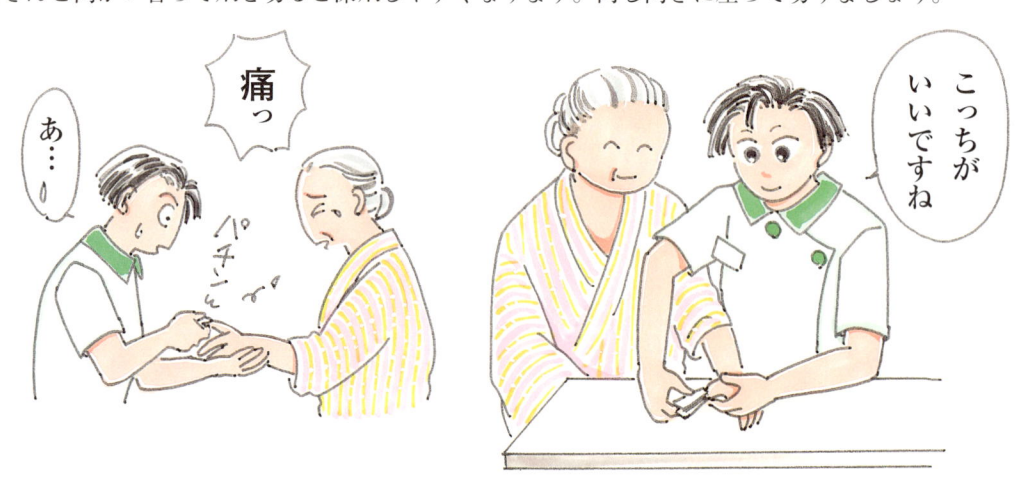

爪切りやブラシは，個人専用とする

爪白癬や頭部白癬などの感染症は，爪切りやブラシなどを介して感染します。原則として整容物品は個人専用のものを使用します。同じものを複数の人で使用する場合には，使用後に必ずアルコール消毒をします。

援助前には，具体的な方法や役割分担を指導者と確認する

指導者との間で，患者さんの特性に合わせた援助方法を確認します。指導者が手助けしてくれる場合にはどの部分を助けてもらうのか，役割分担を具体的に話し合い，行き違いが生じないようにしましょう。

保清・整容時の熱傷・創傷・粘膜損傷

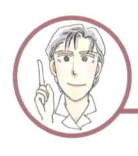

緊急事態，こんな時どうする？ 先輩ナース・指導者はこう考えます！

「爪が切れなくて困っている。切ってちょうだい」と患者さんに頼まれた時

いつも自分の爪を切っているから，「できる」と思うのは危険です。深爪や皮膚損傷などのヒヤリ・ハットを防ぐために，事前準備(学生同士で練習するなど)をしておきましょう。

爪を切ってほしいと言われたら，まずは患者さんの爪の状態を観察しましょう。肥厚や巻き爪，白癬はありませんか？肥厚などで切るのが難しそうな場合，ニッパーを使うこともあります。また，巻き爪などは皮膚科で切ってもらったほうが安全な場合もあります。患者さんの状態を観察した上で，指導者や教員にも相談してみましょう。

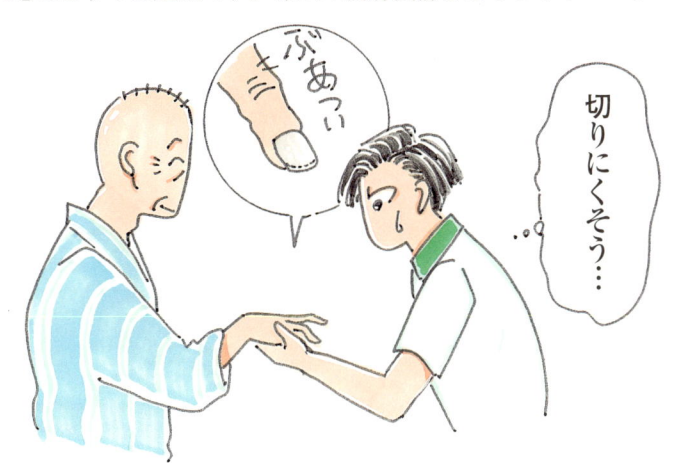

陰部洗浄を「午後の面会者が来る前に，パッパとやって」と言われた時

「パッパとやって」というように，患者さんが急いでいる時には，あわててしまいます。あわてると，お湯の温度の確認などを忘れてしまいがちです。深呼吸をしてチェックポイントをもう一度確認しておきましょう。

受け持ち患者さんへの陰部洗浄は何回目ですか？ 1人でできそうですか？ 注意点は押さえられていますか？

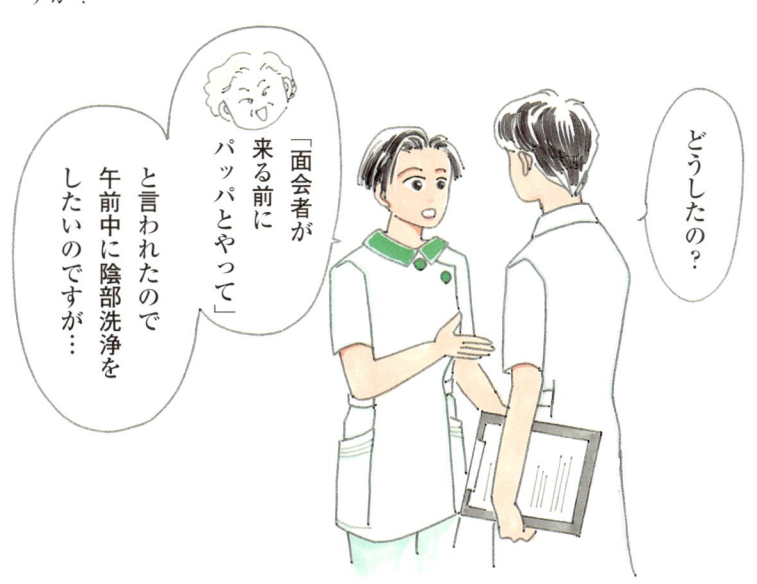

- もしも不安なところがあれば，①患者さんには時間調整をしてくることを伝え，②面会者が来る前に指導に入ってもらえる指導者・教員と時間調整をする，というような段取りができます。
- 何回か実施していて，指導者からも1人で実施してよいと許可が得られたら，①お湯の温度の確認などいくつかのポイントを整理し，②それを指導者にチェックしてもらってから，落ち着いて実施していきましょう。

II ヒヤリ・ハット事例に学ぶ看護技術

保清・整容

課題　やってみよう

さくらは，乳がんで化学療法を受けた坂本さんを受け持っています。坂本さんは骨髄抑制傾向が出現する時期ですが，血液検査は明日行う予定です。今のところ自覚症状はなく，「久しぶりに洗髪したい」と坂本さんは言いました。さくらは事前に洗髪の注意点をまとめ，学内で洗髪の実技練習を行い，教員と指導者から1人で実施する許可をもらいました。

洗髪コーナーに移動し，さくらがシャンプーをつけようすると「爪を立てて洗って」と坂本さんが言います。「えっ？　でも……（爪を立てず指の腹で洗うのが基本。でも坂本さんの好みも考慮しないと）」と迷っていると，「いつもそうしているから大丈夫。思いっきりやって」と坂本さんが言います。さくらはどうすればよいでしょうか。

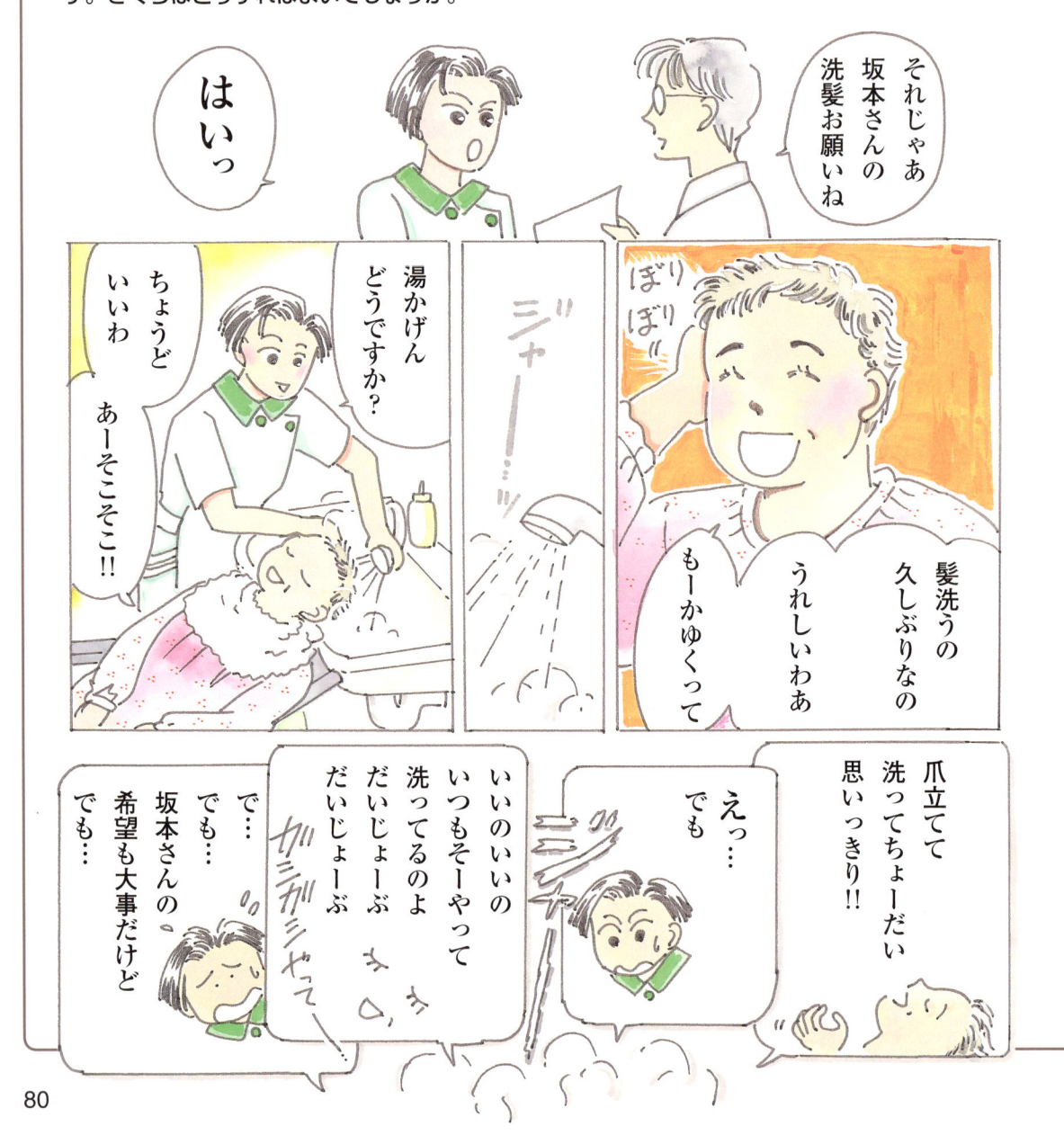

保清・整容時の熱傷・創傷・粘膜損傷

課題への対応 1

患者さんの好みへの配慮は大切。いつも爪を立てているのだから，爪を立ててみる。

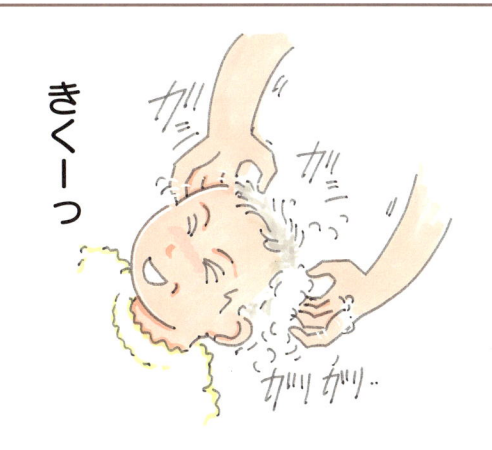

このような対応は危険です。骨髄抑制時には，出血傾向や感染傾向のリスクがあり，爪を立てて傷をつけると出血や感染のリスクも高まります。

課題への対応 2

「力強いのが好みなのですね。ただ，爪を立てると傷つく恐れがありますので，指の腹の部分でマッサージしていきますね。どうですか？」と力加減を聞きながら，ケアを行う。

患者さん自身は，爪を立てることのリスクを十分に理解していないかもしれません。患者さんがわかるように説明していきましょう。洗髪終了後でもよいので，骨髄抑制時の皮膚の清潔と保護について，指導者と相談しながら説明し，患者さん自身が注意できるように促すとよいでしょう。

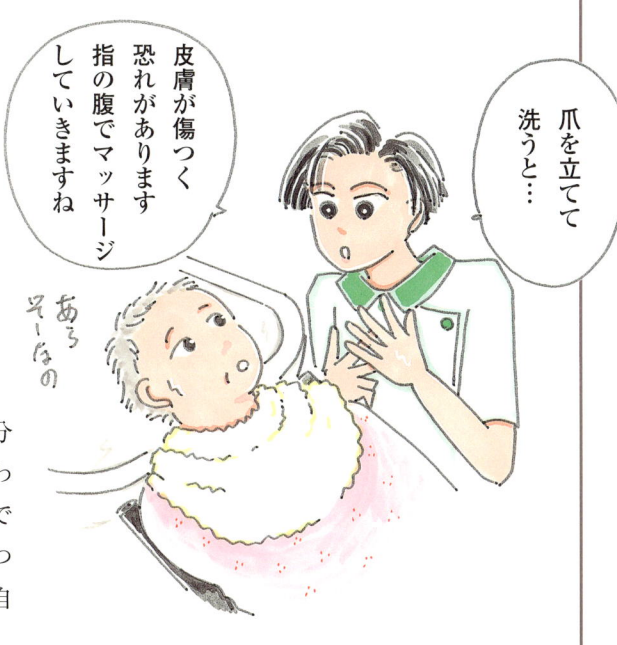

もしも，爪を立てて洗髪したことで患者さんの皮膚が損傷したら……

- 出血の程度，出血部位を観察します。止血を確認します。
- 病室に戻って，指導者に報告し，一緒に観察をしてもらいます。
- 検査データによっては，止血しにくかったり，創感染を起こしやすくなっています。経時的に傷の経過を追う必要があります。
- 患者さんには心からお詫びの気持ちを伝えましょう。

II ヒヤリ・ハット事例に学ぶ看護技術

保清・整容

医療機器を装着した人の保清時のトラブル

医療機器を装着した人の保清時のトラブルは，6.2%の学生が実習中に体験しています。そのほとんどがチューブトラブルです。

こんなヒヤリ・ハットが起こっています

医療機器の作動状況や流量の確認不足
- 清拭中，気付いたら胸腔ドレーンの電源がoffになっていた。
- 入浴時には酸素流量の増加が必要な患者さんを，安静時と同じ流量で入浴させた。

チューブが抜けそうになった
- 点滴をしている患者さんの清拭中に，点滴チューブが抜けそうになった。
- 洗髪時にIVHラインに手が引っかかり，抜けそうになった。

チューブが下敷きになった
- 臥床状態の患者さんの清拭と更衣後に，点滴チューブが身体の下敷きになっていた。
- 更衣後，臥床してもらったら酸素チューブが身体の下敷きになった。

清潔ケアに夢中になり，状態悪化に気付かない
- 酸素投与をしている患者さんの足浴に夢中になっていたら，終了後，患者さんは顔色が悪くなり，ぐったりしていた。

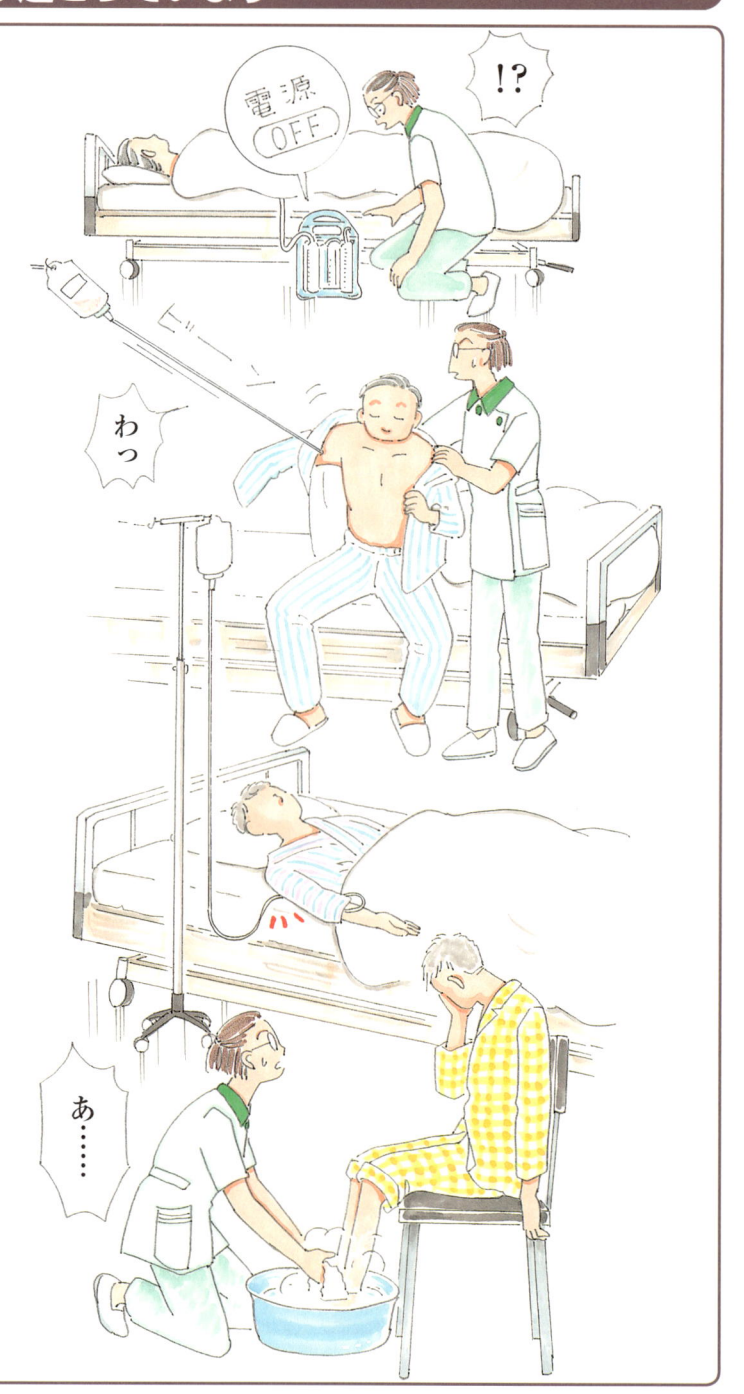

ヒヤリ・ハット発生頻度❗❗❗❗❗

よくある事例：点滴チューブが抜けそう！

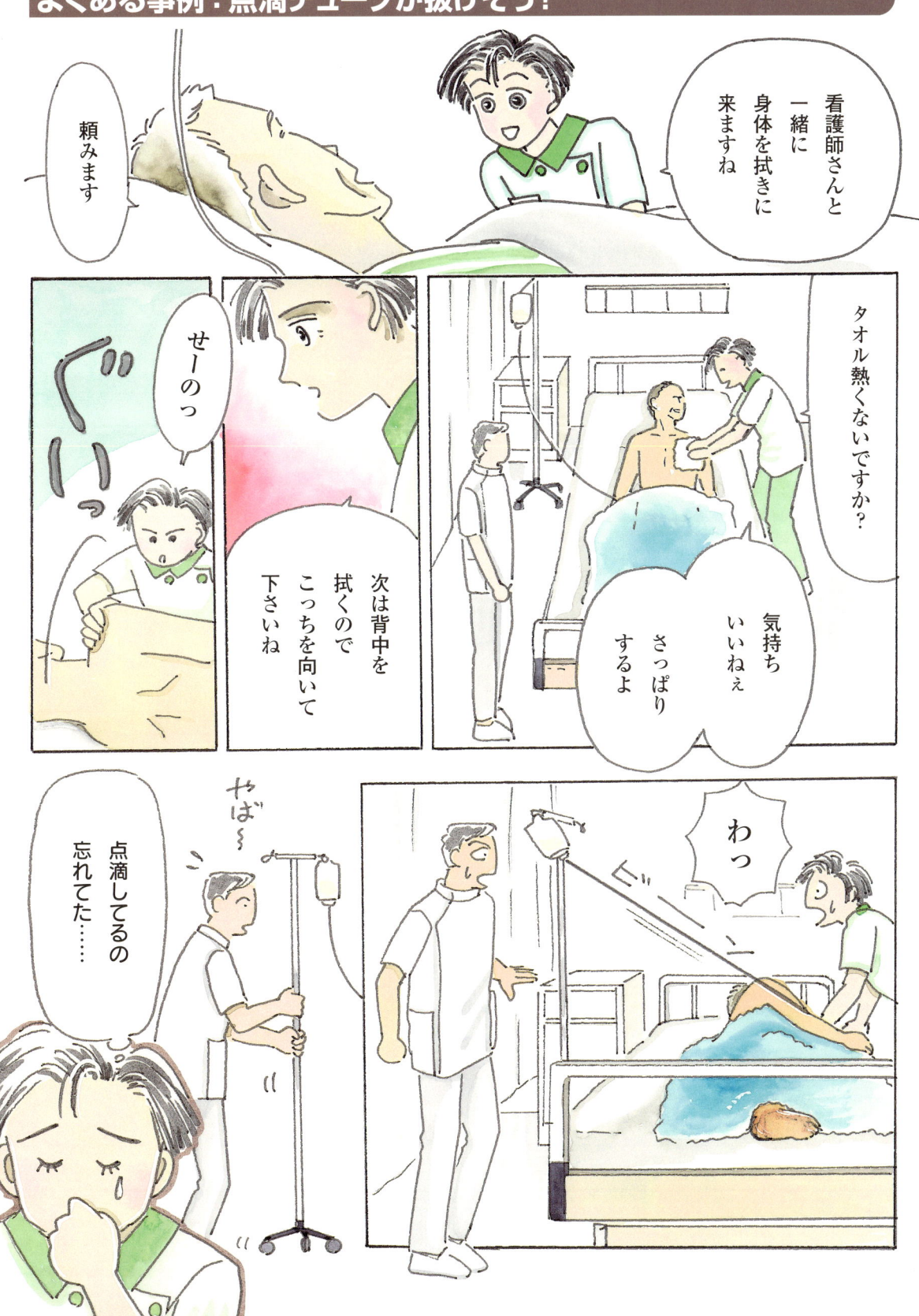

看護師さんと一緒に身体を拭きに来ますね

頼みます

タオル熱くないですか？

気持ちいいねぇ
さっぱりするよ

次は背中を拭くのでこっちを向いて下さいね

せーのっ

ぐいっ

わっ
ビーン

やば〜

点滴してるの忘れてた……

II ヒヤリ・ハット事例に学ぶ看護技術
保清・整容

チェックリスト

☐ にチェックがついた場合は，→次のページへ

患者さんは

- ☐ 点滴をしている
- ☐ 膀胱留置カテーテルを挿入中である
- ☐ 酸素投与中である
- ☐ ドレーン・チューブ類を挿入中である

あなたは

- ☐ チューブ類を挿入した患者さんの清潔ケアをしたことがない
- ☐ 患者さんが使用している医療機器の使用方法がわからない
- ☐ チューブ類を挿入している患者さんの清潔ケア時の留意点がわからない
- ☐ 具体的な援助方法について指導者と相談していない

知っておきたい！ベーシック・ポイント

点滴をしている人の着替えを手伝う時には，「脱健着患」を応用し，点滴をしていない側から脱ぎ，点滴をしている側から着ます。

■寝衣を脱ぐ時
①点滴をしていないほうの上肢から衣類を脱ぐ
②点滴のクレンメを閉じて，点滴の滴下を止める
③点滴をしている側の腕から衣類を取り除く。その後，点滴ボトルを持ち，脱いだ衣類の袖をくぐらせる
④このまま清拭など清潔ケアを行う場合は，点滴のクレンメを開放して，滴下数を合わせる

■寝衣を着る時
①点滴のクレンメを閉じて，点滴の滴下を止める
②点滴をしている側の袖の内側から点滴ボトルをくぐらせ，その後，腕を通す
③点滴のクレンメを開放して，滴下数を合わせる
④点滴をしていないほうの袖に腕を通す

●寝衣を脱ぐ時の手順

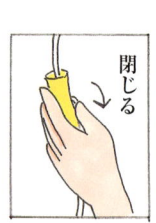

点滴をしていない側を脱ぐ

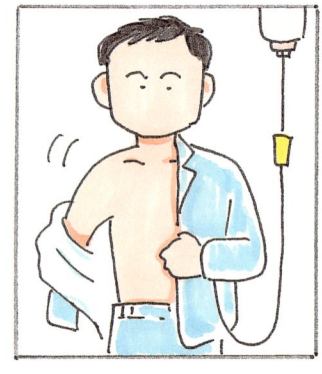

↓

点滴をしている側を脱ぐ　閉じる

←　開ける

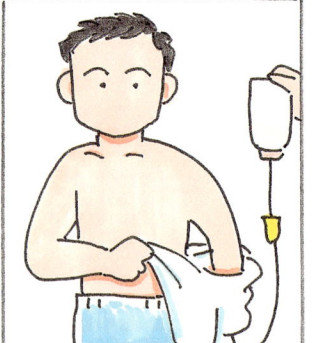

清潔ケアを行う

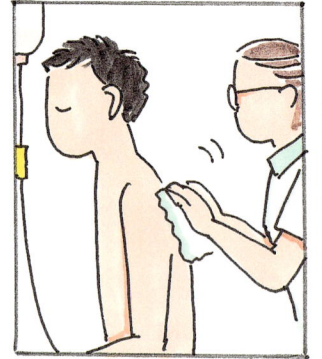

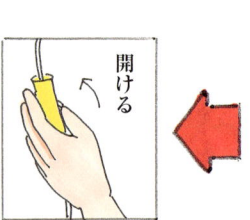

医療機器を装着した人の保清時のトラブル

ヒヤリ・ハットを防ぐために

清潔ケア実施前後に，装着している医療機器を確認する

- 患者さんがどのような医療機器を装着しているかを，事前に確認しましょう。
- 清潔ケアの時に医療機器をどのように取り扱えばよいかイメージし，具体的な方法や役割分担を指導者と確認しましょう。〔⇨ p.78 参照〕
- 患者さんのところに行った時とケア実施後は，医療機器が正常に作動していることを確かめましょう。チューブ類は，刺入部から機器に至るまで，ねじれやゆるみ，屈曲などがないことを確認します。

清潔ケア実施前に，装着している医療機器に応じた準備を行う

点滴をしている患者さんの場合

- **速度**：滴下合わせを行うために，1分あたりの滴下数を計算しておきましょう。

$$計算式：1分間の滴下数 ≒ \frac{1mLの滴下数 × 指示総量(mL)}{指示時間(時間) × 60(分)}$$

※ 1mLの滴下数は，点滴ルートによって異なります。
1mL ≒ 20滴 や 1mL ≒ 60滴 のものなどがあります。
点滴ルートの包装袋に記入されていることが多いので，確認しましょう！

$$\frac{20滴 × 200mL}{2(時間) × 60(分)} ≒ 33滴/分$$

話しかけられたらわからなくなっちゃう〜

- **刺入部位**：刺入部位によって更衣の手順など，清潔ケアの具体的な手順を考えましょう。
- **持続時間**：点滴が終わった時，あるいは，始まる前に清潔ケアを行うと，患者さんへの負担を少なくできます。
- **点滴刺入部の保護**：入浴時は，刺入部をフィルムドレッシング剤で保護するなどの方法がとられます。患者さんに合った方法を確認しておきましょう。

酸素投与を受けている患者さんの場合

- **酸素流量**：指示を確認します。労作時の酸素流量の指示が安静時と異なることがあります。入浴は「労作時」の指示となります。
- **酸素投与の中断**：病状が落ち着いている場合，洗髪時など一時的に酸素カニューレを外してもよい人もいますが，病態によっては酸素投与が必要な人もいます。確認をしておきましょう。
- **酸素流量の確保**：清潔ケアを病室外で実施することもあります。ケアの実施場所(浴室など)に中央配管式酸素供給システムがあるかを確認します。ない場所では，酸素ボンベを使います。途中で酸素がなくならないように，酸素ボンベの酸素残量が十分にあることを確認します。

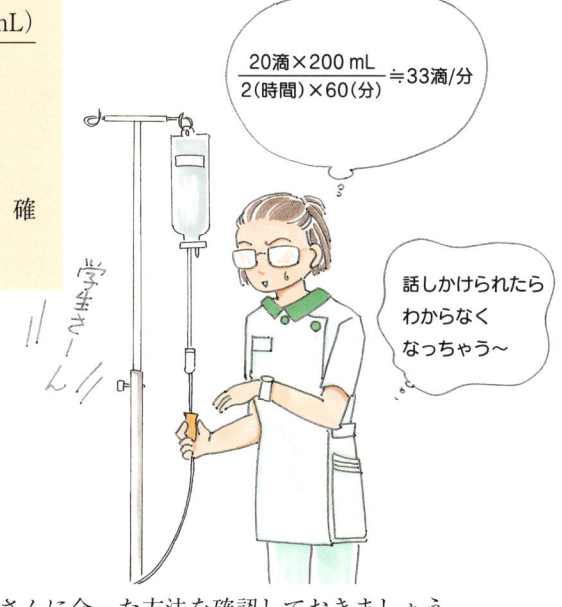

II ヒヤリ・ハット事例に学ぶ看護技術

保清・整容

膀胱留置カテーテルを挿入している患者さんの場合

- **固定の位置**：男性の場合は下腹部で，女性の場合は大腿内側に固定します。
- **入浴時**：尿バックを外し，キャップなどを用いてカテーテルを一時的にクランプすることもあります。

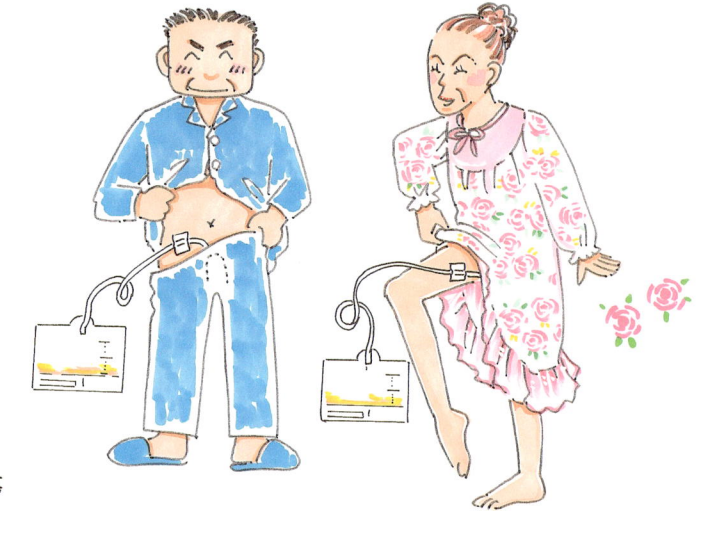

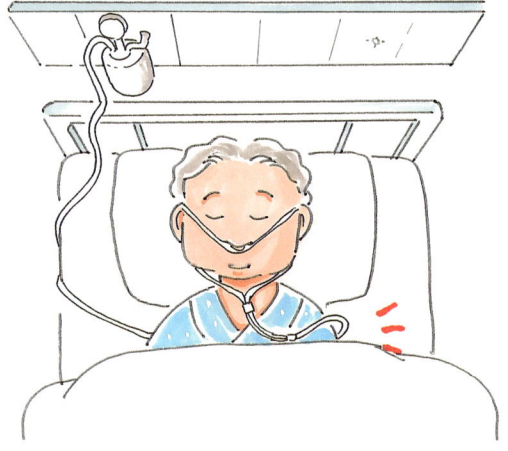

チューブ類の長さや位置を確認する

清拭などに夢中になって，点滴チューブが抜けそうになったり，酸素チューブや膀胱留置カテーテルなどが身体の下敷きになるトラブルが起きています。医療機器のチューブ類の長さを考慮し，身体を動かす時に引っ張られないように注意しましょう。また，チューブ類が身体の下敷きにならないように確認しましょう。〔⇨ p.53, 101 参照〕

状態の変化に注意する

酸素投与や点滴治療を受けている患者さんで，血圧や脈拍，呼吸の変動が大きい人は，清潔ケアによって状態が悪化することもあります。
バイタルサインを測定して，清潔ケアが実施できるかを事前に確認しましょう。
実施時は，清潔ケアだけに着目するのではなく，声をかけて反応を確かめたり，顔色などから状態変化をとらえましょう。酸素投与中で状態の変化が予想される場合には，サチュレーション・モニターを装着し，状態をとらえながらケアを実施します。

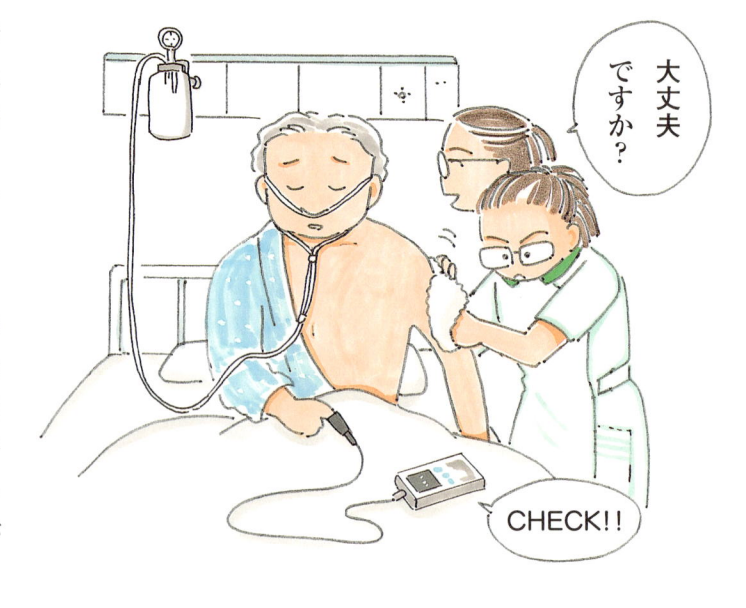

大丈夫ですか？

CHECK!!

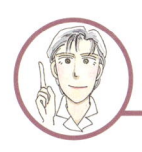

医療機器を装着した人の保清時のトラブル

緊急事態，こんな時どうする？ 先輩ナース・指導者はこう考えます！

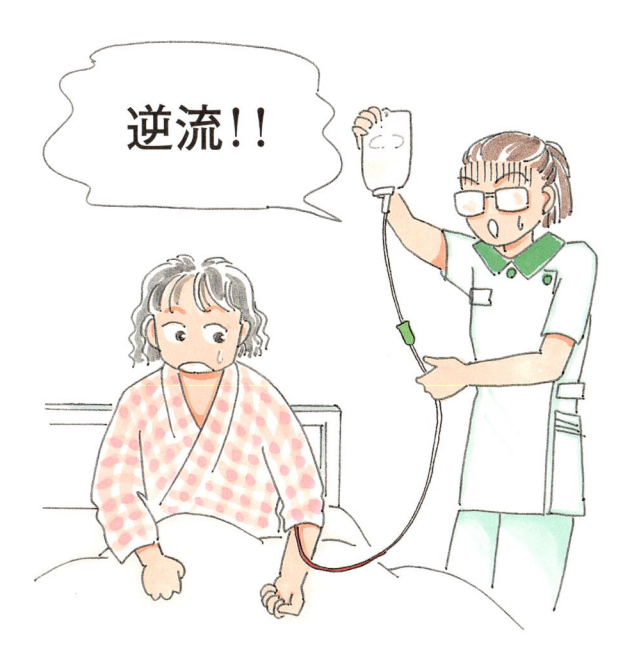

着替えの際に，点滴の刺入部から血液が逆流してしまった時

点滴中に清拭や着替えをすると，点滴ボトルの位置が刺入部よりも下になり，点滴の刺入部からルートにかけて血液が逆流することがあります。

- 少量の逆流の時：点滴ボトルの位置を刺入部よりも高くして点滴を滴下すると，血液の逆流はなくなります。
- 逆流が多すぎる時や，クレンメを開放しても滴下が認められない時：点滴ルートが閉塞している恐れがあるので，速やかに看護師に報告します。

【点滴の逆流を避けるために】
- 脱衣時：袖に点滴を通す前に点滴のクレンメを止め，点滴を一時止める
- 着衣時：袖を通し終わったら点滴のクレンメを開放し，点滴を再開する
- 持続点滴でない場合には，点滴開始前や終了後にケアを行うと，リスクを避けることができる

洗髪をする際，「これ（酸素カニューレ）とるよ」と言われた時

洗髪時に，「じゃまだから」「濡れるから」といって，患者さん自身が酸素カニューレを外してしまうことは少なくありません。しかし，洗髪や入浴時は酸素消費量が多くなり，酸素不足になるリスクがあります。

「患者さんが言っているのだから，カニューレを外そう」と考えるのは危険です。指導者に確認してくることを告げて，患者さんに少し待ってもらいましょう。酸素カニューレを外して洗髪してよい場合には，呼吸状態に注意し，適宜，サチュレーション・モニターで酸素飽和度を確認しながら洗髪を行います。次回からは事前に，洗髪時の酸素投与をどうするのか確認しておきましょう。

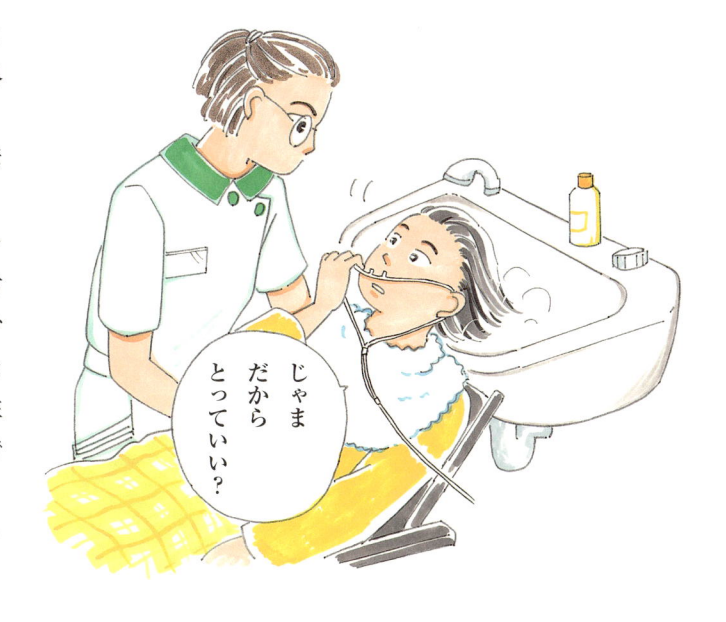

II ヒヤリ・ハット事例に学ぶ看護技術
保清・整容

課題　やってみよう

ひかるは，酸素カニューレを用いて酸素療法を行っている山岸さんを受け持っています。山岸さんは安静時も労作時も，酸素流量は 2L という指示が出ています。ひかるは，山岸さんの足浴を行うことになりました。
どんなことに気をつけて，どんな工夫をして足浴を実施しますか？

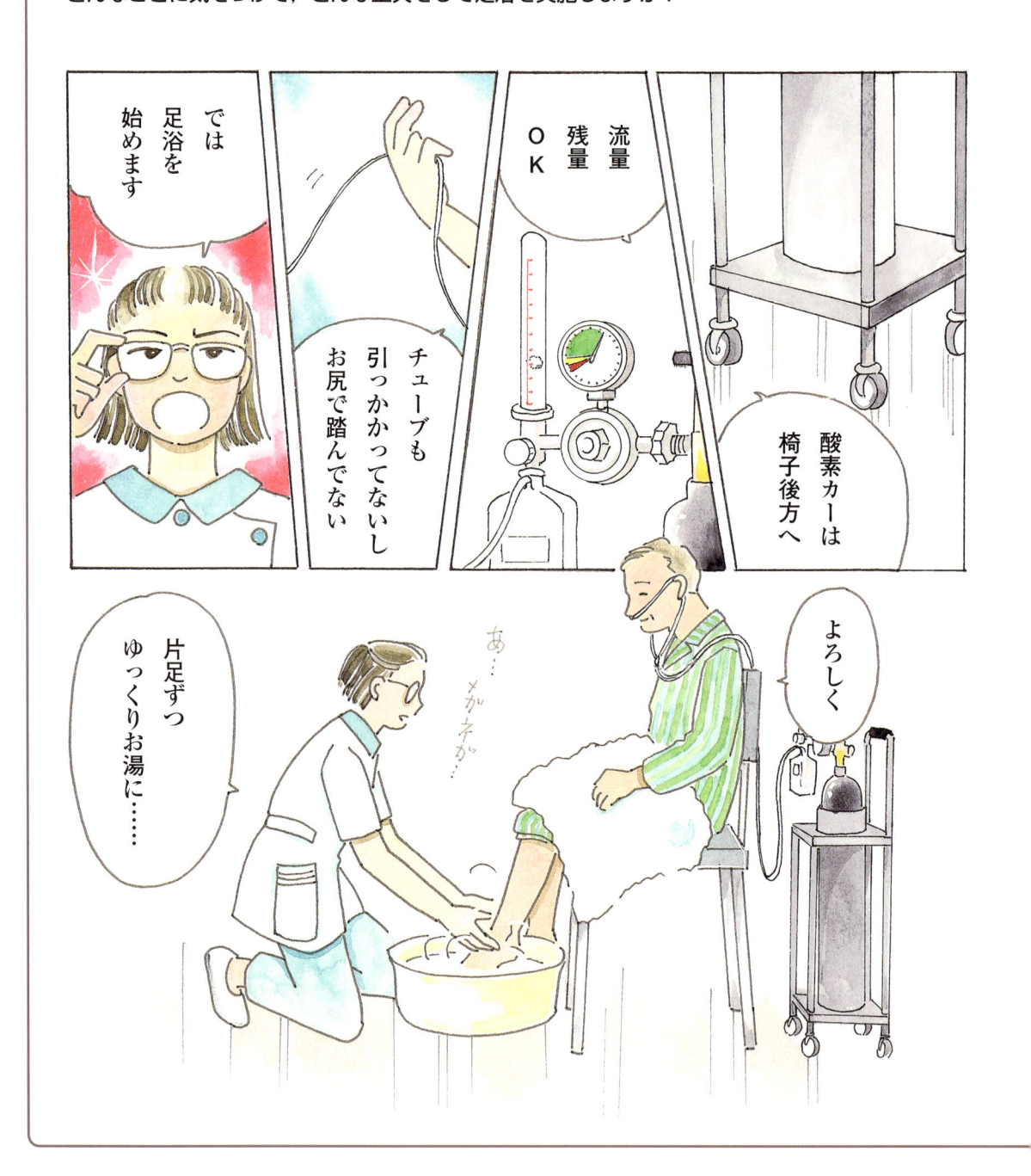

医療機器を装着した人の保清時のトラブル

課題への対応 ①

足をきれいにするために，足元に集中してケアを行う。

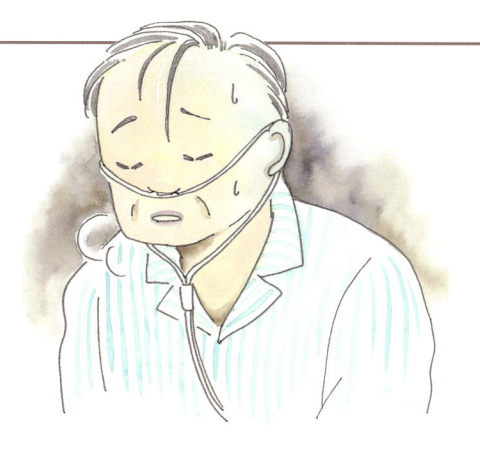

患者さんの状態が変化するリスクを考えると，足元だけに集中することは危険です。
実際に「足浴で負荷がかかり，患者さんの口唇にチアノーゼが出てぐったりしていた」，「酸素チューブが身体の下敷きになり，酸素が投与されていなかった」というヒヤリ・ハットが起きています。

⚠ もしも足浴に夢中になり，患者さんの状態が悪化していたら……

- 酸素の残量，流量設定，チューブトラブルの有無を確認します。
- 楽な姿勢をとってもらい，バイタルサインを測定し，指導者に報告します。酸素飽和度や血圧の低下などがみられた場合には，患者さんのそばを離れずにナースコールで助けを呼びましょう。

課題への対応 ②

酸素投与状況や，患者さんの状況を把握しながら，足浴を行う。

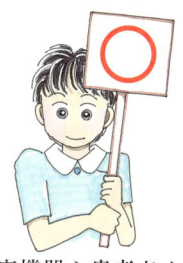

医療機器や患者さんの状況にも注意を払いながらケアを行う必要があります。

実施前：①患者さんの状態の確認（バイタルサイン，表情など）
　　　　②酸素投与状況の確認（酸素の残量・流量，チューブトラブルの有無）
実施中：①時々，患者さんの顔を見上げて，声をかけて，状態を確認
　　　　②サチュレーション・モニターを付けてもらい，酸素飽和度を適宜チェック

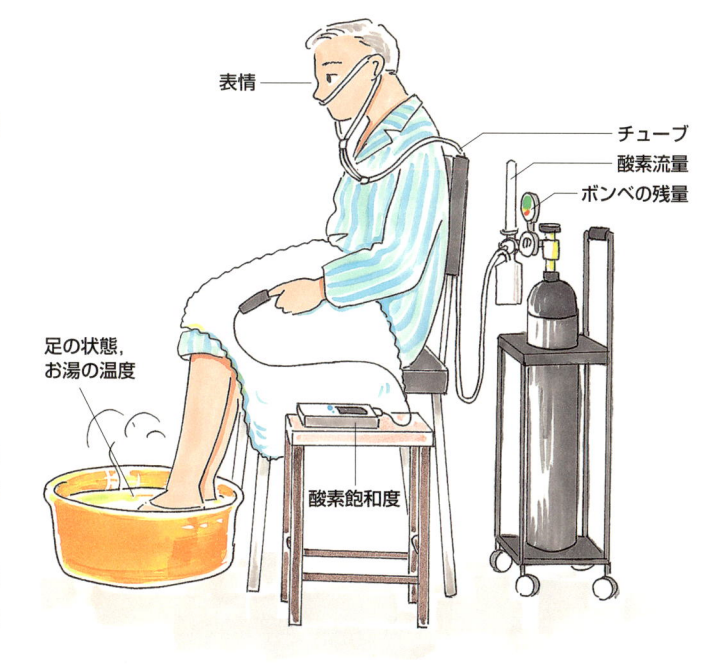

II ヒヤリ・ハット事例に学ぶ看護技術
食事・水分摂取

食事・水分摂取の援助時のトラブル

食事・水分摂取の援助時のトラブルは，30.0％の学生が実習中に体験しています。そのうち，誤嚥に関するヒヤリ・ハットが23.9％を占めています。

こんなヒヤリ・ハットが起こっています

食事時の転倒
- 食事介助時に患者さんがベッド上で端座位の保持ができずに，後ろに転倒し頭部を打撲した。

むせこみや誤嚥
- むせの強い患者さんの食事介助中に，患者さんがむせこんだ。
- 食事介助時，足の具合を聞きながら食べさせたら患者さんがむせた。

経鼻栄養チューブの抜去
- 移動・体位変換時などに経鼻栄養チューブを引っかけて，抜けてしまった。
- 認知症があり，経鼻栄養チューブを挿入している患者さんの清拭時，患者さんがチューブを自分で抜いてしまった。

配膳の誤り
- 似たような名前の患者さんに間違って配膳した。
- 同じ姓の患者さんに間違って配膳した。

飲食禁止の患者さんへの配膳
- 同じ病室で担当以外の患者さんに「お茶を飲みたい」と言われ，看護師に確認をしないまま飲ませたところ，飲水禁止だった。
- 検査や手術などで飲食禁止の患者さんに配膳してしまった。
- 患者さんに水を飲んでもよいかと聞かれ，飲水禁止なのに「いいですよ」と答えてしまった。

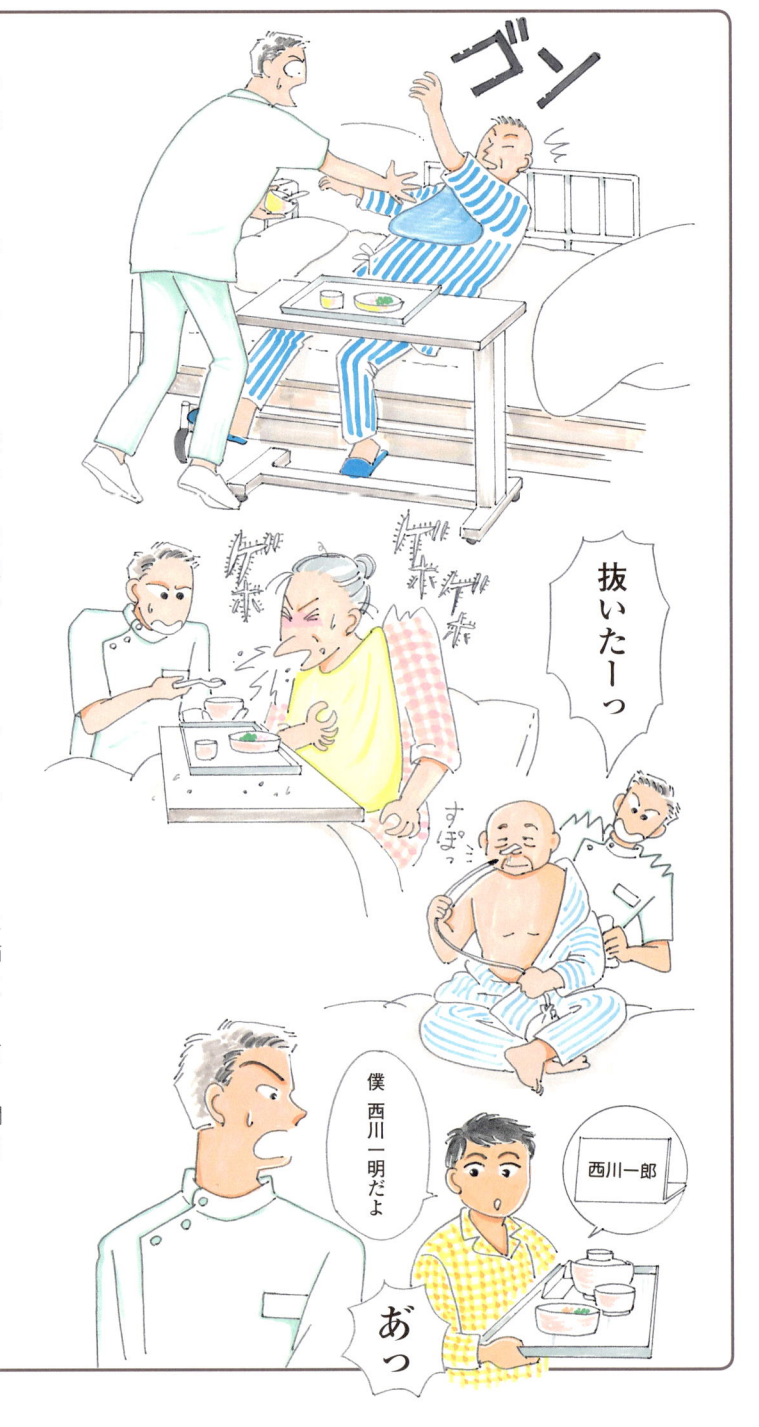

ヒヤリ・ハット発生頻度 !!!!!!

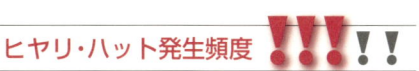

よくある事例：本当にこれ食べてもいいの？

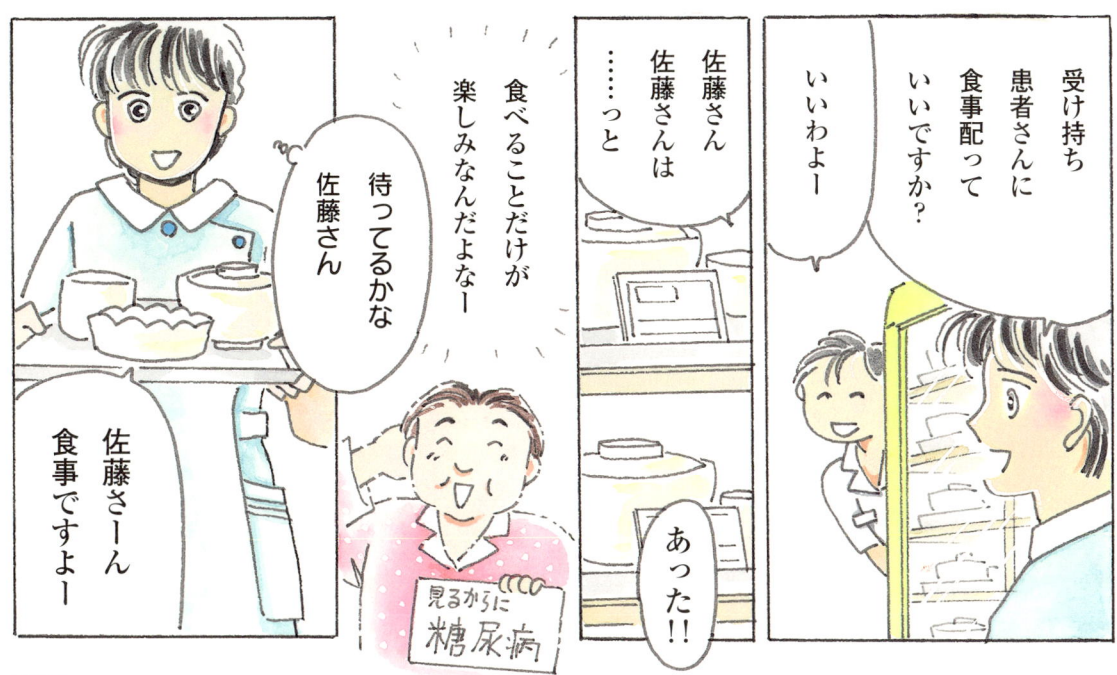

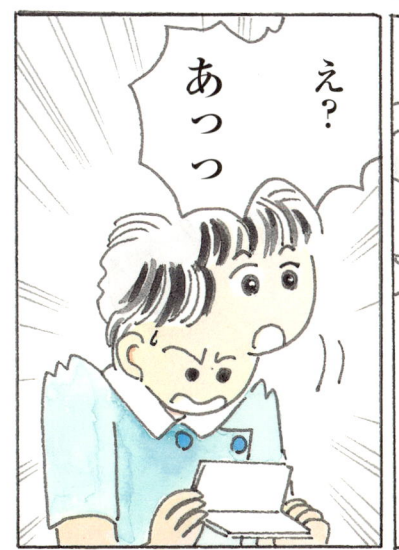

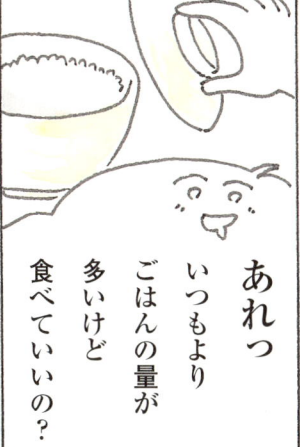

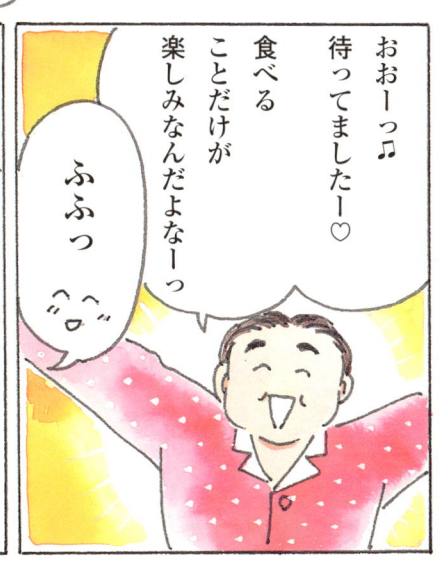

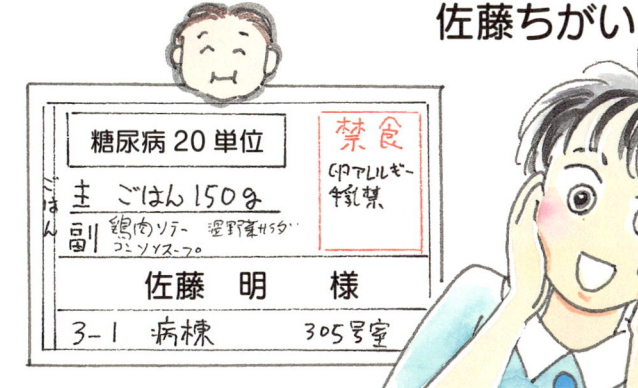

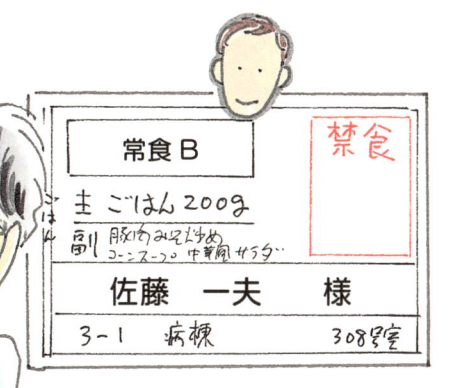

受け持ち患者さんに食事配っていいですか？

いいわよー

佐藤さん 佐藤さんは……っと

あった！！

食べることだけが楽しみなんだよなー
待ってるかな 佐藤さん

見るからに糖尿病

佐藤さーん 食事ですよー

おおーっ 待ってましたー♪
食べることだけが楽しみなんだよなーっ
ふふっ

あれっ いつもよりごはんの量が多いけど食べていいの？

え？ あっっ

佐藤ちがい

糖尿病20単位	禁食 卵アレルギー 鶏禁。
主 ごはん150g	
副 鶏肉ソテー 温野菜サラダ コンソメスープ	
佐藤 明 様	
3-1 病棟　305号室	

常食B	禁食
主 ごはん200g	
副 豚肉みそ炒め コーンスープ 中華風サラダ	
佐藤 一夫 様	
3-1 病棟　308号室	

II ヒヤリ・ハット事例に学ぶ看護技術

食事・水分摂取

チェックリスト

☐ にチェックがついた場合は，→次のページへ

患者さんは

- ☐ 1人で座っていることが不安定
- ☐ 酸素，点滴などのチューブ類・医療器具を使用している
- ☐ 嚥下や咀嚼が安定していない
- ☐ 判断力・理解力・注意力が低下している

あなたは

〔食事介助，水分補給の援助について〕

- ☐ 食事介助，水分補給の援助を行うのは初めて
- ☐ 食事をするのに安全・安楽な体位を理解していない
- ☐ 必要な物品を理解していない
- ☐ 1口量や介助の速度，嚥下の確認方法など，食事介助の注意点のイメージができていない
- ☐ 食事時間をどのくらいにするのかイメージができていない

〔経管栄養法について〕

- ☐ 経管栄養法を実施するのは初めて
- ☐ 経管栄養時の安全な体位を理解していない
- ☐ 経鼻栄養チューブが胃内に正しく留置されているかの確認方法を理解していない
- ☐ 経鼻栄養チューブと栄養セットの正しい接続方法を理解していない
- ☐ 栄養剤の滴下の速度，注入後の処置などのイメージができていない

知っておきたい！ ベーシック・ポイント

食事・水分摂取の援助を始める前に，誤嚥を防ぐポイントを確認しておきましょう。

- 床に足がついている，深く腰を掛けているなど，座位の姿勢が安定しているか確認。
- 水分はむせやすいので，とろみをつけるなどの工夫を。
- 酢の物など，むせやすい食べ物にも注意。
- 食事中，話しかける時は口の中に食べ物がないタイミングで。
- 患者さんの状態に合わせ，ゆったりした速度で，多すぎない量を口に運ぶ。
- あせらないよう時間に余裕をもって計画する。
- 食物が口の中に残っているうちに，次の食物を口に運ばない。

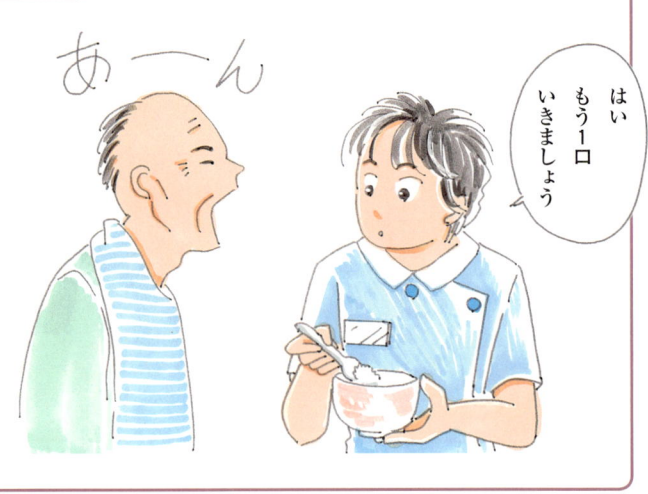

食事・水分摂取の援助時のトラブル

ヒヤリ・ハットを防ぐために

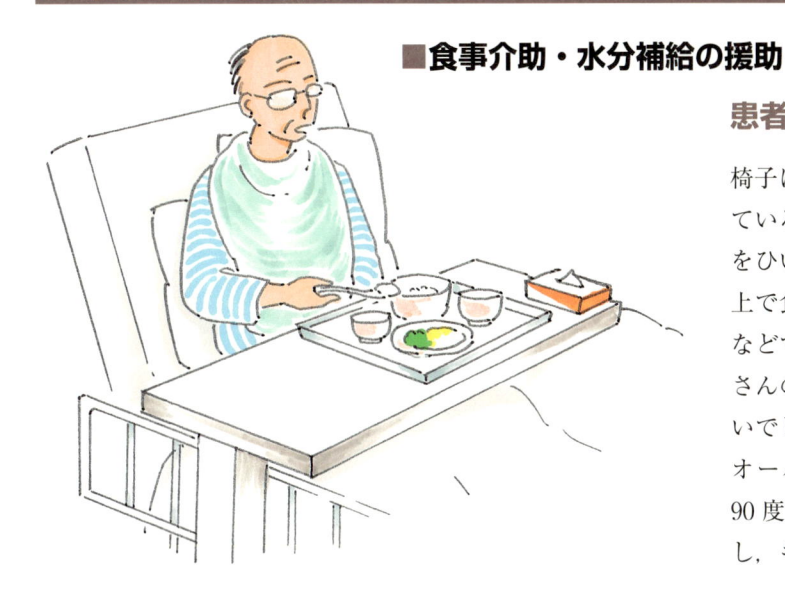

■食事介助・水分補給の援助

患者さんの座位を安定させる

椅子に座れる場合には，足が床についているか，深く腰を掛けているか，顎をひいているか，確認します。ベッド上で食事をする場合には座位にし，枕などで体位を固定します。普段の患者さんの食事の様子を観察しておくとよいでしょう。

オーバーテーブルは上肢の肘関節が90度くらいの屈曲になる高さに調整し，キャスターを固定します。

使用中の医療機器を忘れない

- **チューブ類の長さは十分にとる**：食事介助中に引っ張られないように，点滴スタンドなどは邪魔にならない位置に移動します。
- **チューブ接続部や点滴刺入部を確認**：根元から抜けていないか確認します。

嚥下や咀嚼(そしゃく)状態を確認する

片麻痺がある患者さんは麻痺側から食べこぼしがあったり，食物が口の中に残ったりしやすく，誤嚥をしやすくなります。嚥下が上手にできているか，そのつど口の中を確認します。

口の中に食物があるうちには，次の食物を口に運ばないように援助します。

うなずくようにして嚥下してもらうことで，誤嚥を起こしにくくなります。〔 ⇨ p.68 参照 〕

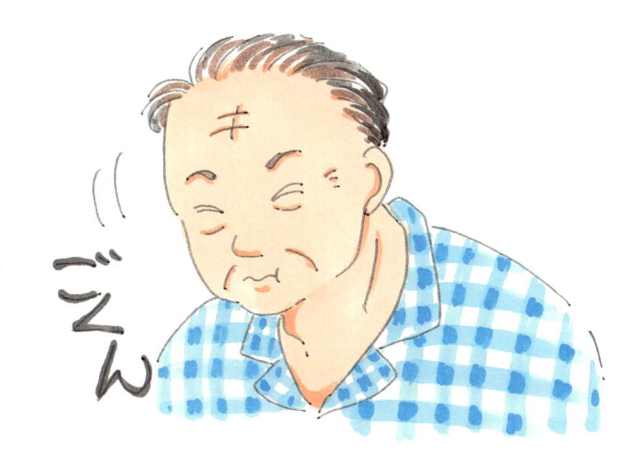

判断力，理解力，注意力を考慮しながら援助する

判断力や理解力が低下していると，食動作が可能でも一度にたくさんの食物を口に入れたり，嚥下しないうちに次の食物を口に運んだりして誤嚥をしやすくなります。食動作そのものが自立していても，食事摂取の時には見守りが必要です。

注意力が散漫だと食事に集中できず誤嚥しやすくなります。食事に集中できる環境づくりを考え，食物が口の中にある時には話しかけないようにします。

食事・水分摂取

1口量は少なめに，介助の速度はゆっくりと，を原則とする

1口量は個人差が大きいので，普段の患者さんの1口量を確認しておきましょう。最初は少量から始めて，患者さんに合った1口量を見つけていきましょう。

食事介助の速度はゆっくりと行い，急がせないようにしましょう。自分自身もあせらないように時間に余裕をもって計画します。食事時間があまり長いと，患者さんが疲れてしまうので注意しましょう。

食物は低い位置から口に運びましょう。高い位置から食物を運んでいくと患者さんが上を向きやすいので，誤嚥しやすい体勢になります。

■経管栄養法

経鼻栄養チューブが胃内に正しく留置されているかを確認する

経鼻栄養チューブが胃内に正しく留置されていないまま栄養剤の注入を行うと，誤嚥を起こし，生命に関わる事故につながります。口腔内でチューブがとぐろを巻いていないか，気泡音は聴取できるか，胃液は吸引できるか，絆創膏は剥がれていないかを必ず確認しましょう。気泡音の聴取や胃液の吸引などは，指導者と何度か一緒に確認したほうが確実です。

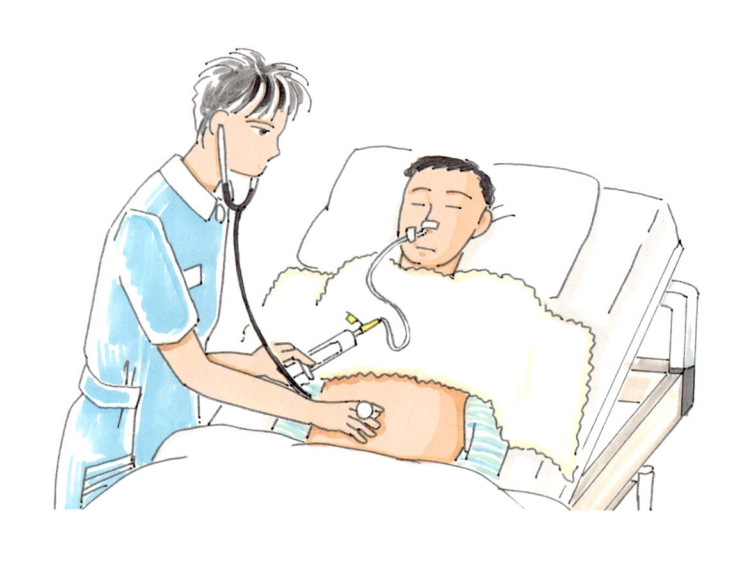

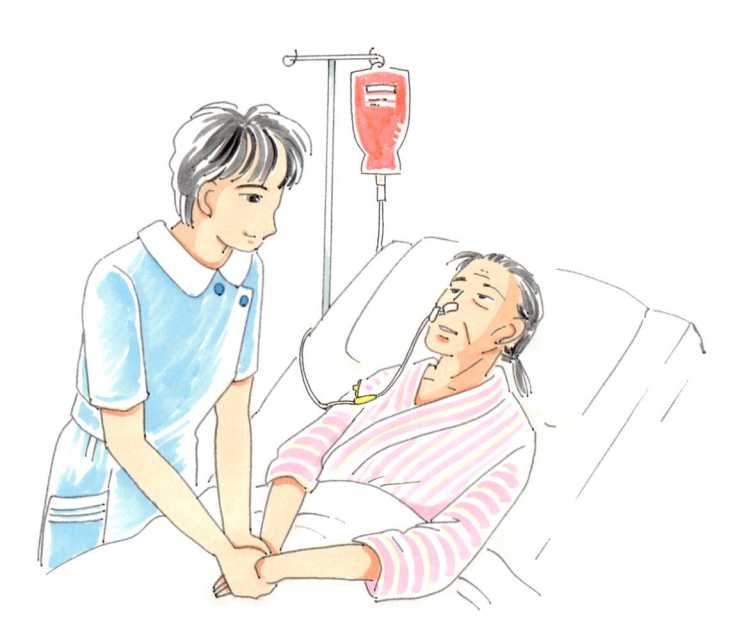

判断力，理解力，注意力を考慮しながら援助する

経管栄養中の患者さんで判断力，理解力が低下している場合，チューブを自己抜去してしまう危険があります。必要に応じて見守りをし，手を握る，ミトンの手袋をはめてもらうなどの工夫をしましょう。

食事・水分摂取の援助時のトラブル

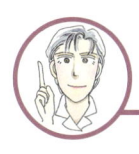

緊急事態，こんな時どうする？ 先輩ナース・指導者はこう考えます！

食事介助をしていて患者さんが激しくむせた時

激しくむせた時に水を飲ませないこと。落ち着いて，スタッフの誰でもいいから助けを求めて下さい。
咳が落ち着くのを待って，呼吸音を確認しましょう。口の中に食物が残っている場合は，ガーゼなどで指を覆い口の中にある食物を掻き出します。咳ができずに呼吸が止まった状況のほうがむしろ危険なので，十分に咳ができるようにしましょう。

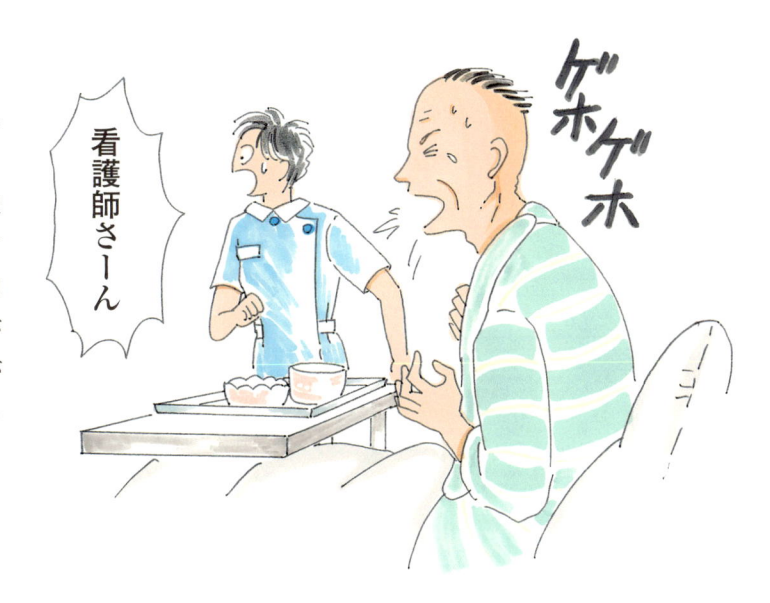

患者さんが経鼻栄養チューブを自分で抜いてしまったところを発見した時

経管栄養中の場合は，まず経管栄養のクレンメを閉め，中止します。すぐにナースコールなどでスタッフを呼び，患者さんの手を握るなどして待ちましょう。
スタッフが来たら，呼吸音を確認し，異常呼吸音などがないかを一緒に確認します。
経管栄養中でない場合には，スタッフに相談して，すぐ再挿入する必要があるかを確認しましょう。

II ヒヤリ・ハット事例に学ぶ看護技術

食事・水分摂取

課題　やってみよう

のぞみは，肺炎で入院中の80歳代の加藤さんを受け持っています。加藤さんは認知症のため，多弁であり，1人では食事を摂ろうとしないので，介助が必要です。また，むせこみやすく，きざみ食の指示が出ています。

のぞみが食事の介助を始めると，加藤さんは家族の話をしてきました。加藤さんは話し続けて食べようとせず，もう12時30分になろうとしていました。13時からはリハビリテーションが入っています。それまでに食事を終えることができるだろうかと，のぞみは心配になりました。

あなたなら，この状況でどのように食事介助を進めていこうと考えますか。

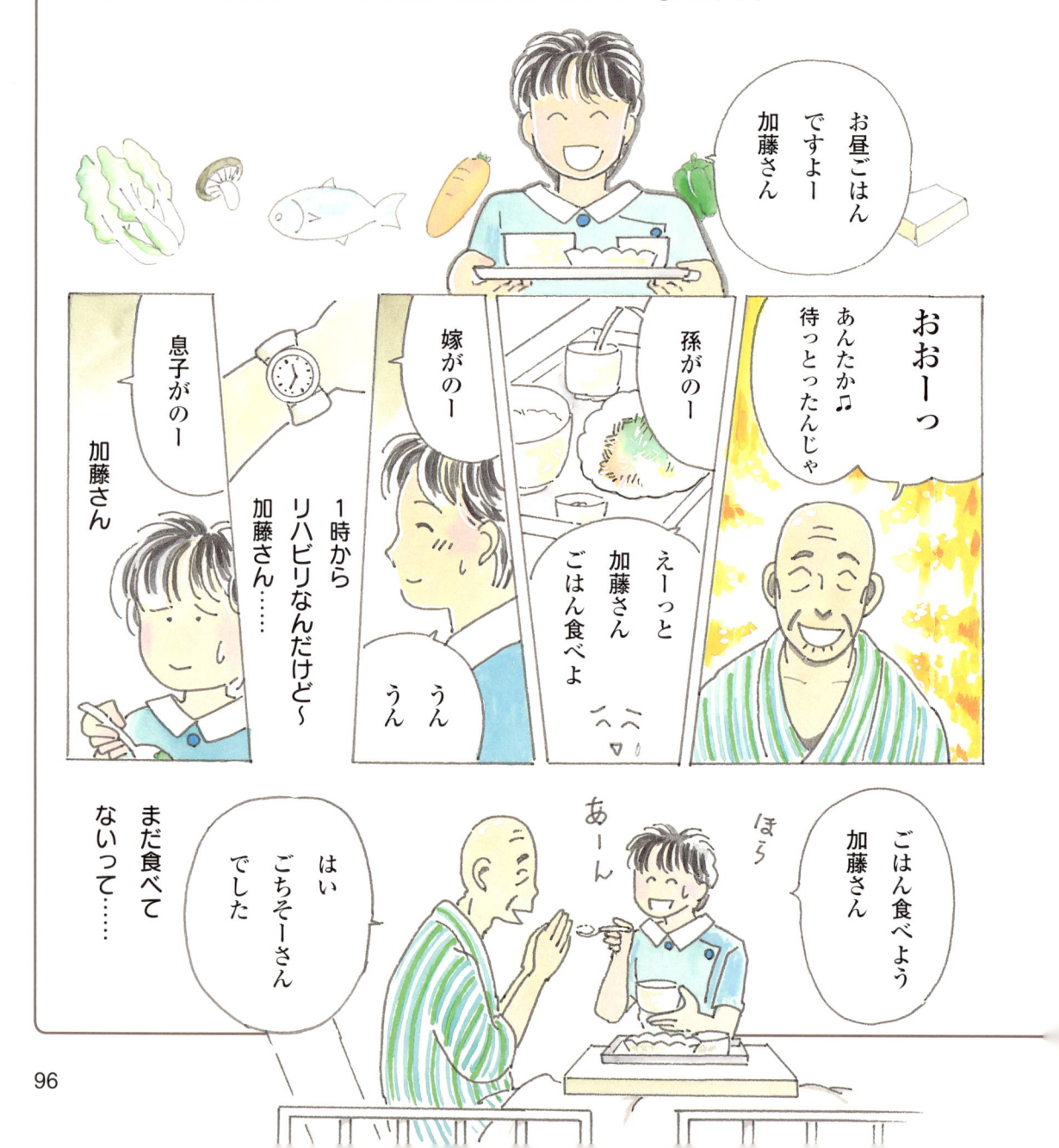

食事・水分摂取の援助時のトラブル

課題への対応 ①

リハビリテーションの時間が迫っているので，私が介助して食事を済ませよう。患者さんのお話を制止するのは失礼だし，私たちも食事の時におしゃべりはするので，問題ないだろう。

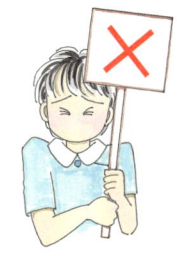

時間がないからといって，学生のペースで食事介助をするのは誤嚥の原因となります。また，話しながらの食事も誤嚥しやすく危険な対応です。

もしも，咳きこむことができず，窒息状態になってしまったら……

- ナースコールでスタッフを呼びます。
- ガーゼなどで指を覆い口の中にある食物を掻き出します。必要時は，スタッフに吸引器で咽頭から気管に詰まっている異物を除去してもらいましょう。
- 呼吸状態，意識状態を確認し，バイタルサインを測定します。
- 一連の出来事を速やかに指導者に報告します。
- 患者さんには，心からお詫びの気持ちを伝えましょう。

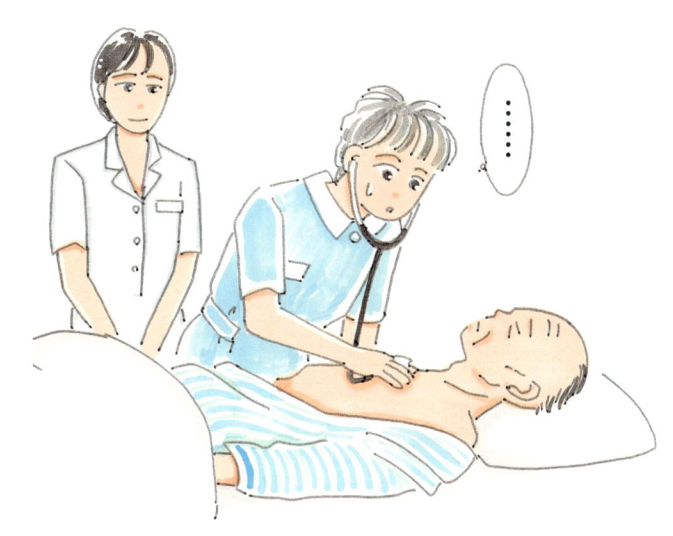

課題への対応 ②

患者さんに，「口の中に食べ物がある時にお話すると，むせやすいので危険です。そのお話は食事が済んでから，ゆっくりと聞かせてもらってもよろしいですか」と伝え，食事介助を始める。食べ物が口の中に残っていないかを確認しながら，ゆっくりと食物を口に運ぶよう援助する。

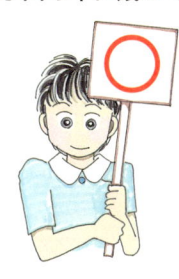

話しながらの食事は危険であることを明確に伝えましょう。そのことによって，患者さんは話を制止されたとは考えないと思います。別の機会に話をゆっくり聞くことを伝えることが大切です。

残された時間内にすべて食べられそうもない場合には，そのことをスタッフや指導者，教員に相談してみましょう。

II ヒヤリ・ハット事例に学ぶ看護技術
注射・点滴・与薬・酸素吸入

注射・点滴・与薬・酸素吸入に関するトラブル

注射・点滴・与薬・酸素吸入に関するトラブルは，42.9%の学生が実習中に体験しています。そのうち酸素吸入に関するものが14.6%，与薬に関するものが12.3%，点滴管理に関するものが6.8%を占めています。

こんなヒヤリ・ハットが起こっています

点滴の滴下停止
- 点滴を受けている患者さんの散歩に付き添った。帰室後，点滴が落ちていないことに気付いた。

薬剤処方の確認不足
- 受け持ち患者さんの吸入の準備をする際に，同じ名字で違う患者さんの処方箋を見ていた。指導者から注意されて気が付いた。

点滴ラインに空気が混入
- 輸液の側管から抗生物質の点滴をつないだら，空気が混入した。

輸液ポンプの操作方法を間違える
- ベッドサイドで患者さんと話していたら，急に輸液ポンプのアラーム音が鳴った。あわてて確認しようと三方活栓を閉じずに輸液ポンプの扉を開け，薬剤が一気に注入された。

チューブ類の接続部位が外れる
- 酸素を投与している患者さんにベッド上で清拭を行った。その後，バイタルサインの測定に行った時，酸素カニューレの接続部位が外れていることに気付いた。
- 清拭あるいは体位変換時に酸素，点滴，ドレーンなどのチューブ類の接続部が外れた。

酸素投与の再開を忘れる
- 洗髪時のみ酸素停止の許可を得て，シャワールームで洗髪を行った。帰室後，酸素を投与するのを忘れ，20分ほど酸素が投与されなかった。

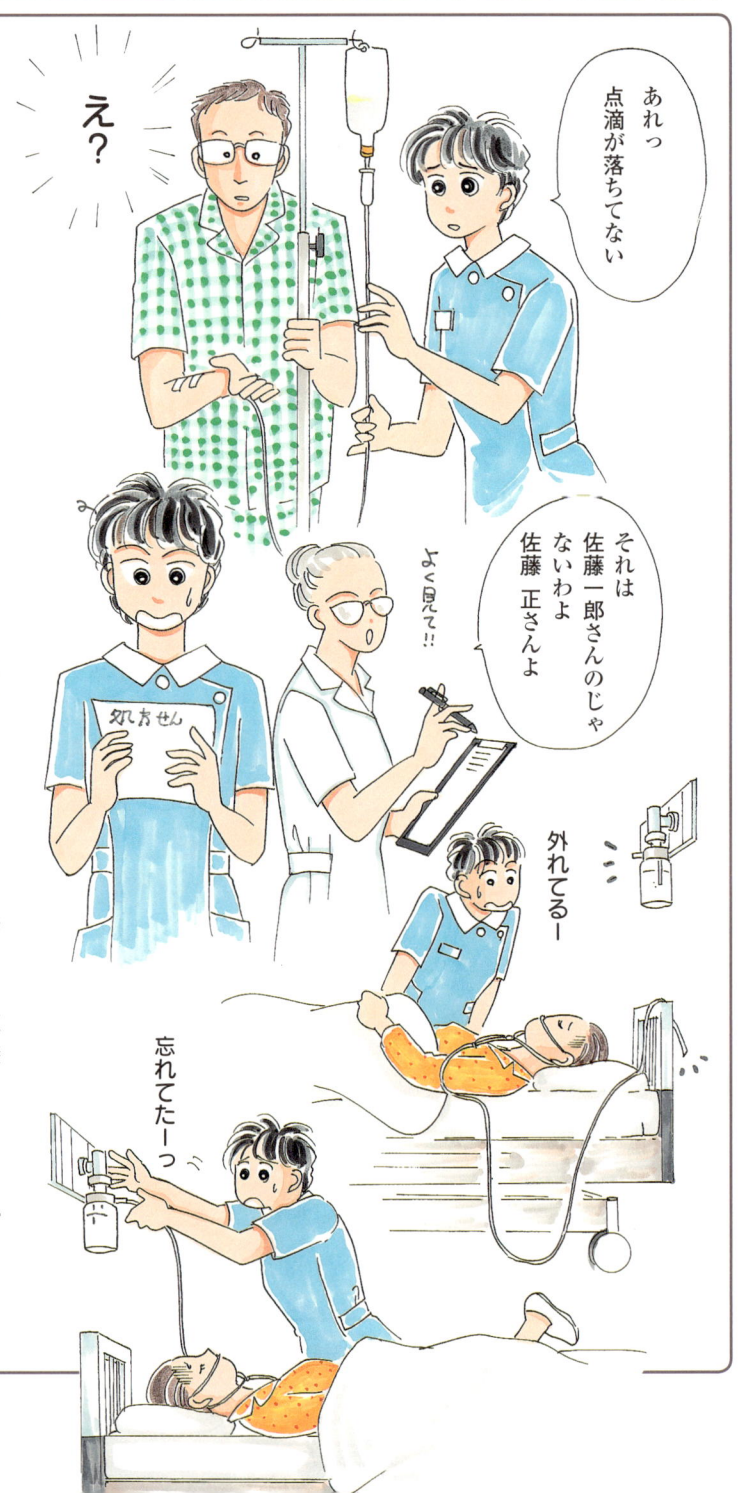

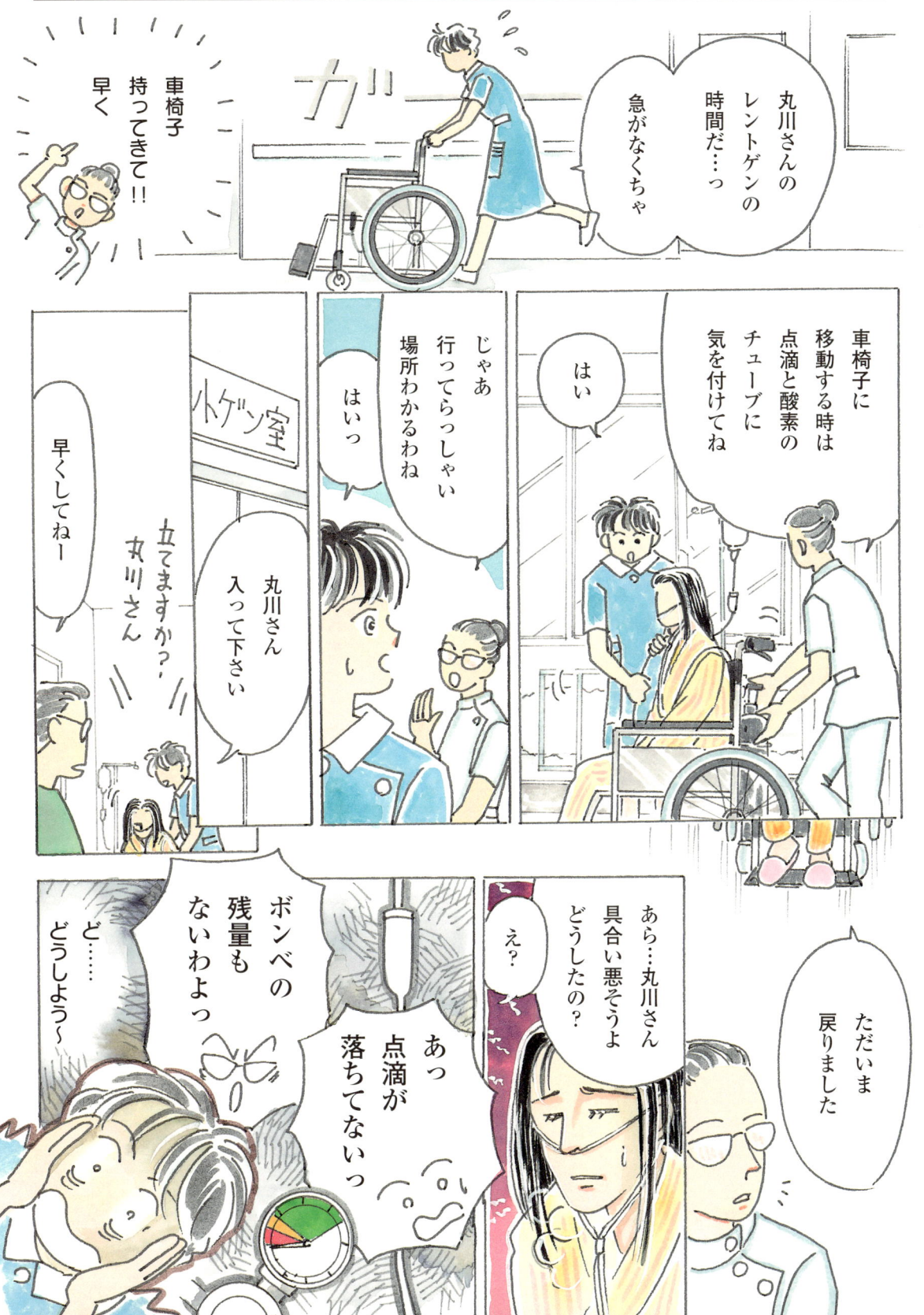

ヒヤリ・ハット発生頻度 !!!!!

よくある事例：輸液と酸素，忘れてた！

車椅子持ってきて！！早く

丸川さんのレントゲンの時間だ…っ 急がなくちゃ

車椅子に移動する時は点滴と酸素のチューブに気を付けてね

はい

じゃあ行ってらっしゃい 場所わかるわね

はいっ

レントゲン室

丸川さん入って下さい

立てますか？ 丸川さん

早くしてねー

ただいま戻りました

あら…丸川さん 具合い悪そうよ どうしたの？

え？

あっ 点滴が落ちてないっ

ボンベの残量もないわよっ

ど……どうしよう〜

II ヒヤリ・ハット事例に学ぶ看護技術

注射・点滴・与薬・酸素吸入

チェックリスト

☐ にチェックがついた場合は，→次のページへ

患者さんは

- ☐ 医療機器(酸素カニューレ・点滴・輸液ポンプ)を装着している
- ☐ 薬物を内服中である
- ☐ 呼吸困難や血圧の変動などがあり，病状が不安定である
- ☐ 1人で歩いたり立ったりできないので，体動時に見守りや手助けが必要である
- ☐ 歩行や清潔ケアなど，日常生活の援助が必要である
- ☐ 酸素チューブや輸液を嫌がっている
- ☐ 自分で輸液や酸素の管理をするのが難しい

あなたは

- ☐ 酸素ボンベや輸液ポンプの操作方法が初めてでよくわからない
- ☐ 点滴の滴下状態などの観察方法がよくわからない
- ☐ いつ，どのような薬がどのような方法で投与されるのか，実はよくわかっていない
- ☐ 不安なことや自信がないことを，指導者や教員になかなか言えない

点滴，酸素・薬剤投与を行う時はここをチェック

点滴施行時

- ☐ 点滴の刺入部位の変化(腫脹，発赤，疼痛)
- ☐ 滴下速度，逆流の有無
- ☐ 接続部位のゆるみや外れ
- ☐ 注入量と輸液の残量の照合

点滴・与薬などの薬剤投与時

- ☐ 指示簿の薬物と実際の薬物の照合，確認
- ☐ 患者さんと一緒に確認(自分で話せる方には名前を言ってもらうなど)
- ☐ 指示伝票と患者氏名を確認(薬剤の準備の時，ベッドサイドに行く前，投与する時)

酸素投与時

- ☐ 酸素の投与量(毎分○L/min)，ボンベの残量
- ☐ チューブの接続部位のゆるみや外れ
- ☐ 酸素ボンベと酸素流量計の接続〔⇨p.102参照〕

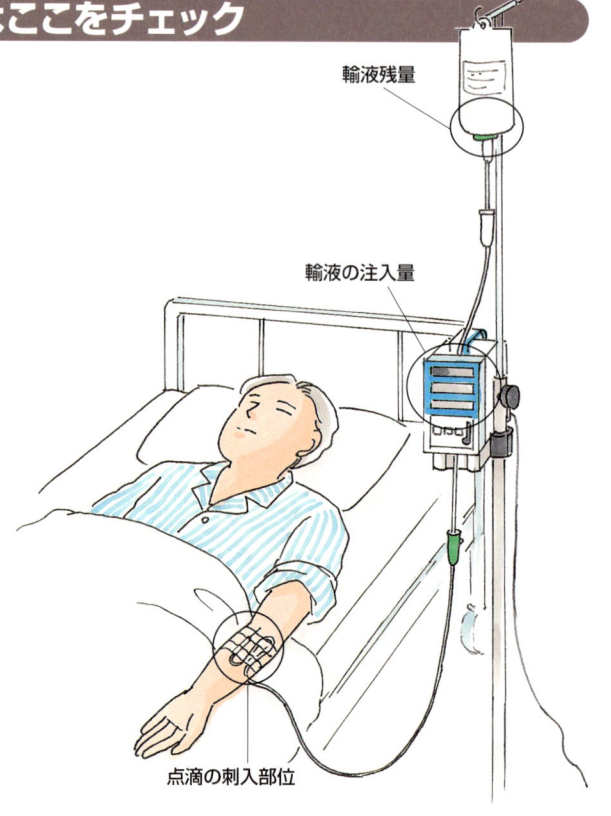

輸液残量
輸液の注入量
点滴の刺入部位

注射・点滴・与薬・酸素吸入に関するトラブル

ヒヤリ・ハットを防ぐために

観察チェックリストを自分でつくり，確認行為を習慣づける

患者さんの顔色や表情，呼吸状態に加え，点滴や酸素の投与状態，チューブの接続状態など，受け持ち患者さんに必要な観察チェックリストを自分でつくり，毎回それにもとづいて観察してみましょう。

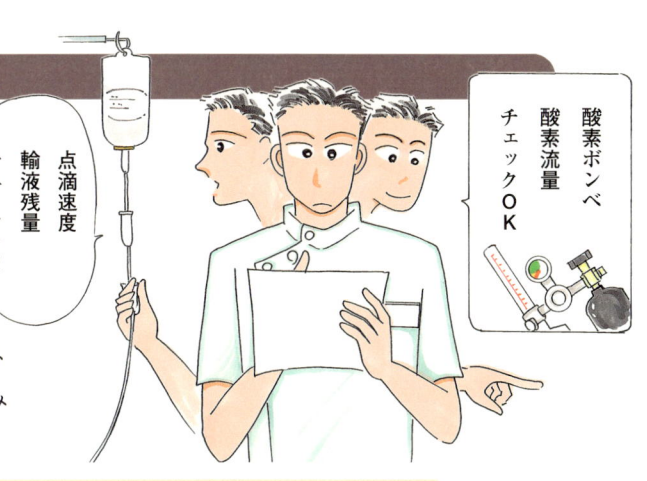

酸素投与と点滴を受けている場合のチェックリスト〈例〉　　○○時○○分（　　　施行時）
- ☐ 酸素の指示量と流量計の目盛りが合っているか
- ☐ 酸素ボンベの接続部位は外れていないか
- ☐ 点滴の滴下状況，速度，輸液残量
- ☐ 点滴刺入部位の皮膚の変化
- ☐ 点滴チューブのねじれや接続部位のゆるみ，外れ
- ☐ 点滴交換　（　　）時，（　　）時

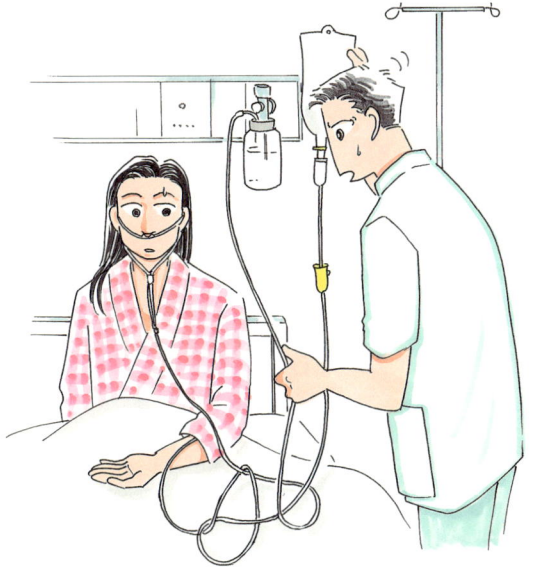

輸液や酸素などのチューブ類は交差しないように整理する

患者さんに挿入されているカテーテル，チューブ類は交差してからみあったり，ねじれたりしないようにルートの整理をしておきます。引っ張られたりしないよう，ゆとりのある長さを保ちましょう。
また，体位変換や清拭などベッド上で身体を動かす時に，酸素チューブや輸液ラインがベッド柵に引っかかったり，身体の下になったり，折れ曲がったり，外れることもあります。ケアを行う前後には，チューブの位置や接続部位を必ず確認しましょう。

移動時やケアの前後は酸素流量が指示通りかを確認する

酸素ボンベを使用している場合，ボンベ交換時の振動や接触などによって酸素の流量が変わることがあります。移送の前後は必ず確認しましょう。ベッドから車椅子に移動した後や中央配管から酸素ボンベに変えた前後は，指示された酸素量が投与されているかを自分の目で確かめることが大切です。
また，病棟から酸素ボンベを持参して検査などに行く際は，酸素ボンベの残量が多いものに交換しましょう。検査やリハビリは，予定通りに終了するとは限らないからです。

患者さんに装着されている医療機器，チューブ類を忘れない

チューブ類は移乗動作中に引っ張られないように，十分な長さがあるかを確認します。点滴スタンドの位置をあらかじめ移動させる場所の近くに寄せておくとよいでしょう。酸素流量や点滴滴下速度は，移動介助の前後に確認し，チューブや点滴の抜けがないかも確認しましょう。
移送中にチューブ類が車輪に巻き込まれないよう，チューブ類は目に見えるところにまとめて軽く固定しましょう。

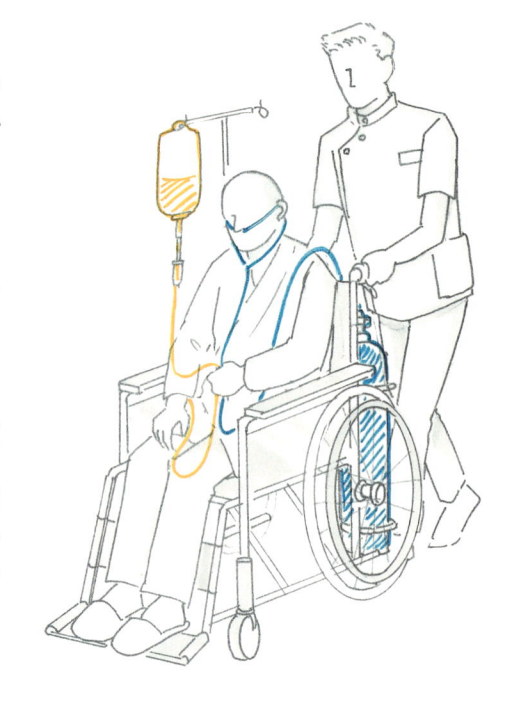

アラームが鳴ってもあわてずに，看護師を呼ぶ

知識や手技が不十分な状態では，トラブルには対応できません。自分の限界を知り，異常を感じたらすぐに看護師を呼びましょう。それであなたの評価が下がることは決してありません。

薬物の投与や確認は，1人では行わない

患者さんに行われている治療内容や方法が理解できていても，吸入や内服薬，輸液の交換などを1人で行うことは避けましょう。必ずスタッフと一緒に確認し，見守ってもらいながら実施しましょう。

知っておきたい！ ベーシック・ポイント

酸素ボンベを使用する時の注意点を確認しておきましょう。
- 圧力計の目盛りで酸素の残量を確認する。目盛りが5MPa(約50kgf/cm^2)以下の場合はボンベを交換する
- 液体窒素や水素などのボンベがあるため，交換する時には「黒の酸素ボンベで未使用のもの」を確認して用いる
- 酸素流量計は地面と水平になるように固定する
- 流量計はスパナでしっかりとボンベに固定する
- 浮子の動きを確認する

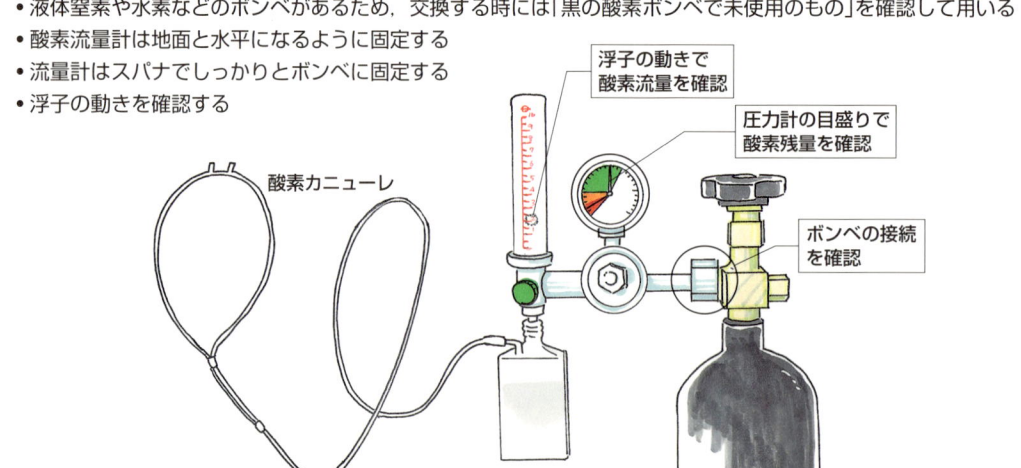

酸素カニューレ

浮子の動きで酸素流量を確認
圧力計の目盛りで酸素残量を確認
ボンベの接続を確認

注射・点滴・与薬・酸素吸入に関するトラブル

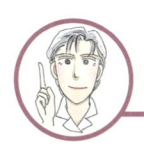

緊急事態，こんな時どうする？ 先輩ナース・指導者はこう考えます！

「検査の予定時間が過ぎているから早く行ってね」と指導者に言われた時

「時間が過ぎている」とか「早く行ってきて」，あるいは患者さんに「急いで！」と言われた時が一番危険です。
自分自身があわてないことが大事です。「まだ準備ができていないので，少し待って下さい」と，きちんと報告します。それから，酸素や輸液の準備状況をスタッフや指導者に一緒に確認してもらいましょう。

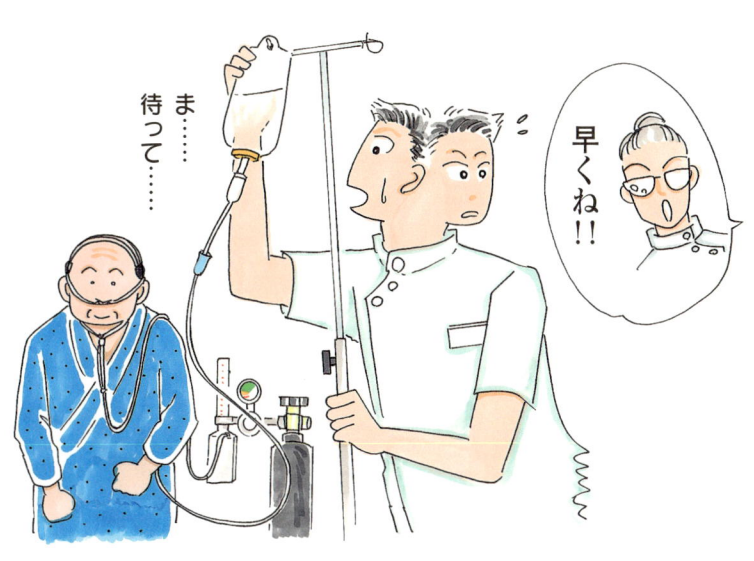

散歩の途中で「あれ？ 点滴が落ちていない！」と気が付いた時

落ち着いて患者さんに「点滴の落ち具合を少し確認させて下さい」と言いましょう。それから，患者さんの腕をまっすぐに伸ばし，手首と腕を左右に回すなどして，滴下状況の変化を確かめましょう。この方法で滴下状態が改善することが多いのですが，それでも落下しないようなら，すぐに病棟に帰って身近なスタッフに報告します。医療スタッフの判断と対応をよく見て，このような場合の対応について学びましょう。

レントゲン検査を受けている途中で，酸素がなくなったことに気付いた時

すぐに，近くにいる医療スタッフ（放射線技師や看護師など，誰でもよい）を探し，声をかけましょう。事情を説明し，対応について相談します。レントゲン検査室にも酸素ボンベを置いていることがあるので，それを一時的に借りることもできますし，中央配管のある処置室などで酸素を使うこともできます。その後，病棟に電話をかけましょう。あなたは患者さんのそばで，病状の変化がないかどうかよく観察しながら，患者さんに不安を与えないよう配慮しながら対応しましょう。

II ヒヤリ・ハット事例に学ぶ看護技術

注射・点滴・与薬・酸素吸入

課題　やってみよう

大輔の受け持ち患者は，85歳の小山さんです。小山さんは維持液（ソリタ®-T3号）の点滴を受けており，抗生物質の点滴の指示が出ています。看護師は抗生物質の点滴をつなぎ終え滴下状況を確認した後，「じゃあ，後はよろしくね」と言い立ち去りました。

大輔が患者さんと談笑していると，急に輸液ポンプのアラームが大きな音で鳴り出しました。時々，このようにアラームが鳴ることがあり，大輔はその時の看護師の対応も見ていたので対応の仕方はわかります。患者さんも大輔を信頼し，「点滴ちょっと見てくれる？」と言っています。臨床指導者は近くにいません。

どのようなリスクがあるかを考えながら，この時の対応方法を考えてみましょう。

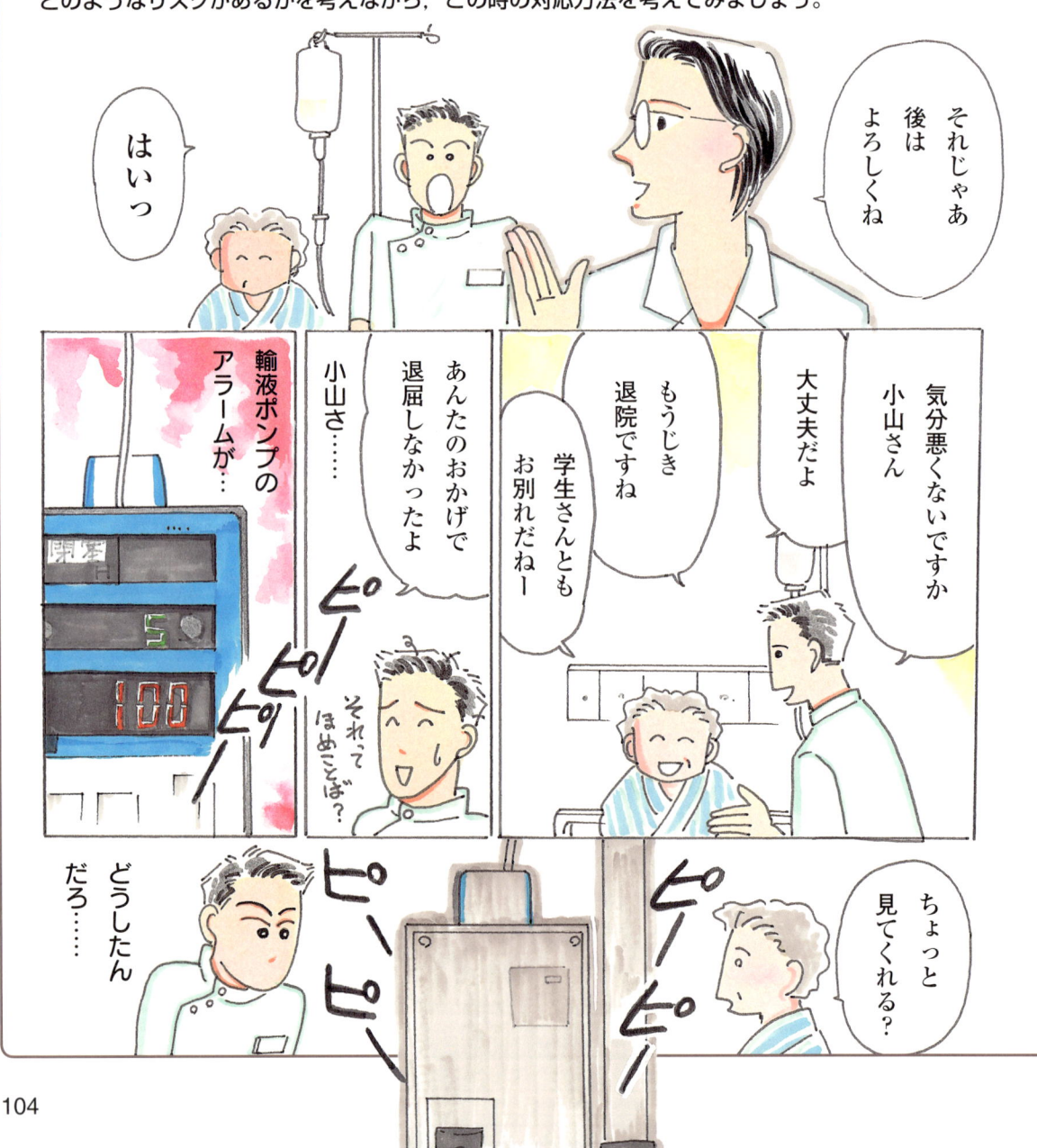

注射・点滴・与薬・酸素吸入に関するトラブル

課題への対応 ①

以前もアラームが鳴り，小さな空気の混入が原因だった。その時の対応を見ているので，やり方はわかる。患者さんもそれを知っているし自分を信頼してくれているので，まず自分でポンプの作動状況を確認する。

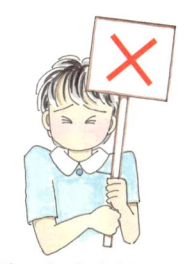

「こうゆう時は確か……ポンプを開けて……」

「……」

❌

以前に何度も見ているし，指導者もいないとなると，自分でできそうな気になりますね。でも空気の混入以外に閉塞や機械の故障など，その時々によって原因が異なる可能性があります。その場合，対処方法も変わってきます。
自分が対処できる範囲は限られていますので，それ以外の事態には対応できず危険です。

課題への対応 ②

空気の混入の可能性もあるが別の事態の場合もあるので，ナースコールを押して看護スタッフに協力を依頼する。「以前に何回か行ったことがあるので自分で対応してみたいが，方法に間違いがないか不安なので，そばで見ていてほしい」と看護師に依頼する。

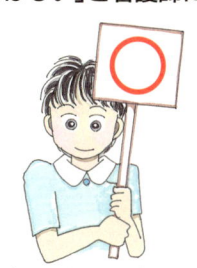

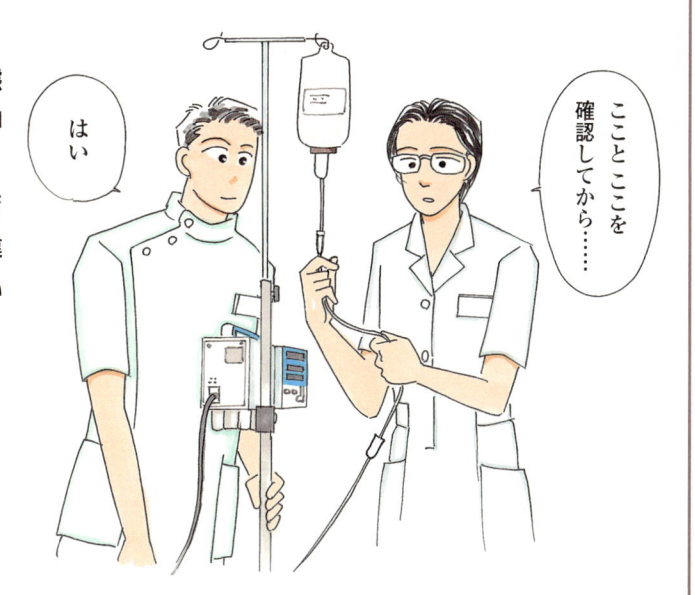

「はい」

「こことここを確認してから……」

⭕

遠慮せずに，看護師を呼ぶのはよい対応です。この場合のようにトラブルがあった時には，以前に経験していても必ず助けを求め，看護師に点滴や酸素投与の状況を確認してもらいましょう。
遠慮して呼ばなかったり，逆に経験があるからと過信して独自に実施すると，事故につながる危険性があります。そうなると，かえって患者さんにもスタッフにも迷惑をかけることになります。

II ヒヤリ・ハット事例に学ぶ看護技術
観察・報告

重要所見の観察・報告・記録の誤り，忘れ

観察・報告に関するヒヤリハットは，29.6％の学生が実習中に体験しています。そのうち重要所見の観察し忘れが18.6％を占めています。

こんなヒヤリ・ハットが起こっています

観察（症状）を見逃していた
- 患者さんの急激な背部痛の訴えに対し「いつもの背部痛」と判断し，バイタルサインを確認せずマッサージを行っていた。
- 努力呼吸が見られていたが，それが異常とは気付かなかった。吸引も看護師が行うものと思い，行わなかったために，呼吸状態が悪化した。

観察するのを忘れていた
- 術後の観察が不十分で，術後合併症の危険性を見落としていた。
- 患者さんの前日の排泄状態を観察するのを忘れてしまった。

報告するのが遅れた・忘れた
- 血圧が低かったが報告しなかった。家族が患者を座位にしてしまい，さらに血圧が低下した。
- 38℃の発熱をしていたのにもかかわらず，指導者に報告をせず，自分の判断で清拭を行ってしまった。
- 患者が急変し，SpO_2が急激に下がっていたが，看護師が把握していると思い，すぐに報告しなかった。

報告内容・記載間違い
- 中心静脈圧（CVP）値を測定し「7」であったところ，メモを確認せず「17」と記載した。
- 血圧値を誤って報告した。

状態の悪化を予測できなかった
- 検査に付き添っている時，患者さんがめまい，頭痛，動悸を訴えたが，いつものことと思い，そのままゆっくり歩いていった。検査室でバイタルサインを測定したところ，脈拍が160以上（不整脈）だった。

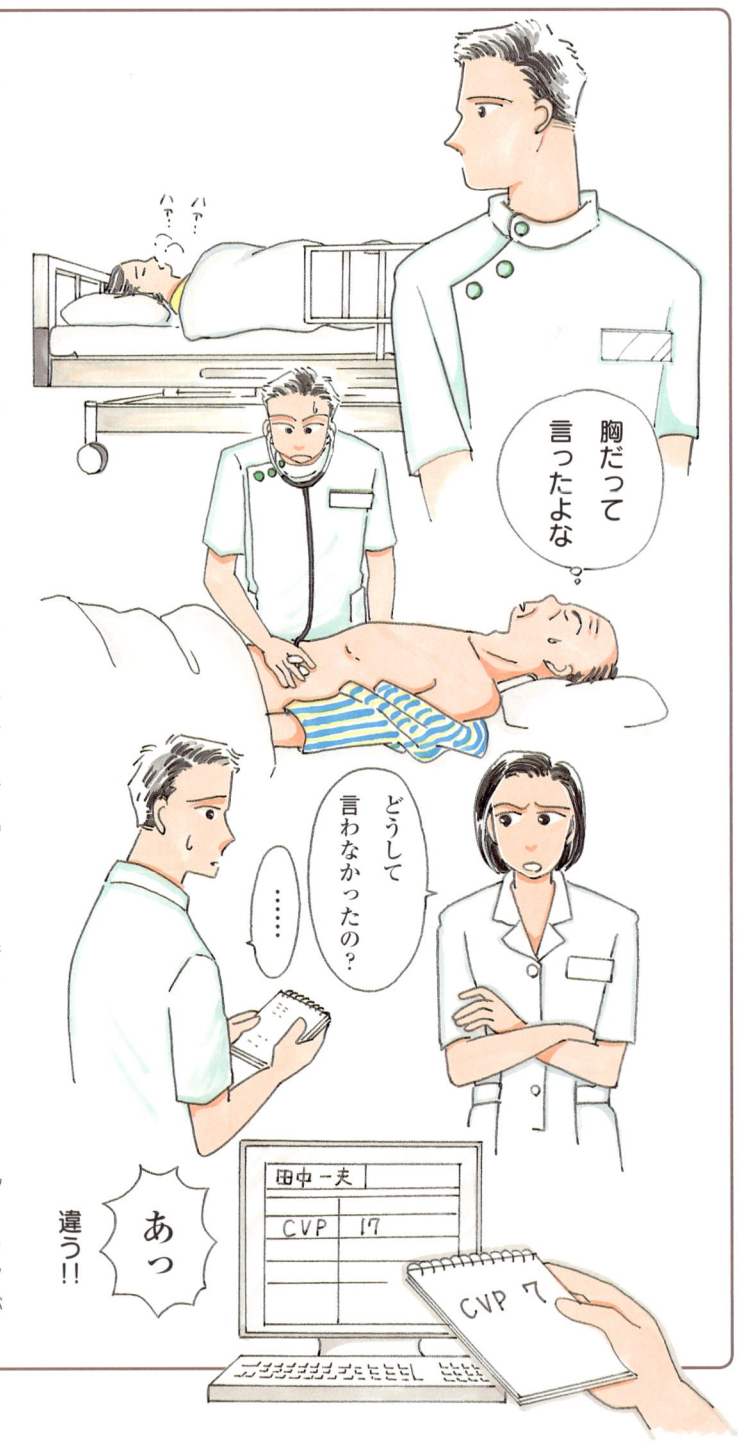

ヒヤリ・ハット発生頻度 !! !!!

よくある事例：報告は後でいいや……

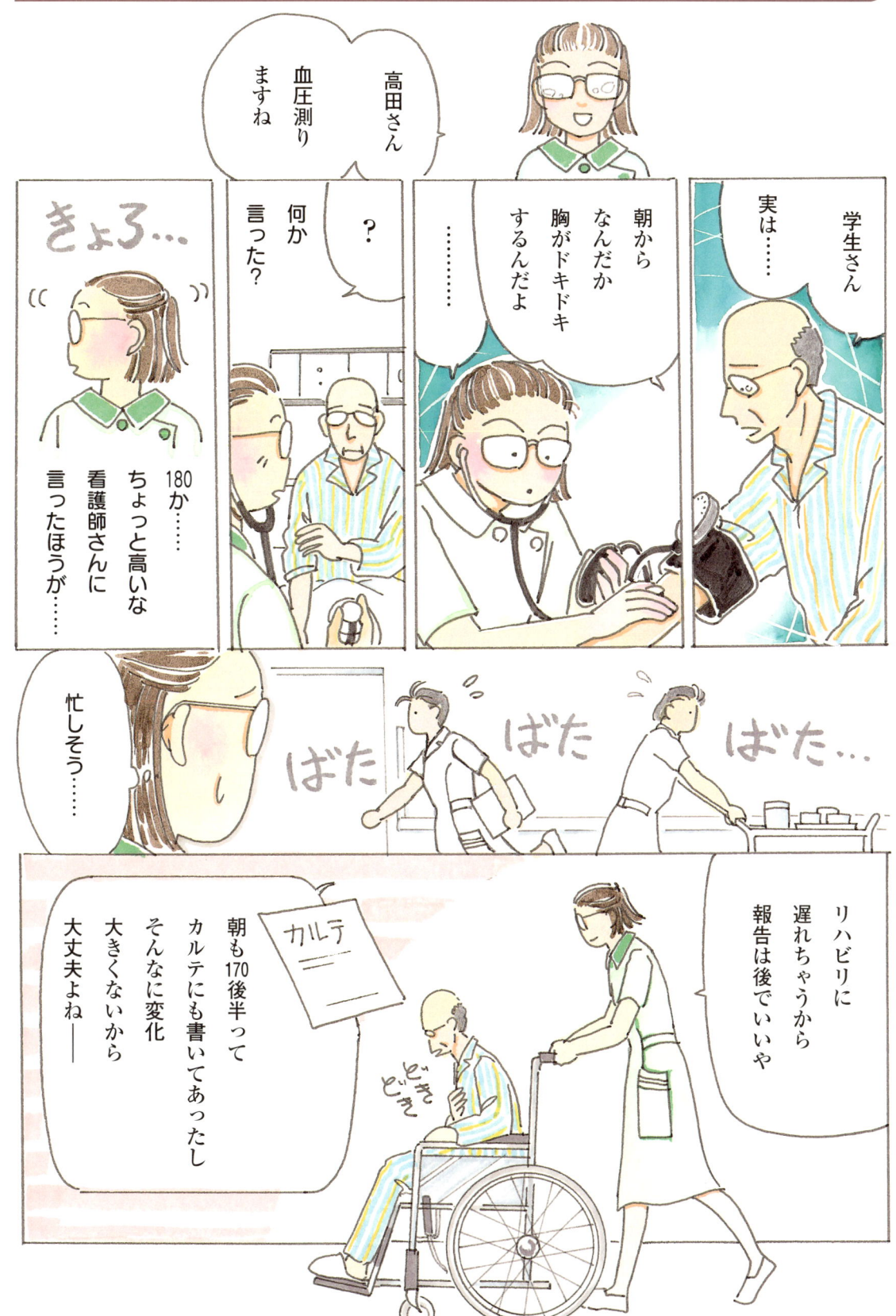

高田さん 血圧測りますね

？ 何か言った？

……

朝からなんだか胸がドキドキするんだよ

学生さん 実は……

きょろ…

180か…… ちょっと高いな 看護師さんに言ったほうが……

忙しそう……

ばた ばた ばた…

リハビリに遅れちゃうから報告は後でいいや

朝も170後半ってカルテにも書いてあったし そんなに変化大きくないから大丈夫よね——

カルテ

どきどき

II ヒヤリ・ハット事例に学ぶ看護技術

観察・報告

チェックリスト

☐ にチェックがついた場合は，→次のページへ

あなたは

- ☐ 受け持ち患者さんの病態についてよく理解できていない
- ☐ 何のために観察するのかわからない
- ☐ 観察項目がわからない
- ☐ バイタルサイン測定や，フィジカルアセスメントに自信がない
- ☐ 何を報告すればよいかわからない
- ☐ どの看護師に報告すればよいかわからない
- ☐ 睡眠不足，疲労など，体調不良である

患者さんは

- ☐ 疾患・病態が複雑である
- ☐ 検査，リハビリなど予定が立て込んでいる

スタッフは

- ☐ 忙しそうである
- ☐ 話しかけにくい雰囲気である

知っておきたい！ ベーシック・ポイント

医療現場では，たくさんの看護師が様々な職種と協力して，チームとして働いています。このようなチーム医療を円滑に進めるためには，「ほうれんそう」といわれるコミュニケーションがとても重要になります。

『ほう』＝ 報告(ほうこく)：基本的に業務に関する事柄について，その現状，問題，結果などを伝えること*
　　例えば……学生がどんなケアを行ったか，バイタルサイン測定と観察の内容とその結果，など
『れん』＝ 連絡(れんらく)：関係者に事実を伝えること*
　　例えば……患者さんのリハビリの送りを行うために病棟を離れること，など
『そう』＝ 相談(そうだん)：業務および個人的な事柄についての問題を伝え，解決策を求めること*
　　例えば……患者さんから治療について質問され困っていること，など

学生にとっては，実習の中で報告することも重要なイベントです。「報告」「連絡」「相談」と区別するのは難しいかもしれませんし，「報告」が「相談」になっていることも多いものです。
いずれにせよ，看護師は，学生が何をしているかを把握できることで，足りない部分をカバーすることができます。些細と思われることでも報告・連絡・相談をしていくことで，ヒヤリ・ハットを防ぐことができるのです。

ほう ＝ 報告
れん ＝ 連絡
そう ＝ 相談

(＊引用文献　細川馨：リーダーが実行する新ホウレンソウの本，p.13, 中経出版，2005)

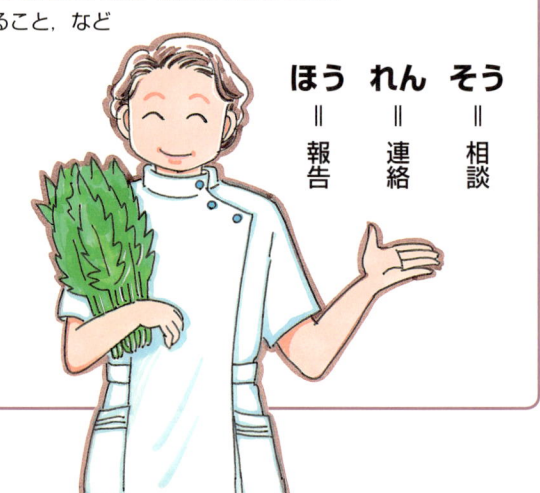

重要所見の観察・報告・記録の誤り，忘れ

ヒヤリ・ハットを防ぐために

病態を理解し，観察項目をリストアップしておく

患者さんの疾患とその症状を把握し，どのような観察項目が必要かをリストアップし，指導者に確認してもらうとよいです。観察項目がわからない場合は，指導者に相談しましょう。

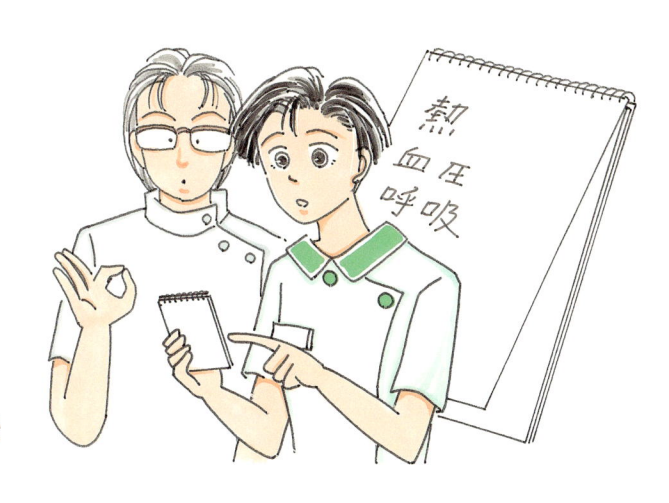

立ち去る前に，すべての観察項目を確認したかを振り返る

バイタルサイン測定が終わって患者さんのもとを離れる前に，観察すべきすべての項目を観察したかを振り返って確認しましょう。特に，検査やリハビリなど次に予定が入っていたりすると，次のことに気をとられて忘れてしまうことがあります。そういう時こそ，すべて終わっているかの確認を意識して行いましょう。

患者さんに合わせたバイタルサイン測定・観察技術の方法を検討

実際に測定や観察に行く前に，バイタルサイン測定や観察の方法を振り返り，担当している患者さんに合った方法かを検討しましょう。少しでも不安な時は，患者さんのところへ行く前に練習をしておきましょう。

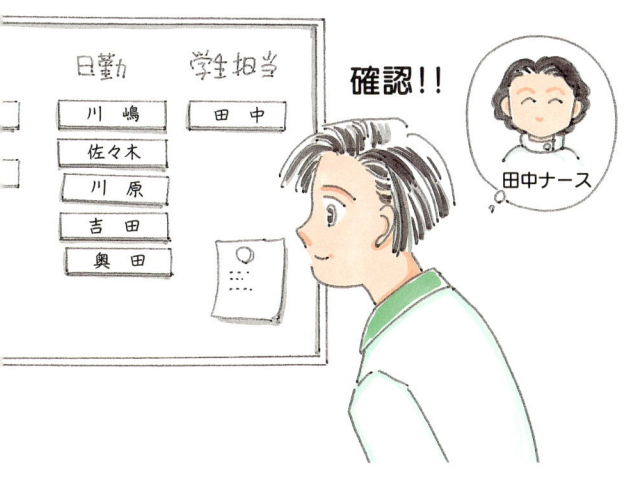

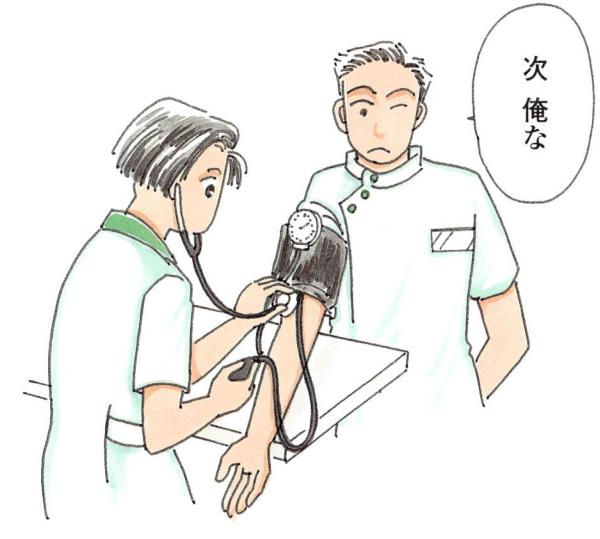

今日の担当看護師を確認する

実習開始前や開始直後には，今日，報告すべき看護師・指導者は誰か，患者さんのことを相談できる看護師は誰か，名前と顔を必ず確認しておきましょう。わからなければ師長など病棟の責任者に聞いてみるとよいでしょう。

II ヒヤリ・ハット事例に学ぶ看護技術

観察・報告

測った値について考える

バイタルサイン測定や観察を終えたら、その数値や症状はその患者さんにとって正常な範囲なのか、定時の報告でよいか、今すぐに報告しなければならない値かを検討しましょう。基準範囲の数値はもちろん、普段の患者さんの値や症状、今後の病態も含めて総合的に判断します。

例えば、普段の体温が低い患者さんが37℃台であれば、患者さんにとっては有熱と判断されます。学生が患者さんに関わるのは昼間の一場面に過ぎませんが、看護師はほかの場面も見ています。そのため様々な情報から総合的に判断ができます。少しでも不安に感じたら、指導者や看護師に相談しましょう。

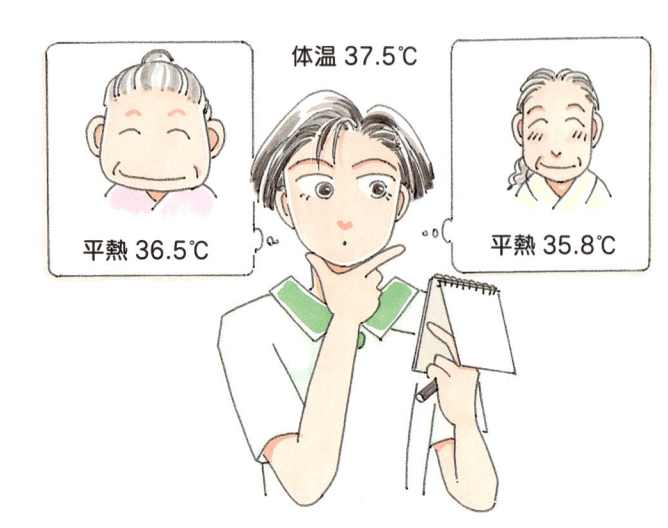

また、測定した数値や症状に合わせて、特殊な指示(例えば、「38.0℃以上で座薬(解熱剤)」など)が出ていることがあるので、そのような指示が出ていないか必ず確認し、実際の数値と照らし合わせましょう。

患者さんに行ったことはすべて報告する

学生が患者さんに実施したことはすべて報告するようにしましょう。学生や患者さんをよく知らない看護師に報告する場合は細かく伝えたほうがよいですが、一緒にケアなどを行った看護師に報告する場合は、まとめて報告してもよいでしょう。

患者さんのバイタルサインの数値などは正確に、状態については詳細にわかりやすく伝えましょう。どういうことを報告すべきなのかを、指導者と事前に相談しておくとよいです。

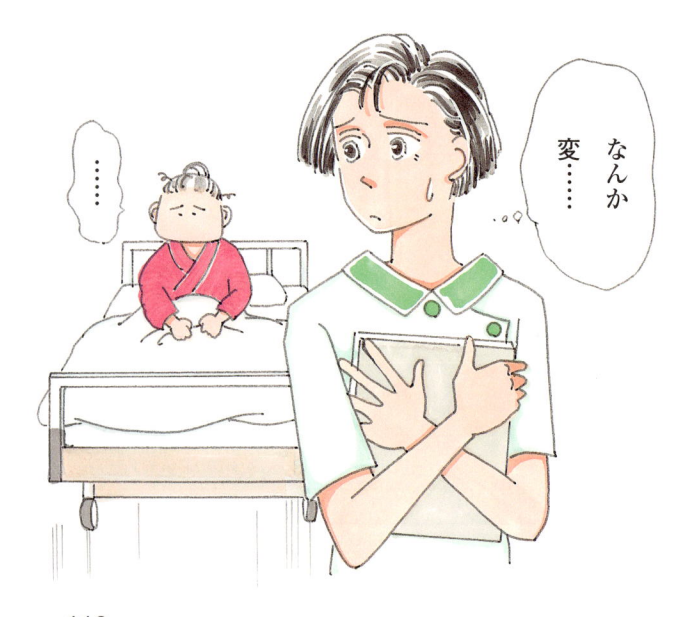

異常・緊急と同様に、「おかしいな」と思ったらすぐ報告

患者さんと関わっていて、明らかに異常な値であったり、悪い変化が起こったりした時はその場で報告します。それと同様に、「おかしいな」「何か変だ」と思った時も報告しましょう。

看護師が忙しそうだと、「確信がないし、わかっているだろうから報告はしなくてよいかな」と思うかもしれません。しかし、患者さんに何かあってからでは対処が遅くなります。「おかしいな」と思った感覚を大切にし、すぐに伝えるようにしましょう。

重要所見の観察・報告・記録の誤り，忘れ

判断したことを相談しよう

自分なりに考えて出した結論でも，指導者やスタッフに相談しましょう。知識や経験が多い看護師は，異なった判断結果を示すかもしれないし，もっと付け足すことがあるかもしれません。

体調が悪い時こそ慎重に

自分の体調が悪かったり，何か気になることがあったりする時こそ，判断を誤りがちです。見なくてはならないところを見落としたり，気付かなかったり，実際は見ているのに見過ごしたり，普段なら考えられないような判断をしたりします。また，誤った判断や，違った内容の報告をしたり，記入したり，さらには報告自体を忘れたりすることも多くなります。

体調が悪い時こそ，自分のやろうとしていること，やっていること，1つひとつを丁寧に行うよう心がけてください。そして無理をしないで休養をとることも，自分と患者さんのためには必要です。

帰る前にすべて報告したかを確認

家に帰ってから思い出すことのないよう，実習場を離れる前に今日行ったことを振り返り，報告漏れがないかを確認しましょう。

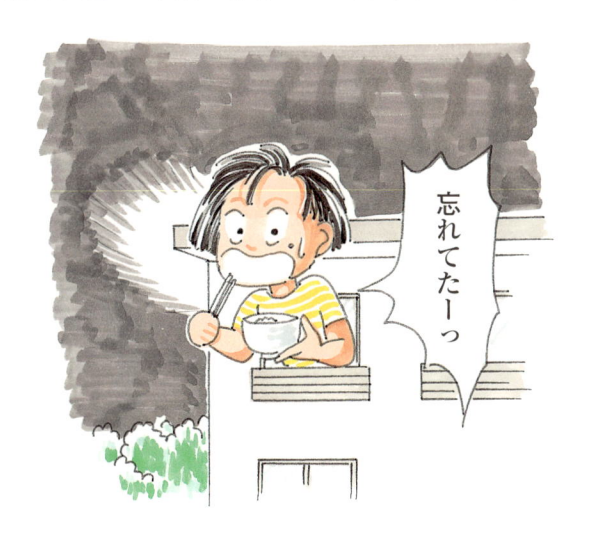

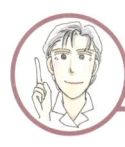

緊急事態，こんな時どうする？ 先輩ナース・指導者はこう考えます！

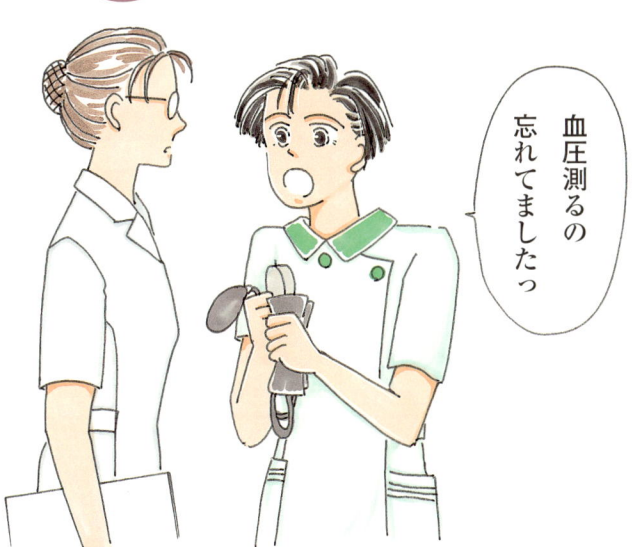

行うはずだった観察を実施するのを忘れ，その報告もしていないことに気が付いた時

バイタルサインの測定などを忘れていた場合は，担当の看護師にすぐに伝えましょう。そこで，学生が今から行うのか，スタッフが行うのか，相談します。

言いにくいかもしれませんが，患者さんの状態把握のために必要なことです。どうして忘れてしまったのかを振り返って次に活かしましょう。

II ヒヤリ・ハット事例に学ぶ看護技術

観察・報告

課題 やってみよう

さくらは，糖尿病で入院している小池さんを受け持っています。実習5日目の午後，話をしようと訪室すると，カーテンの中に招き入れられました。小池さんは，お見舞いの方にもらったカステラを食べており，「学生さんもどうぞ。疲れたでしょ」と言ってカステラを差し出しました。さくらは，その場では丁寧に断って病室を出てきましたが，出てくる時に小池さんから，「このことは看護師さんたちには内緒ね」と言われたことが気になって仕方がありません。

さくらはこの後，どうしたらよいのでしょうか。

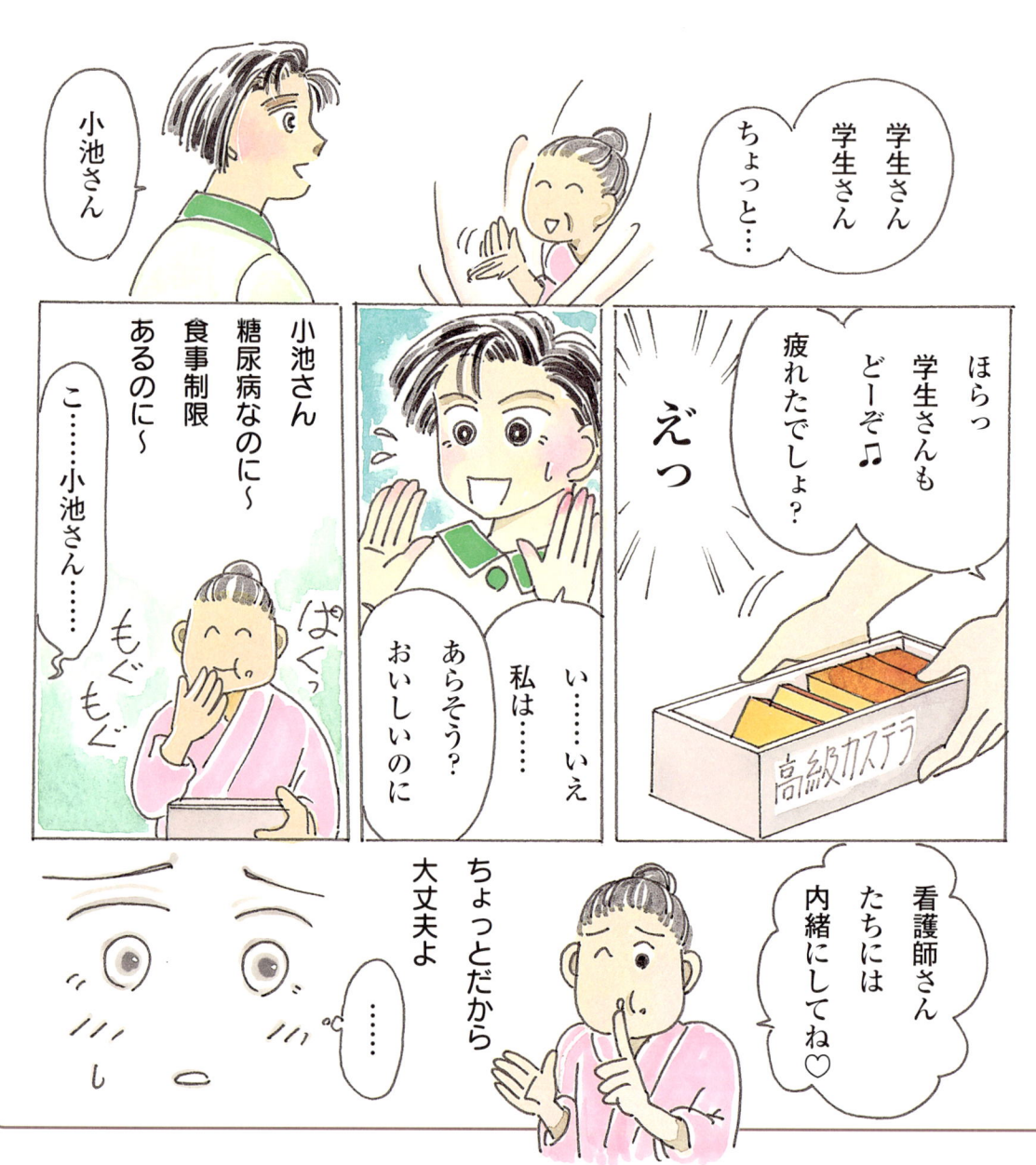

重要所見の観察・報告・記録の誤り，忘れ

課題への対応 ①

この5日間で患者さんとの信頼関係ができてきた。
ここでスタッフに言ったら患者さんとの関係が崩れてしまいそうだし，食べていたカステラは小さかったから大丈夫だろう。患者さんと2人だけの秘密にしておこう。

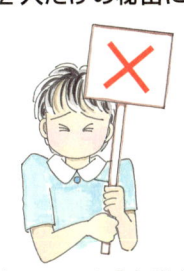

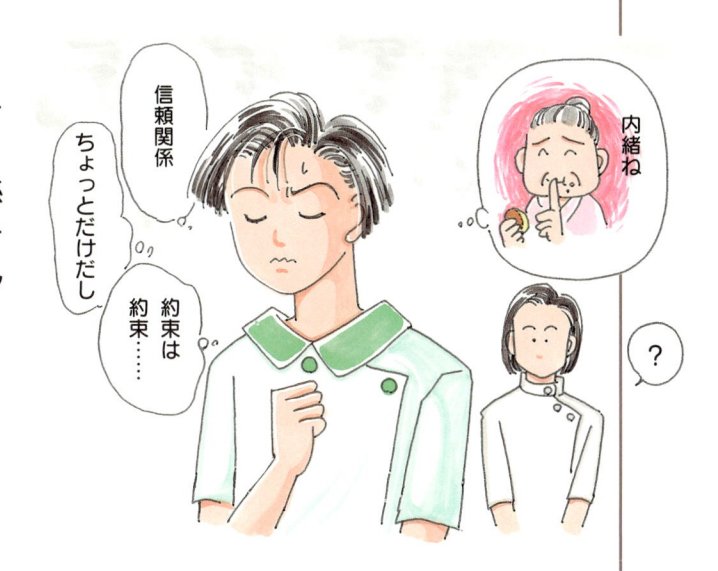

患者さんから「内緒」とお願いされたとしても，それが病態に関わることであれば，放置することはできません。「内緒」にしたことが，患者さんの病態に影響するかもしれないからです。

もしも，このまま放置したら……

- 高血糖になり，内服薬やインスリンの追加になることもあります。
- 患者さんに合わせた血糖コントロールの治療が長引いたり，変更されることもあります。

課題への対応 ②

患者さんに「血糖値が上がって，治療方針が変わるかもしれません。小池さんの今後の身体のことを考えていくためにも，このことをスタッフに伝えてもいいですか」と説明し，許可を得る。

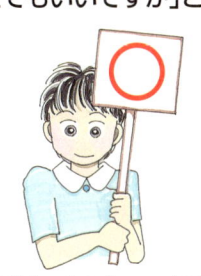

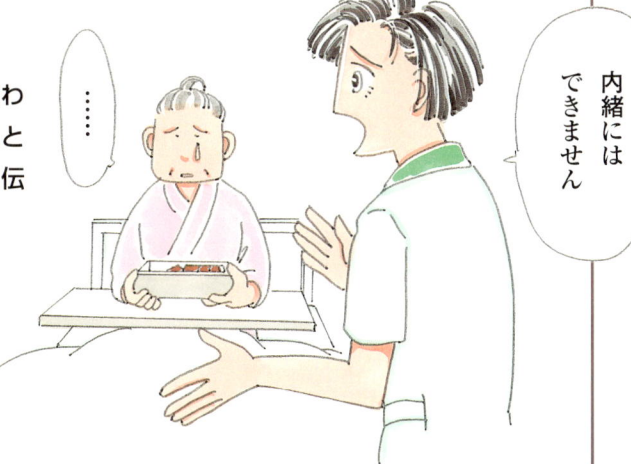

どうしてスタッフに伝える必要があるかを患者さんへ説明し，「内緒」にできない理由を理解してもらいましょう。すぐに言えない場合や患者さんの了承が得られなかった場合は，教員や指導者に「内緒」にすることを頼まれた旨を伝えた上で相談し，対応を考えたり，一緒に説明してもらうなどしてもよいでしょう。

113

II ヒヤリ・ハット事例に学ぶ看護技術

個人情報の保護

実習記録やメモの紛失・置き忘れ

実習記録やメモなどの紛失，置き忘れに関するヒヤリ・ハットは，9.4％の学生が体験しています。ナースステーションや受け持ち患者さんの病室，図書館での置き忘れが多くみられました。

こんなヒヤリ・ハットが起こっています

メモ帳の置き忘れ
- 受け持ち患者さんのことを記入したメモ帳を病室に置き忘れて帰宅。夜半に気付き，翌朝病棟で探したが見つからなかった。

病歴・カルテの持ち帰り
- 患者さんのカルテから病状説明に関する用紙を借りた後，自分のファイルに挟んだまま忘れ，家に持ち帰ってしまった。

コピー機内に資料を置き忘れる
- 病院内の図書館でケース発表資料をコピーした。そのまま原本を持ち帰るのを忘れた。

実習記録の紛失
- 実習が終わった後，自宅の部屋の掃除中に，誤って実習記録をほかのゴミと一緒に捨ててしまった。

実習記録の入ったカバンを置き忘れる
- 電車通学中，あみ棚にのせたカバンを置き忘れた。カバンの中には実習記録が入っていた。

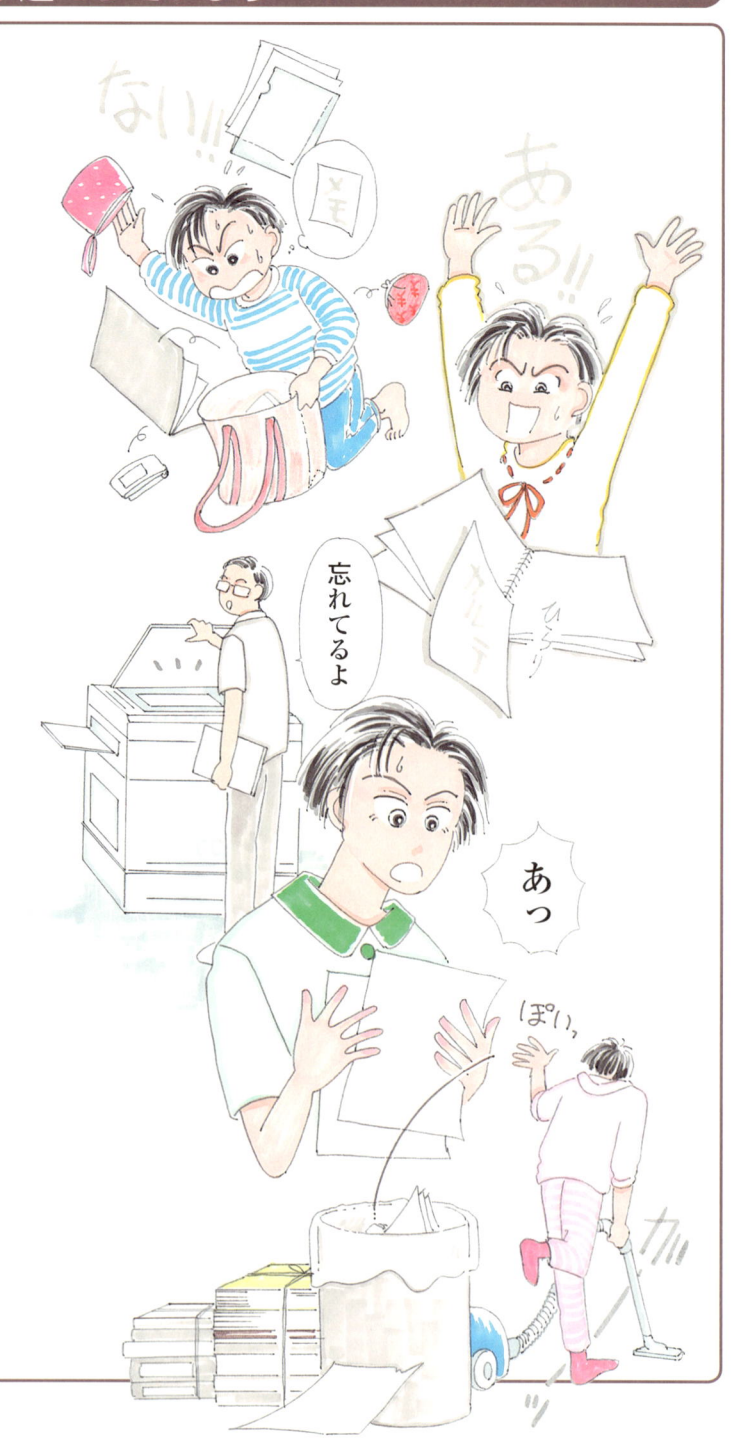

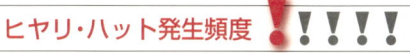

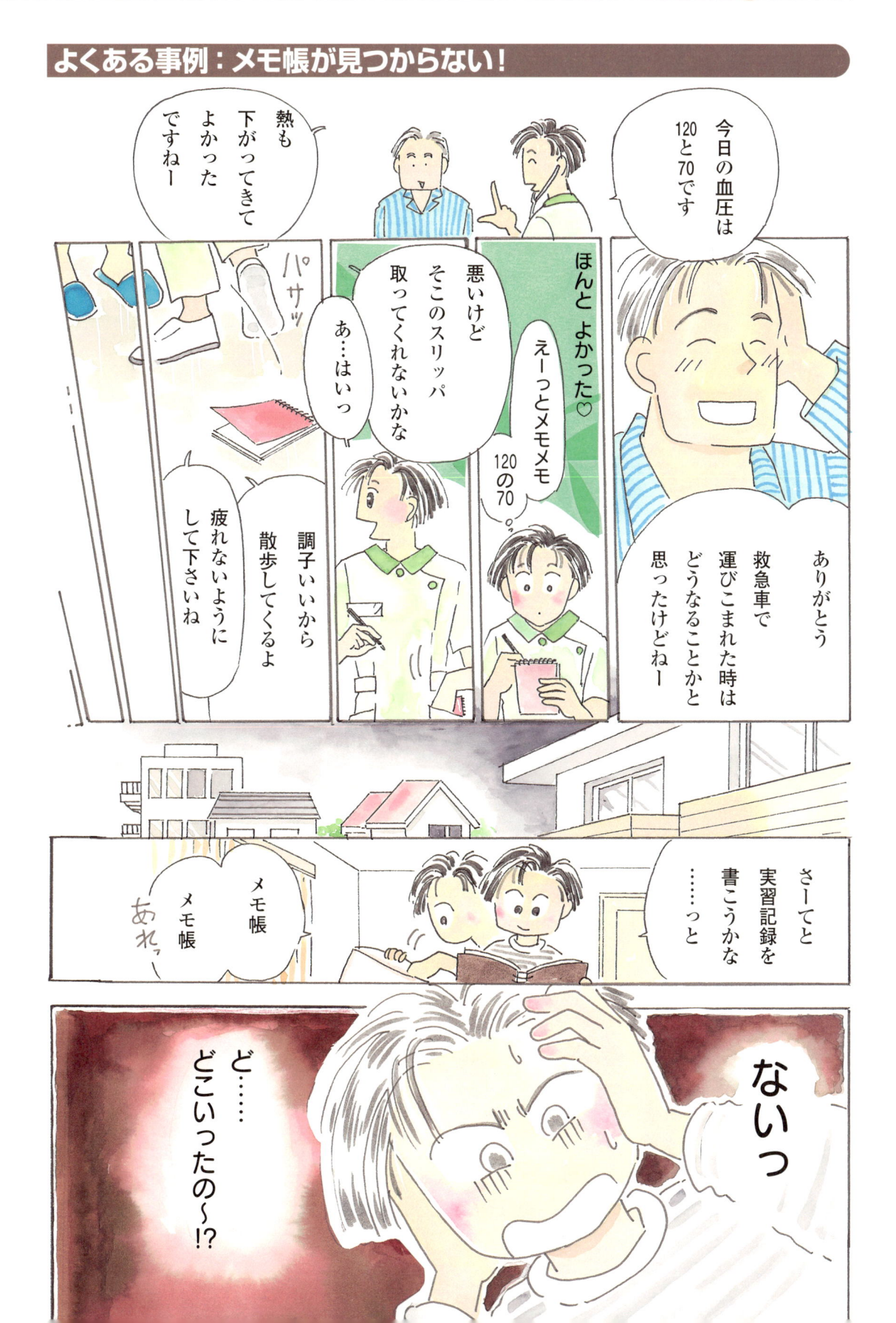

ヒヤリ・ハット発生頻度 ❗❗❗❗❗

よくある事例：メモ帳が見つからない！

熱も下がってきてよかったですねー

今日の血圧は120と70です

パサッ

悪いけどそこのスリッパ取ってくれないかな

あ…はいっ

ほんとよかった♡

えーっとメモメモ
120の70

ありがとう
救急車で運びこまれた時はどうなることかと思ったけどねー

調子いいから散歩してくるよ
疲れないようにして下さいね

さーてと実習記録を書こうかな……っと

メモ帳メモ帳あれっ

ないっ

ど……どこいったの〜!?

II ヒヤリ・ハット事例に学ぶ看護技術

個人情報の保護

チェックリスト

☐ にチェックがついた場合は，→次のページへ

あなたは

☐ 医療における個人情報の取り扱いについてよくわからない
☐ 受け持ち患者さんにカルテを見ることについて同意を得ていない
☐ 実習中にメモ帳を使用している
☐ 何でもメモをとろうとする傾向がある
☐ 実習の記録は手書きではなく，パソコンを使用している
☐ 整理整頓が苦手だ
☐ 学校・病院・自宅以外の場所で実習記録を読んだり，書いたりしたことがある

実習環境は

☐ 実習施設では紙媒体のカルテを使用している
☐ 実習施設では電子カルテを使用している
☐ 実習施設にシュレッダーがない
☐ 実習施設にコピー機がない

知っておきたい！ ベーシック・ポイント

個人情報保護法は，個人の権利を守ることを目的に 2005 年 4 月より施行されました。医療の現場でも，個人情報の保護とプライバシーへの配慮が求められています。

【個人情報とは】
- 生存する個人に関する情報
- 含まれる内容やほかの情報との照合で個人を識別できるもの
- 死亡者の情報は遺族の個人情報となり，生存者と同様に扱う
- 検索できるように整理された個人データは，紙媒体・電子媒体を問わず，取扱事業者(病院・施設)に保護管理義務がある

【プライバシー情報とは】
個人の私生活に関する情報，本人が公開を望まない情報，通常人に知られたくない，次のような情報を含みます。
- 政治思想，信条，宗教
- 人種，民族，本籍地
- 身体，精神障害などの情報
- 病気，治療歴など保健医療に関する情報
- 犯罪歴
- 性生活に関する情報

(参考文献 小林美亜：ナースのための個人情報保護法，メディカ出版，2007)

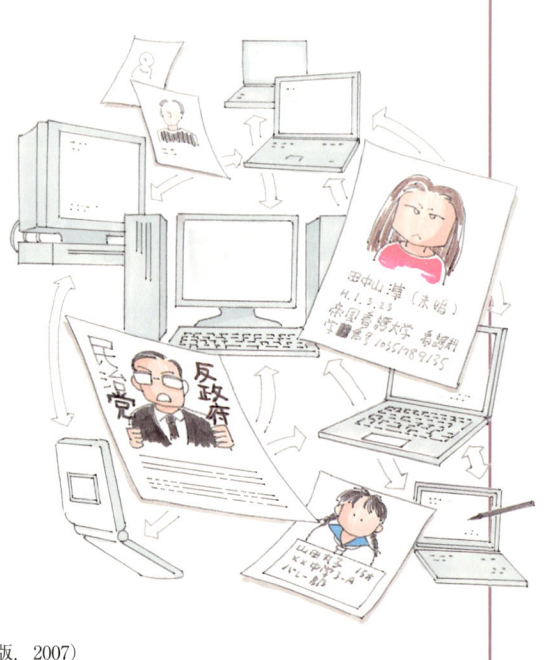

実習記録やメモの紛失・置き忘れ

ヒヤリ・ハットを防ぐために

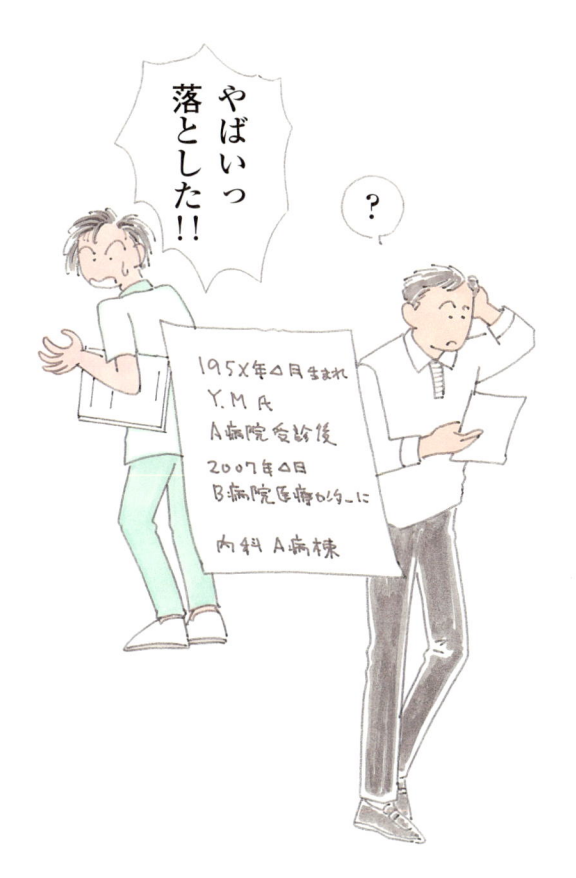

受け持ち患者さんに学生がカルテを見ることについて説明し，同意を得る

実習で患者さんを受け持つ場合，必ず指導者・教員とともに実習の必要性や実習内容を十分説明し，カルテなどの記録の閲覧について患者さんの了解を得ます。その際には，実習中に知り得た個人情報は，実習目的以外に使用しないこと，第三者に漏らさないこと，プライバシーに配慮することを約束します。

患者さん個人の特定につながる情報は記録しない

患者さんの情報について記載が必要な場合には，匿名化(とくめい)して記載しましょう。

患者さんの情報とは，氏名，住所，生年月日，入院月日，病院名，病棟名，ID番号，家族歴や遺伝情報などを指します。万一，メモ帳や記録を紛失した場合，匿名化の処理ができていれば個人情報を守ることができます。

また，何のために必要な情報なのか，利用目的を意識し，メモをとるのは最小限にしましょう。

メモ帳やファイルはリングタイプ，ポケットサイズを選ぶ

メモ帳は紙が剥がれにくい，リングタイプあるいはノートタイプのものがベストです。とっさの時に実習着のポケットにしまえるサイズが便利です。

実習関連の記録物も穴あき式のリングタイプのファイルに保管します。バインダータイプや，薄型のクリヤーホルダーは危険です。気付かないうちに書類がすべり落ちていることがあります。

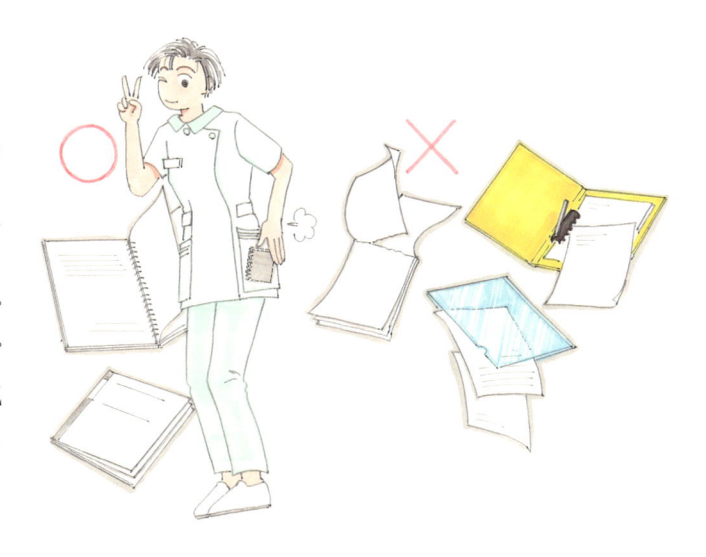

個人情報の保護

カルテの閲覧，記録は指定された場所内で行い，外に持ち出さない

カルテの閲覧や記録は，ナースステーションやカンファレンスルームなど指定された場所のみで行いましょう。

それ以外の場所を使用することにより，個人情報が第三者の目に触れる機会が増えます。

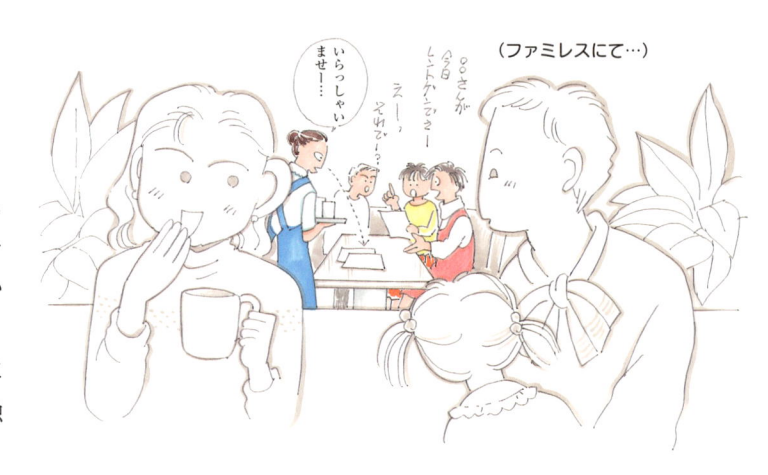

教員や臨床指導者のみが電子カルテのIDとパスワードを交付されアクセスを許可されている場合は，指導者と一緒に閲覧しましょう。実習目的を外れた不必要なアクセスや，他者のIDを使用したアクセスは禁止されています。また，実習施設や学校内，自宅以外の場所で実習記録を見たり，記録しないようにしましょう。「登下校の電車の中で実習記録を見た際に，記録の一部を落とした」「実習後に友人とファミリーレストランで実習記録を書き，置き忘れた」などの事例が報告されています。

インターネットに接続されたパソコンにデータを保存しない

個人情報を含む実習記録は，手書きが望ましいでしょう。パソコンなどの電子媒体を使用した場合，ハードディスクにデータが残ります。インターネットに接続されたパソコンを使用している場合，データが流出する危険があります。記録やレポートのメール配信も行わないようにしましょう。

資料のコピーは最小限にし，学校内あるいは実習施設のコピー機を使用する

カンファレンスなどの資料原本がコピー機内に置き忘れられていることがあります。忘れた場合の危険性を考慮し，コンビニエンスストアなどのコピー機を使用しないようにします。コピーは最小限の枚数としましょう。

カルテのコピーは不可，電子媒体となっているデータの印刷，別媒体へのコピーも禁止されています。

実習が終了したら記録物は破棄する

実習終了後，不必要となった記録物やメモ帳は，シュレッダーにかけ処分します。電子媒体のデータも消去します。保管する場合，学校が適切に保管・管理し，学生が必要時閲覧できるシステムをつくることが望ましいでしょう。学生個人が保管する場合には，紛失・散逸しないよう慎重に扱わねばなりません。

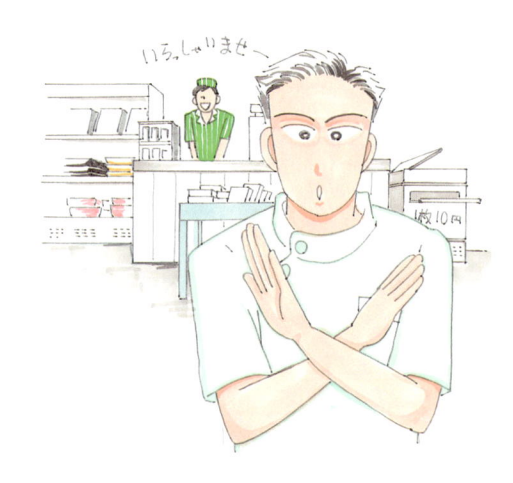

実習記録やメモの紛失・置き忘れ

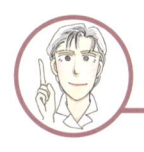

緊急事態，こんな時どうする？ 先輩ナース・指導者はこう考えます！

自宅に帰ってから，実習記録を失くしたことに気付いた時

メモ帳や記録物の紛失に気付いても，あわてないで下さい。落ち着いて，次の行動をとって下さい。
① 時間をさかのぼって，自分の行動経路を振り返り，どの時点まで確実に紛失物が手元にあったかをたどりましょう。
② 教員に，紛失した物や紛失したと思われる場所や時間を報告します。
③ 紛失した場所や時間のおおよその見当がついたら，速やかに探しに行きます。帰宅後の場合には，教員と相談し対処方法（病院，実習病棟などへの連絡）を考えます。

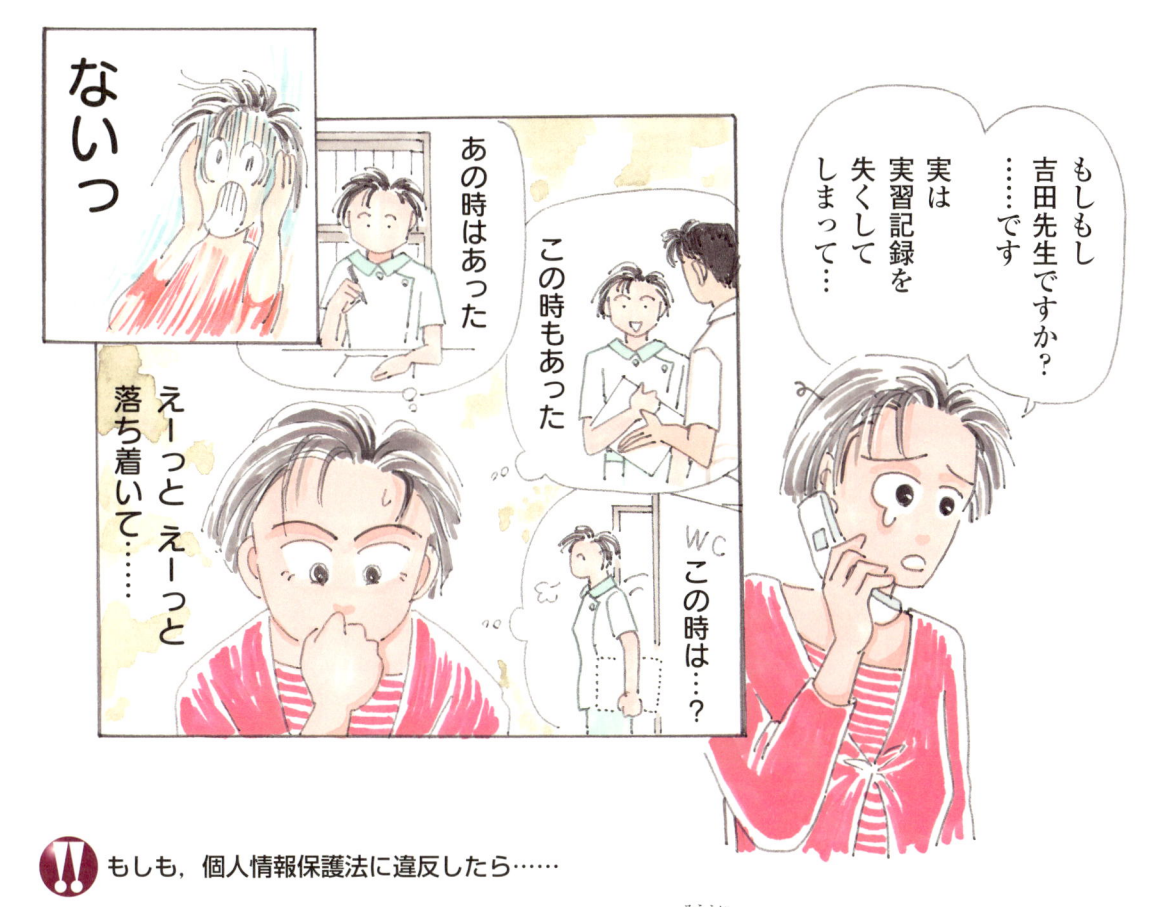

もしも，個人情報保護法に違反したら……

看護学生が実習記録を紛失したり，それによって個人情報を漏洩(ろうえい)した場合，法的には，個人情報取扱事業者である病院が主務官庁（医療の場合，厚生労働大臣）から行政処分を受けます。またプライバシーに関する情報を漏洩すると，民法の処罰対象となり，看護学生であっても損害賠償義務を負う場合もあります。

（参考文献　小林美亜：ナースのための個人情報保護法，メディカ出版，2007）

II ヒヤリ・ハット事例に学ぶ看護技術

個人情報の保護

課題　やってみよう

のぞみは成人看護の実習を行っています。昨夜，医師から受け持ち患者の山本さんに，手術の説明が行われました。説明は実習時間外に行われたので，のぞみは翌朝，その時の様子を知りたいと指導者に言いました。指導者は「説明の時に使った用紙があるから，それを読んでみてね」と言い，複写式になっている用紙の病院保管用用紙を渡しました。

カンファレンスルームで記載内容を写していると，山本さんのリハビリテーションの時間が迫ってきました。のぞみは，教員に「急ぎなさい」と言われ，あわてて用紙を実習ファイルに挟みました。そして「リハビリから戻ったらゆっくり写そう。それまで借りておこう」と思い，足早に病室に向かいました。

この状況で起こりうるヒヤリ・ハットと，その予防策を考えてみましょう。

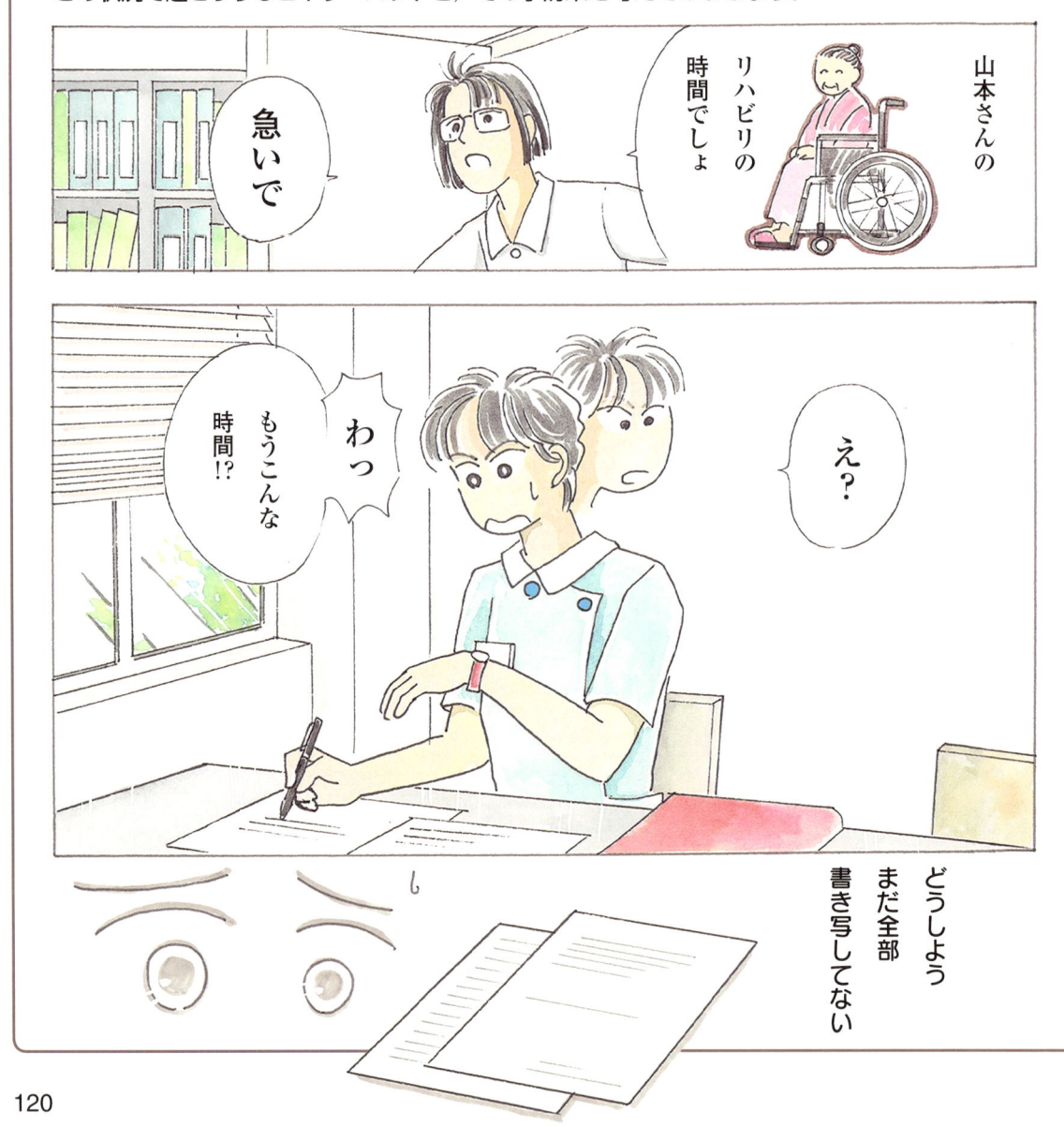

実習記録やメモの紛失・置き忘れ

こんな危険があります

手術説明用紙を実習ファイルに挟んだまま，学校や自宅などに持ち帰ってしまう危険があります。
次の差し迫った予定があって時間的に余裕のない時や，とっさに何かを求められた場合は，冷静な判断ができなくなりがちです。のぞみの場合は，「リハビリテーションに付き添わなければならない」ということに意識が集中し，ヒヤリ・ハット発生の条件がそろってしまいました。

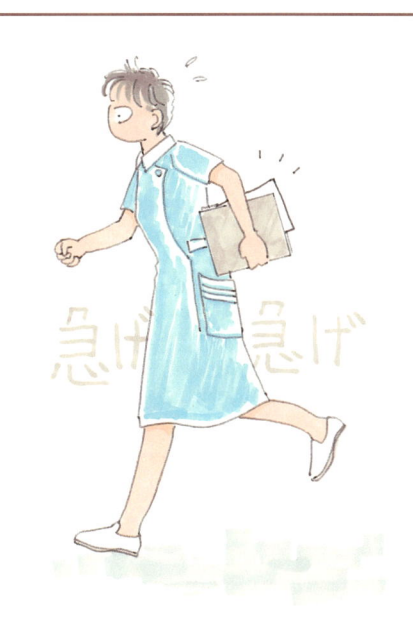

危険を防ぐために

のぞみは「リハビリから戻ったらゆっくり写そう。それまで借りておこう」と思ったのですが，そのことを誰にも伝えていません。心の中で思ったことを，指導者や教員に確認しましょう。それによって一時的に実習ファイルに保管していることを知っている人がいることになり，危険を未然に防ぐことができます。

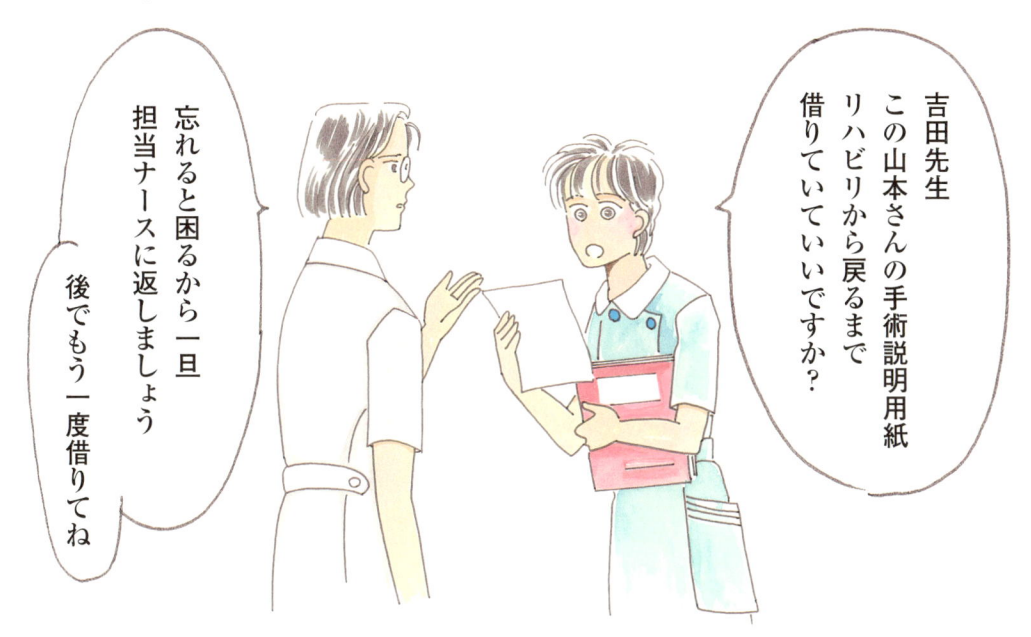

吉田先生 この山本さんの手術説明用紙 リハビリから戻るまで借りていていいですか？

忘れると困るから一旦 担当ナースに返しましょう 後でもう一度借りてね

❗ もしも，手術説明・同意書を自宅に持ち帰ってしまったら……

速やかに指導者・教員に連絡し，用紙を病院に戻します。そして，なぜ自分がそのような行動をとったのかを振り返り，カンファレンスなどで体験を共有しましょう。

II ヒヤリ・ハット事例に学ぶ看護技術
感染予防

学生が感染源になる時，感染源（危険物）にさらされる時

学生が感染源になる，感染源（危険物）にさらされるなどのヒヤリ・ハットは，34.6％の学生が実習中に体験していました。そのうち滅菌物の取り扱いに関するものが26.7％を占めています。

こんなヒヤリ・ハットが起こっています

滅菌・清潔エリアの汚染
- 点滴・中心静脈ラインの刺入部や創部を洗髪時に濡らしてしまった。
- 一度使用した鑷子を元の滅菌袋に戻した。

感染性疾患への罹患疑い・体調悪化の中での実習
- 微熱が続いていたが実習を休まなかった。
- 下痢・嘔吐があったが受診せず実習を続けた。

血液・体液への曝露
- 採血後，血液の付着した針が指に触れた。
- 傷のある素手で，白癬のある患者さんの足浴を行った。
- 感染症のある患者さんの義歯を素手で洗った。

感染性廃棄物の不適切な取り扱いによる危険
- 血液の付着したアルコール綿を可燃ゴミと一緒に捨てた。
- 抗がん剤治療中の患者さんの紙おむつを可燃ゴミとして捨てた。
- 便で汚染されたシーツを，ほかのリネンと同じランドリーボックスに入れた。
- 感染症のない患者さんが使用したネブライザー用マウスピースを，感染症のある患者さんのマウスピースと一緒に消毒した。

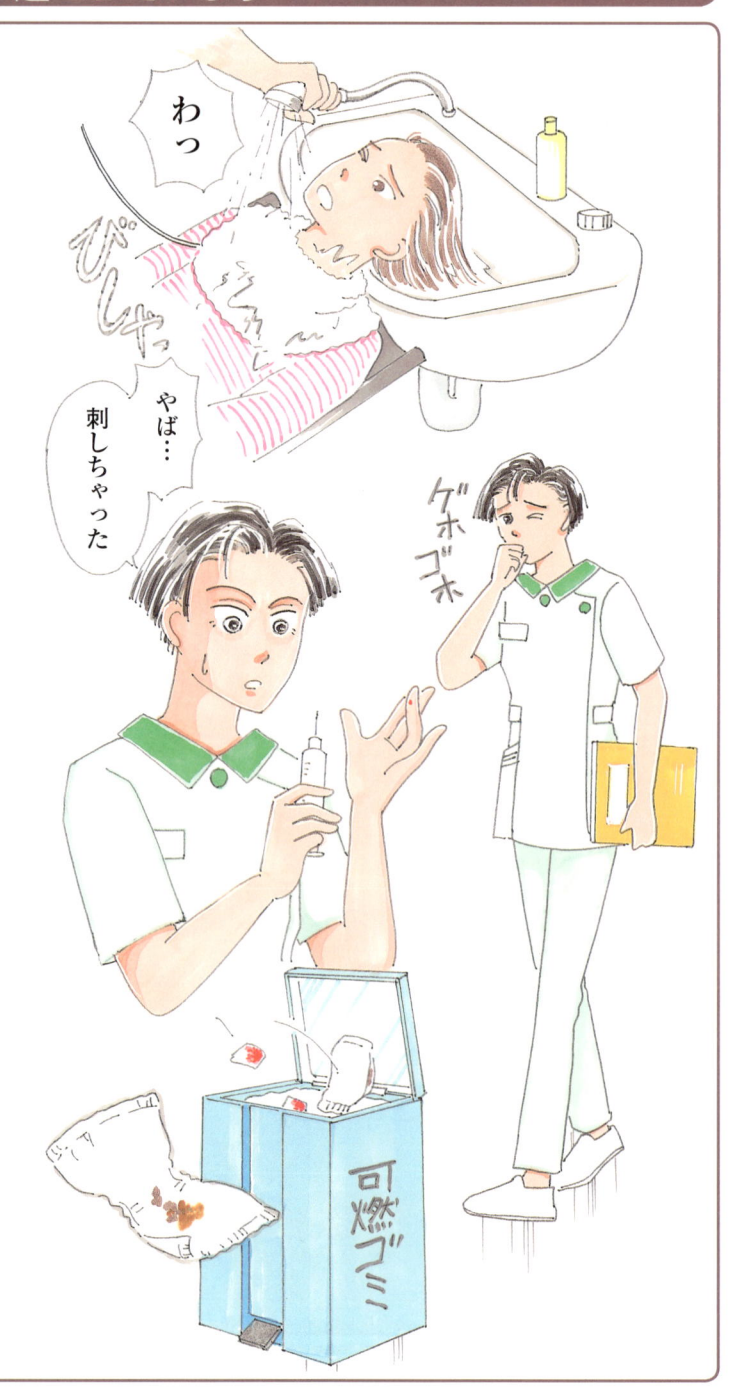

ヒヤリ・ハット発生頻度

よくある事例：実習を休みたくない！

今日の実習目標は患者さんに胃切除後の食事について説明することですパンフレットもつくってきました

そう？じゃあ後で内容を見せて……
あら なんか顔赤くない？大輔くん

えっそんなことないですよーっ

せっかくパンフもつくったし明日で患者さん退院しちゃうし今日は絶対がんばりたいっ

ゆうべ解熱剤飲んだから今朝はもう熱下がったし多少頭は痛いけど……寒気もするけど……

無理はだめ!!インフルエンザだったら大変でしょ

はい

大丈夫ですっ熱はもう下がりましたから……っ

自爆 ガーン
37.9

何？熱があったの？どーして黙ってたの？

実習休みたくなかったんです〜

……で 何度？

II ヒヤリ・ハット事例に学ぶ看護技術

感染予防

チェックリスト

☐ にチェックがついた場合は，→次のページへ

患者さんは

- ☐ 持続点滴を受けている
- ☐ 膀胱留置カテーテル・気管カニューレを使用している
- ☐ 抗がん剤・放射線治療中
- ☐ 免疫抑制剤・ステロイド剤投与中
- ☐ 隔離されている（感染症と診断されて隔離，あるいは無菌室隔離）
- ☐ 感染徴候がみられる（発熱，CRP高値，細菌の検出）
- ☐ 感染症に罹患している（HCV，HBV，HIVなど）
- ☐ 創傷あるいは手術創がある
- ☐ 白癬がある

あなたは

- ☐ 体調が悪く，感染性疾患の疑いがある（特に微熱・嘔吐・下痢・咳）
- ☐ 指先や手などに傷がある
- ☐ スタンダード・プリコーションについてよくわからない
- ☐ 清潔・汚染エリア（手術室・NICU・感染症隔離病室）への入退室方法がわからない
- ☐ 患者さんの血液・体液・分泌物・排泄物，傷のある皮膚，粘膜に触れるような看護技術を実施する予定がある

知っておきたい！ベーシック・ポイント

感染には，くしゃみや咳などに含まれるウイルスが飛沫となって感染する飛沫感染（インフルエンザなど），空気中に浮遊した細菌やウイルスによって起こる空気感染（麻疹，水痘，結核など），食物，嘔吐物や排泄物，血液を介して起こる接触感染（ロタウイルス，ノロウイルス，MRSA，疥癬，肝炎）があります。患者さんを感染源から守ると同時に，医療者自身も感染源とならないこと，感染源から身を守ることが重要です。

【スタンダード・プリコーション（標準予防策）とは】
特定の感染症と診断された患者だけでなく，「すべての患者の血液・体液・分泌物（汗は除く）・排泄物，傷のある皮膚，粘膜を感染の可能性のあるものとして扱う」という考え方にもとづき，予防策を行うものです。

【実際の援助場面では】
看護技術実施前後の手洗い，防護具（手袋・マスク・エプロン・キャップ・ゴーグル）の着用，専用破棄容器の使用，予防ワクチンの接種，針刺し安全装置付注射器材の使用によって予防策をとります。
感染性廃棄物以外にも，有害物質から身を守ることが重要です。例えば，抗がん剤投与中の患者さんの投与後24時間以内の尿などの排泄物には，抗がん剤の有毒成分が排泄されている可能性があります。紙おむつを使用中の場合には，感染性廃棄物として取り扱います。

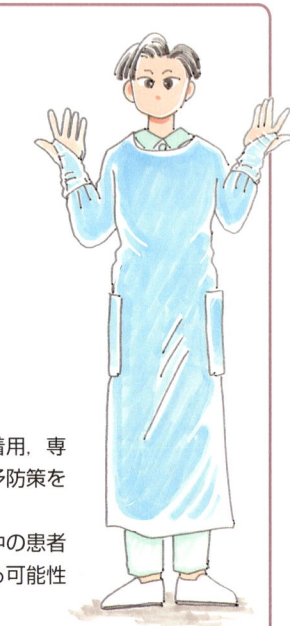

学生が感染源になる時，感染源（危険物）にさらされる時

ヒヤリ・ハットを防ぐために

スタンダード・プリコーションを確実に行う

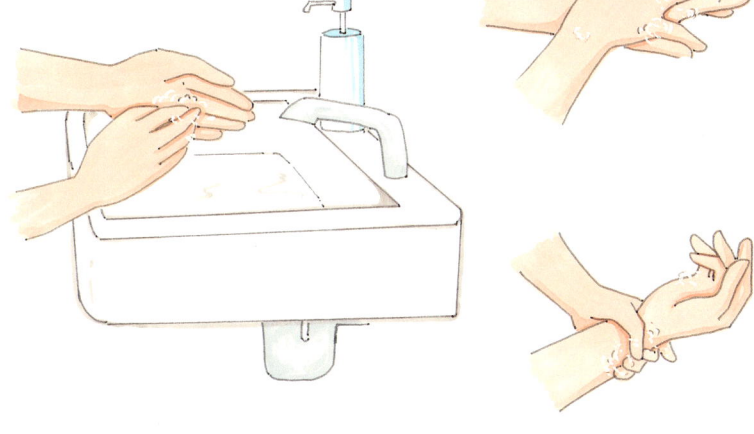

- **衛生的手洗い**：石けんと流水で洗うことによって，手指に付着した微生物を取り除きます。手袋を着用していた場合も，ケア後には直ちに手洗いをしましょう。指の付け根や手首も忘れずに。
- **速乾性擦式消毒薬**：目に見える汚れがない場合，手指に擦り込むタイプの消毒薬を使用します。
- **非滅菌手袋**：体液・浸出液に触れる場合，あなたの手指に傷がある場合，血液・体液などで汚染されたリネンに触れる時に着用。いつでも使えるようにポケットに入れておくと便利です。
- **滅菌手袋**：膀胱留置カテーテルの挿入，気管内吸引など，無菌的な処置を行う時に着用。ラテックスアレルギーの人は，ラテックスフリーの手袋を使用しましょう。我慢すると皮膚トラブルが生じ，傷口からの感染のリスクも高まります。
- **エプロン・マスク・ゴーグル**：汚染されたリネンの交換，嘔吐物・便・血液・痰などが飛散する恐れがある処置を行う場合や，抗がん剤や抗生物質などの有害薬剤に接触する可能性がある場合に着用。
- **予防接種**：必要時にワクチン接種を行い，予防します（インフルエンザ，肝炎，風疹，麻疹，水痘など）。

あなた自身が感染性疾患の疑いがある場合，実習は休む

あなた自身の体調が悪く，感染性疾患の疑いがある時には，思い切って実習を休み，受診しましょう。特に微熱・嘔吐・下痢・咽頭痛・咳・発疹などの症状には注意が必要です。無理をして実習を続けることで，患者さんにも迷惑をかけることになります。

また指先や手などに傷がある場合，指導者に申し出て手袋を着用するなど，自分自身が感染しないように注意します。

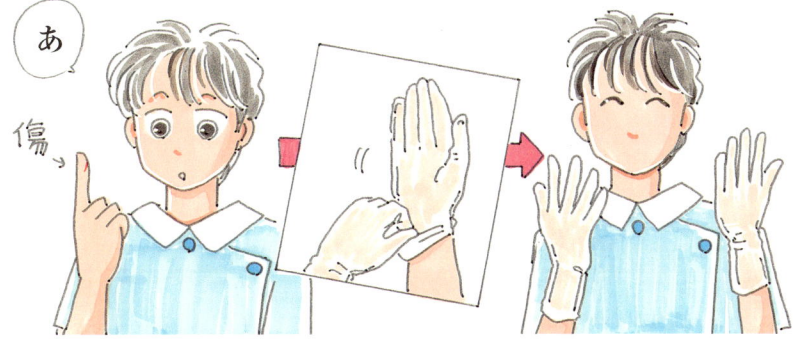

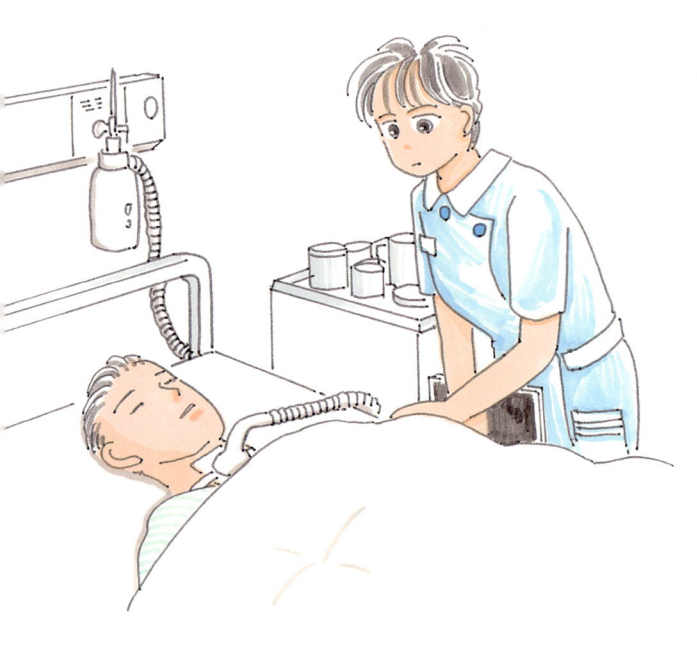

II ヒヤリ・ハット事例に学ぶ看護技術
感染予防

医療器具を装着していたり，免疫機能が低下している患者さんの感染徴候を観察する

患者さんの粘膜や皮膚に損傷がある場合，あるいは気管切開部から気管カニューレ，膀胱留置カテーテルが挿入されている場合，持続点滴を受けている場合には，開口部や針の刺入部から病原微生物が侵入する可能性があります。挿入・刺入部の感染の徴候を観察し，早期発見を行いましょう。

また，治療や疾患によって免疫機能や皮膚の防御機能が低下している患者さんは，感染を起こしやすくなっていますので注意しましょう。

感染徴候：局所の痛み・腫脹・発赤，発熱，倦怠感，分泌物の臭気(悪臭)・色の変化(混濁)

一旦開封した滅菌物は，不潔なものとして処理する

滅菌パックから取り出した滅菌物は，たとえ未使用であっても元に戻してはいけません。開封した時点で，滅菌物とはみなしません。

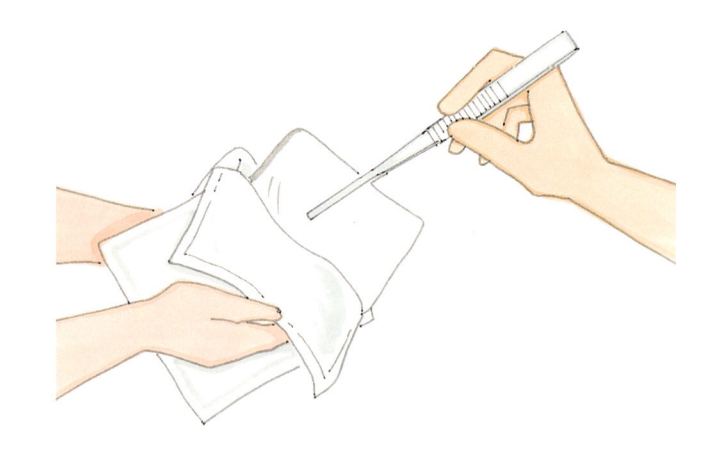

清潔エリアと汚染エリアで使用する物品を混同しない

清潔エリア(手術室・NICU・無菌ルームなど)，汚染エリア(感染症隔離病室)ともに，エリア内で使用した物品を安易に外部に持ち出したり，外部から持ち込まないようにします。物品やそれを使用した医療者を介し，接触感染を起こす原因となります。

感染性廃棄物の分別を徹底する

すべての患者の血液・体液・分泌物(汗は除く)・排泄物，傷のある皮膚や粘膜に触れた器材・リネンなどは感染性廃棄物として廃棄します。またはビニール袋などに入れ，何による汚染なのか(血液・便・痰・嘔吐物など)を明記し，専門業者による処理を依頼します。血液などが床や壁に付着した場合，汚染部分やその周囲の消毒が必要になります。

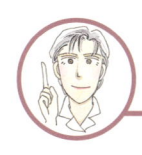

学生が感染源になる時，感染源（危険物）にさらされる時

緊急事態，こんな時どうする？　先輩ナース・指導者はこう考えます！

シャワー介助の際，静脈留置針の刺入部位が濡れてしまった時

- シャワー浴の途中でビニールなどの保護材やテープは剥がさず，病室に戻ってから処置します。
- 指導者に報告し，一緒に次の処置を行います。
  ①ビニールなどの保護材を取り，留置針が動かないようにしながら固定テープを外す。
  ②刺入部位の発赤，痛みの有無を確認。生理食塩水を注入し，ルートの通過状況を確認する。
  ③問題がなければ消毒し，留置針を再固定する。
- しばらくは刺入部位の状態の変化を観察し，感染徴候の有無を確認します。

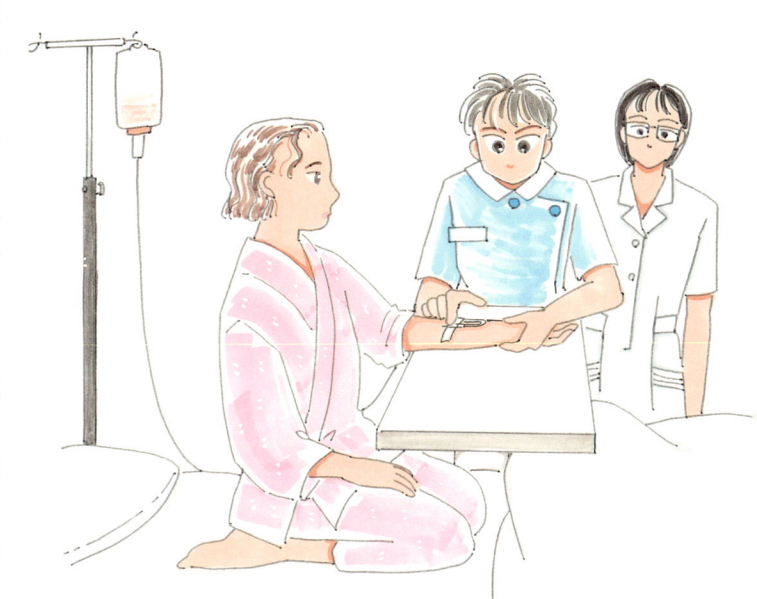

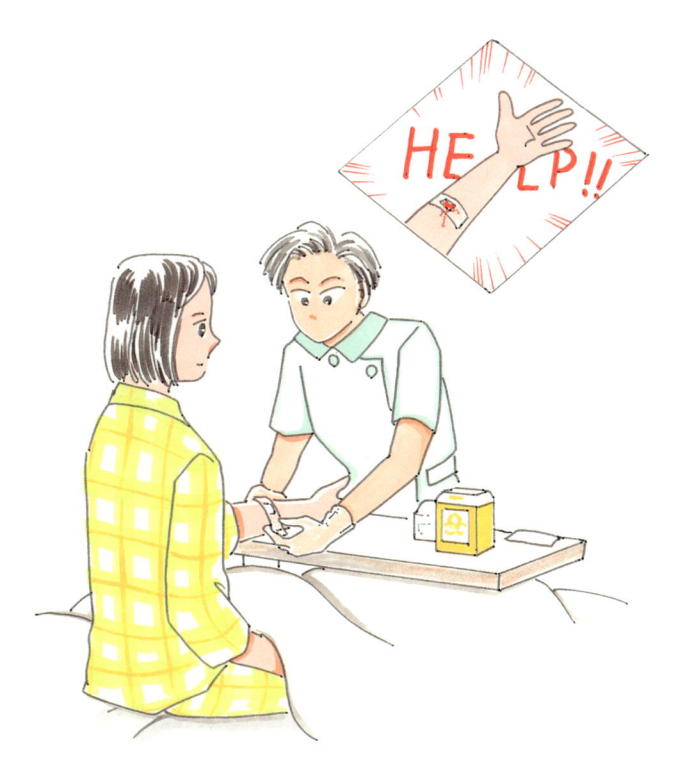

採血した部位から出血していると，患者さんに呼び止められた時

- あわてずに，手袋とアルコール綿を持参して患者さんのところに行きます。
- 出血部位，出血量を確認し，手袋を装着してアルコール綿で圧迫止血をします。上腕部からの出血の場合は，腕を心臓よりも高い位置に上げると早く止血します。
- 患者さんに気分不快がないか，観察します。
- しばらく圧迫し，止血したことを確認したら，絆創膏で固定します。
- パジャマやシーツなどが血液で汚れている場合には，着替えやシーツ交換を行います。
  ＊血液汚染されたシーツ類は，感染物としてビニール袋に入れ，別に取り扱います

II ヒヤリ・ハット事例に学ぶ看護技術
感染予防

課題　やってみよう

のぞみは，初めて採血を行います。受け持ち患者さんには，特に感染症はありません。
のぞみは指導者に付き添ってもらい，ベッドサイドに行きました。のぞみはとても緊張していましたが，学校で練習した通りに行い，無事に採血が終わりました。ところが採血針を抜いたところで初めて，針捨て容器を忘れたことに気付きました。
この時予想される危険と，その危険を防ぐための対策にはどのようなものがありますか。

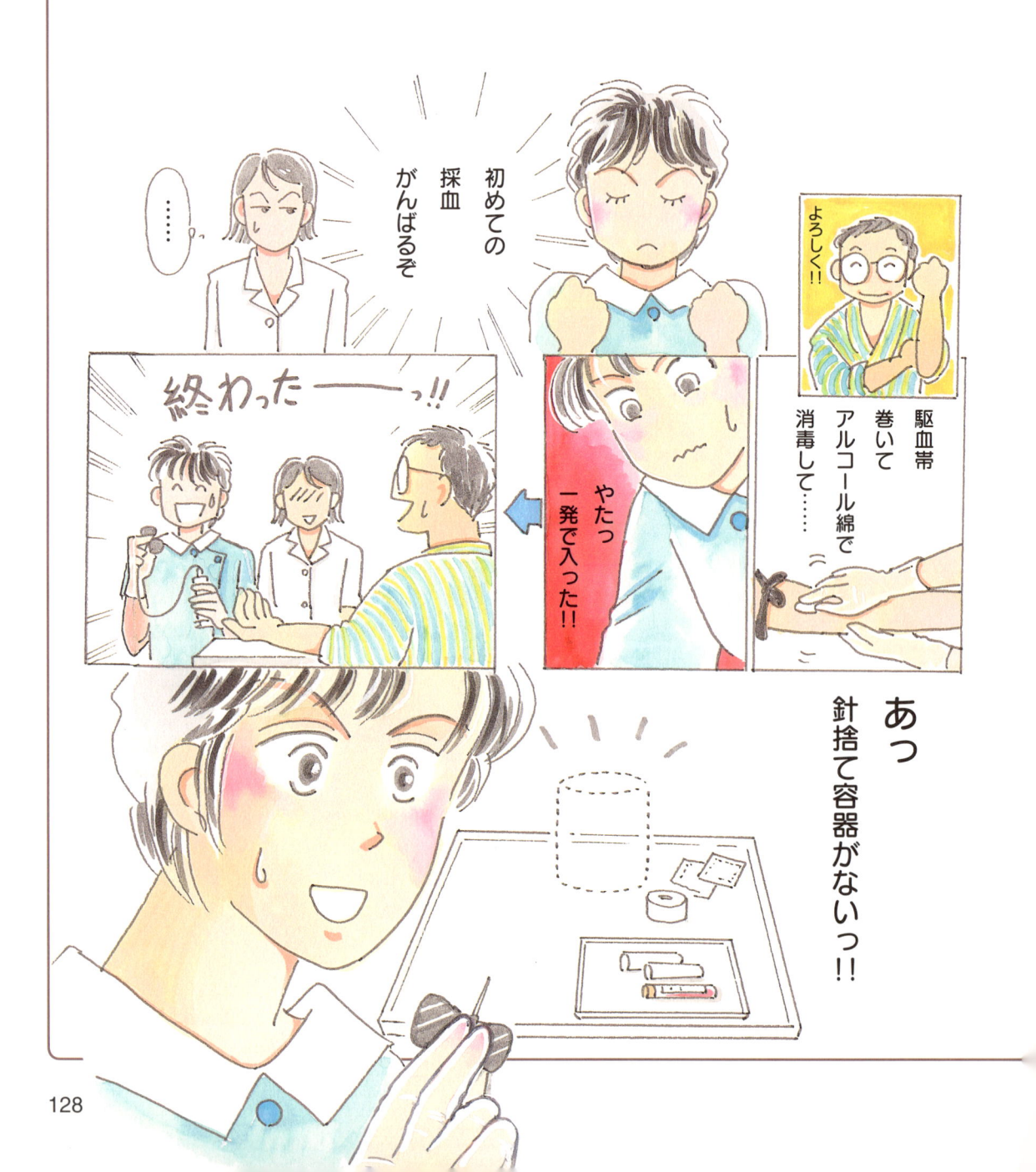

128

学生が感染源になる時，感染源（危険物）にさらされる時

こんな危険があります

針捨て容器がない場合，清潔なトレイなどに血液に汚染された針を戻すことになります。そのため検体スピッツや駆血帯などが血液汚染される危険があります。
また，針先がトレイの外に飛び出しやすいため，針刺しをしてしまう可能性もあります。

危険を防ぐために

片づけることまでをイメージして，事前に必要な物品を確認しましょう。
やむをえず清潔なトレイに針を戻す場合は，確実に針先がトレイ内に入るようにします。また，検体スピッツや駆血帯などは血液で汚染されないように，トレイから取り出しておきます。

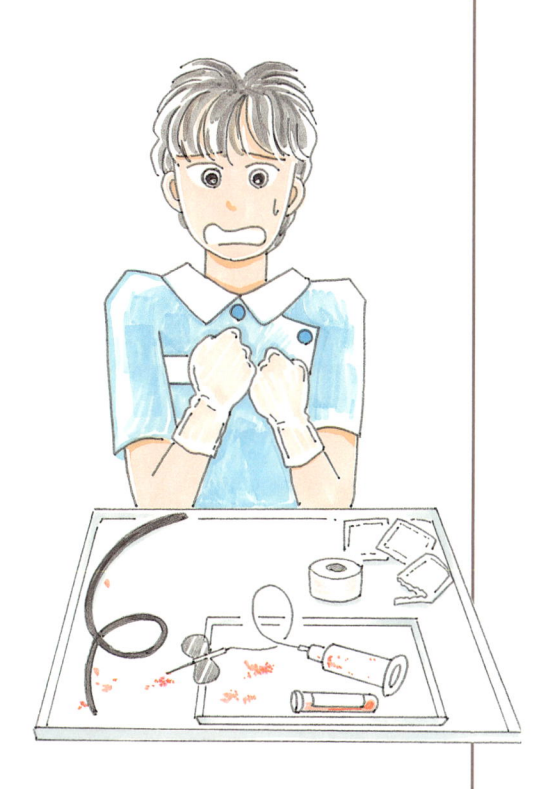

もしも，血液が素手に触れたら……　もしも針刺しを起こしたら……

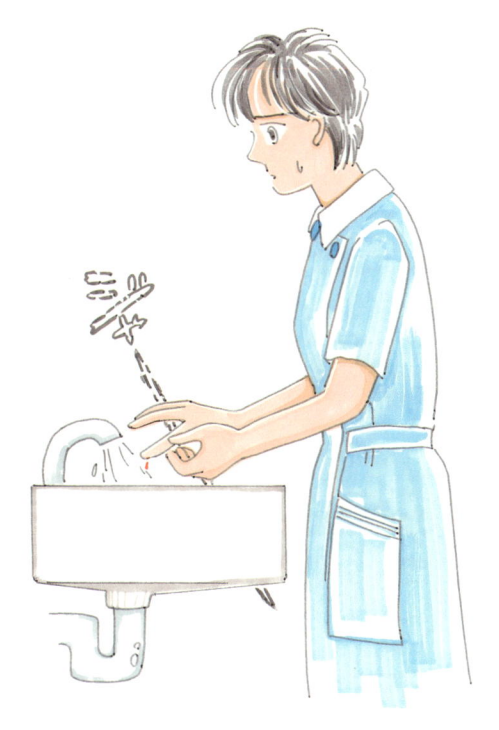

速やかに手を洗います。万が一，針刺しをした場合は，刺した部分を洗いながら血液を絞り出します。その後，指導者・教員に速やかに連絡し，実習病院あるいは学校の対策に従い，血液検査などを受け，フォローアップを受けます。
受け持ち患者さんの感染症をチェックし，あなた自身の抗体価を調べ，定期的に健康状態を確認していきます。
過度に心配する必要はありません。

II ヒヤリ・ハット事例に学ぶ看護技術

ハラスメント

暴力・ハラスメント

暴力・ハラスメントに関するヒヤリ・ハットは，17.6％の学生が実習中に体験していました。そのうち患者さんからの暴力，嫌がらせ，性的な言動は5.5％を占めています。

こんなヒヤリ・ハットが起こっています

患者さんからの身体的暴力
- 精神保健看護の実習で，受け持ち以外の患者さんに足を蹴られた。
- 認知症の患者さんに着替えをすすめたら，げんこつで殴られた。それ以来，怖くて患者さんに近づけない。

患者さんからの言葉の暴力，嫌がらせ
- ほかの学生や看護師には愛想のよい受け持ち患者さんが，自分に対してだけ冷たい。「あなたが来てから具合が悪くなった」と言われ，話しかけても無視されるようになった。

患者さんからの性的な言動
- バイタルサインの測定の時に，胸を触られた。
- 排泄援助の時，介助の必要がないのに，陰部に触るように言われた。

指導者・スタッフ・教員からの不当な扱い
- 指導者から「早くしてよ！」とどなるような口調で，患者さんの前で叱られた。
- 受け持ち患者さんとうまく関係がとれないで悩んでいた時，「あなたは看護師には向いてない。やめたほうがいい」と言われた。
- 検査室のスタッフから「学生はじゃまなんだよ。出ていけ」とどなられた。

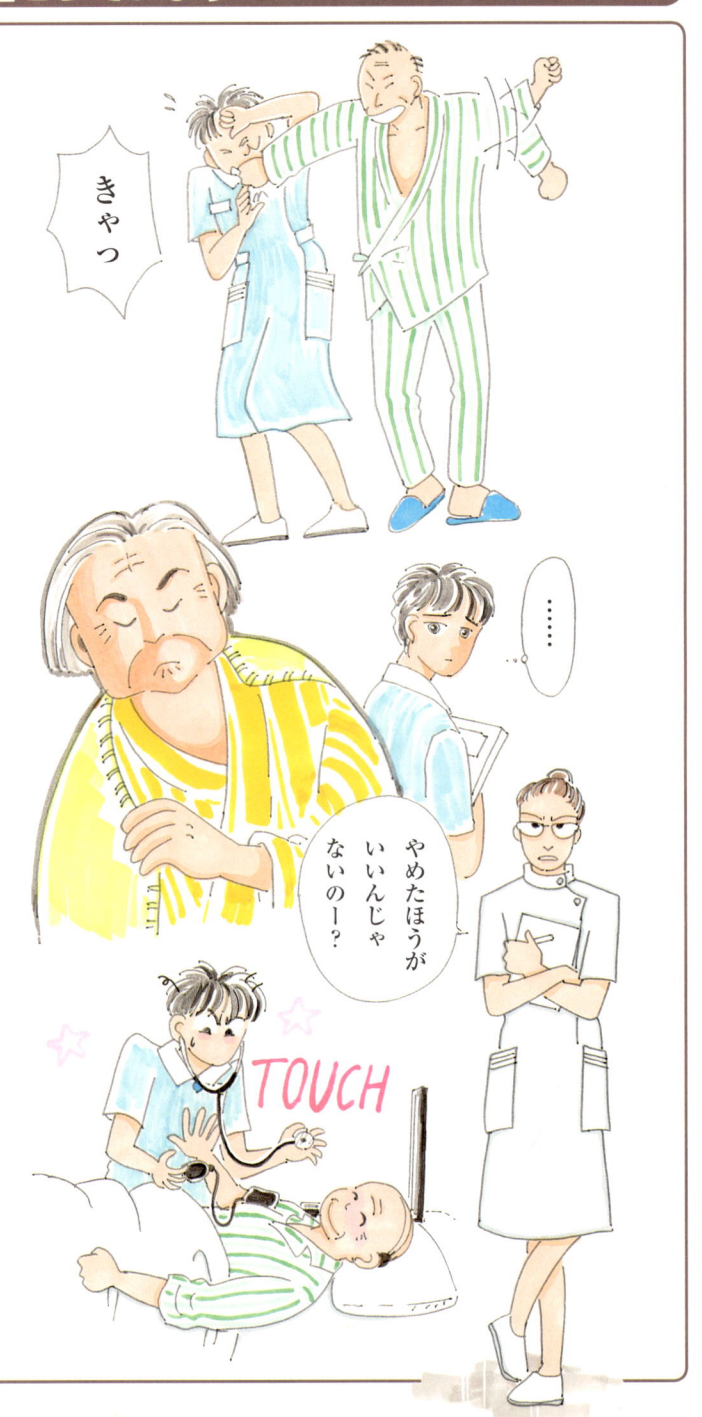

ヒヤリ・ハット発生頻度 !!!!!

よくある事例：どうして私が？！

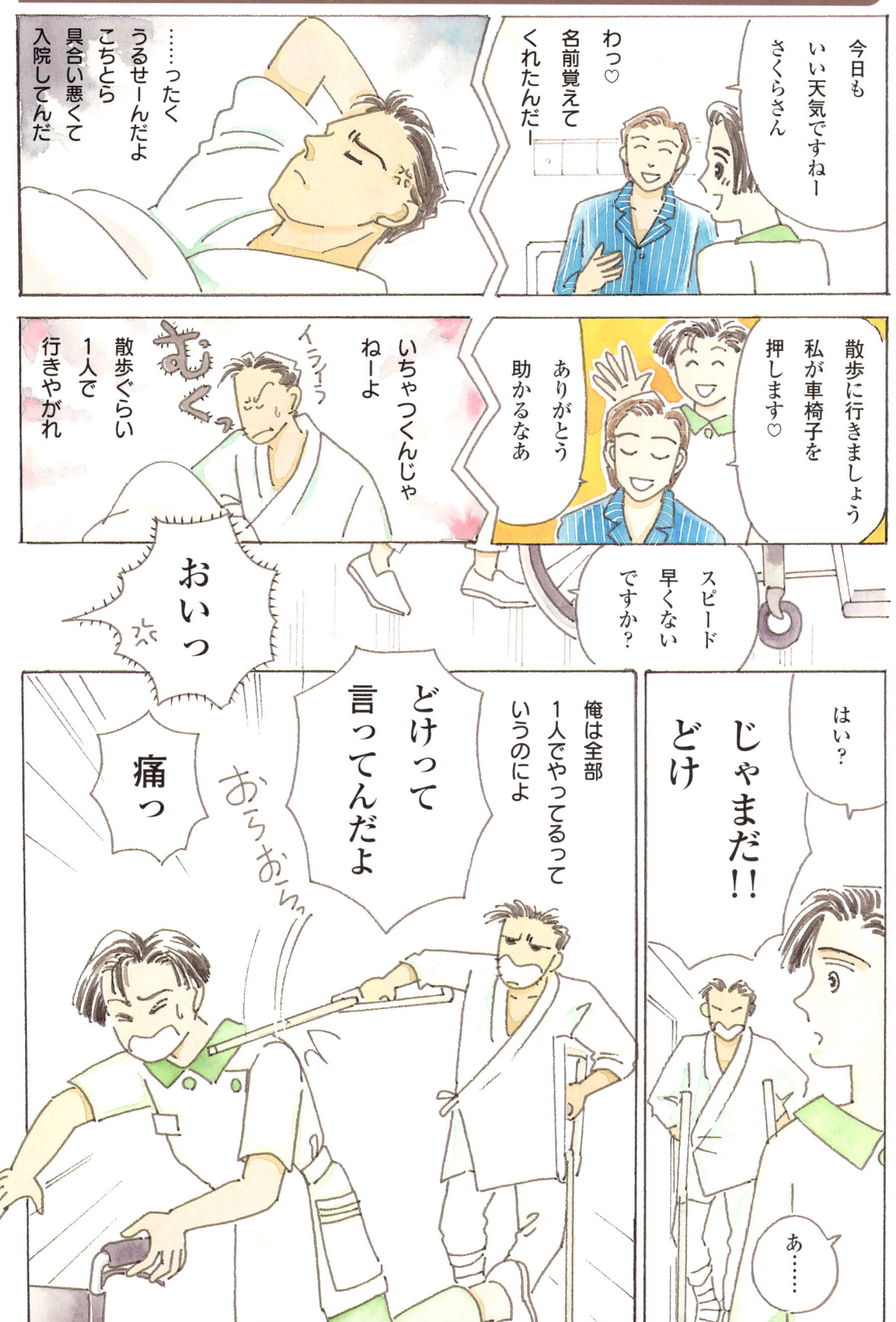

今日もいい天気ですねーさくらさん

わっ♡名前覚えてくれたんだー

……ったくうるせーんだよこちとら具合い悪くて入院してんだ

散歩に行きましょう 私が車椅子を押します♡

ありがとう助かるなあ

スピード早くないですか？

いちゃつくんじゃねーよ 散歩ぐらい1人で行きやがれ

イライラ
むくっ

はい？

じゃまだ!!どけ

俺は全部1人でやってるっていうのによ

どけって言ってんだよ

おいっ 痛っ

おらおらっ

あ……

II ヒヤリ・ハット事例に学ぶ看護技術

ハラスメント

チェックリスト

☐ にチェックがついた場合は，→次のページへ

患者さんは

- ☐ あなたが受け持つことを納得していない
- ☐ ストレスや苦痛の強い患者さんと同室だ
- ☐ 個室に入院している
- ☐ ストレス，苦痛，悲しみ，不満が非常に強い
- ☐ せん妄・認知症などがある
- ☐ これまでに暴力をふるった経歴がある

あなたは

- ☐ 患者さんとの関係がうまくいっていないと感じている
- ☐ 排泄の援助や性器に関連する検査の介助を行う
- ☐ 患者さんと2人きりになる時間が多い
- ☐ 実習中の悩みや不安をあまり話さず，自分で解決しようとするタイプだ

指導者・教員・スタッフは

- ☐ 言動が不必要に厳しく，態度が冷たい
- ☐ あなたが話しかけても，聞いてくれない

知っておきたい！ ベーシック・ポイント

保健医療従事者の中で，職場で暴力・ハラスメントをもっとも受けやすいのが看護師です。被害を受けやすいのは救急隊員とならんで，看護学生，スタッフナースの順となっています。

【暴力・ハラスメントの例】
- いじめ
- 仲間はずれ
- 攻撃的な言動
- 傷害を与える
- 蹴とばす
- げんこつで殴る
- 威嚇
- 無礼な身振り
- 敵意のある態度
- 殴打する
- 噛みつく
- 性的／人種的な嫌がらせ
- 脅迫

「いつまで待たせるんだ早くしろ」

看護学生が暴力・ハラスメントを受けた場合，「自分の対応が悪かったのではないか」「もっと適切なケアをしていれば暴力は避けられたのではないか」と，自分自身を責めたり，個人の問題としてとらえる傾向があります。
学生は出来事を指導者や教員に言い出せないため，カンファレンスなどでの問題提起もなされず，暴力・ハラスメントが繰り返されることがあります。1人で苦しまず，組織的な対策，予防策を講じることが大切です。

(参考資料 ICN：Nurses, Always There for You —United Against Violence—, 2001)

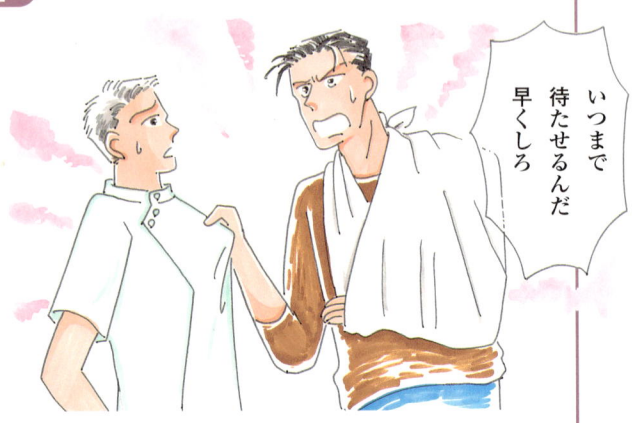

暴力・ハラスメント

ヒヤリ・ハットを防ぐために

患者さんや指導者からの暴力・ハラスメントは組織全体の問題ととらえる

認知症や精神疾患によって患者さんに暴力的な言動がみられることがありますが，病気を抱えたストレス・苦痛・悲しみ，外来や救急室などでの長い待ち時間への不満が背後にあることが多いようです。それらが，もっとも不満を表出しやすい看護学生に向けられるのです。「患者さんの気持ちに気付けなかった自分が悪かった」，「ほかの人だったらうまく対応していたかもしれない」と，自責感にとらわれることはありません。暴力を受け入れることが，患者さんの苦痛や苦しみを受けとめることではありません。指導者からのハラスメントも同様です。「できない学生」が悪いのではありません。「指導を受けているのだから」と我慢しないで下さい。

医療現場における暴力・ハラスメントへの対処・予防は，直接的な加害者・被害者個人だけの問題ではなく，組織全体の安全管理体制の不備や人員不足などの問題であるという認識をもつことが大切です。

患者さんや指導者の言動に違和感や不快感があれば，早めに相談する

暴力やハラスメントが突発的に発生する場合もありますが，何らかの前兆に気付くこともあります。少しでも違和感や不快感があれば早めに指導者や教員に相談し，問題をオープンにしましょう。そうすることによって，病棟師長などが患者さんや指導者のストレスについての様子を聞き，暴力やハラスメントの発生に至らずに済むこともあるでしょう。

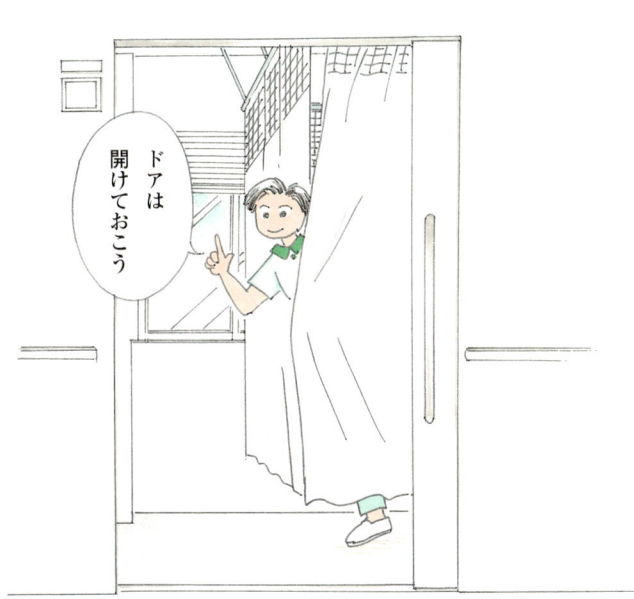

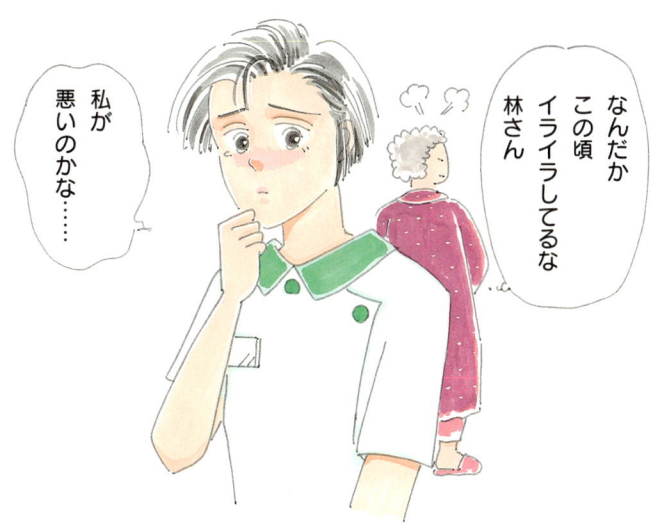

排泄の援助や性器に関連する検査の介助を行う場合，1人にならないようにする

個室の場合，入室時にはドアを開けておく，危険を感じる場合は指導者と一緒に入るようにしましょう。

排泄のケアや清拭など，性器に関連するケアや検査の介助を行う時は，必ず指導者やスタッフと一緒に行いましょう。患者さんと2人きりにならないことが，セクシャル・ハラスメントの予防策となります。

II ヒヤリ・ハット事例に学ぶ看護技術
ハラスメント

多床室では同室患者さんへの配慮を忘れない

あなたは受け持ち患者さんのことで頭の中がいっぱいになっているかもしれません。しかし多床室の場合，様々な病状の患者さんがいます。あなたの声の大きさやふるまいを苦痛に感じる方がいれば，それが暴力やハラスメントのきっかけになることもあります。

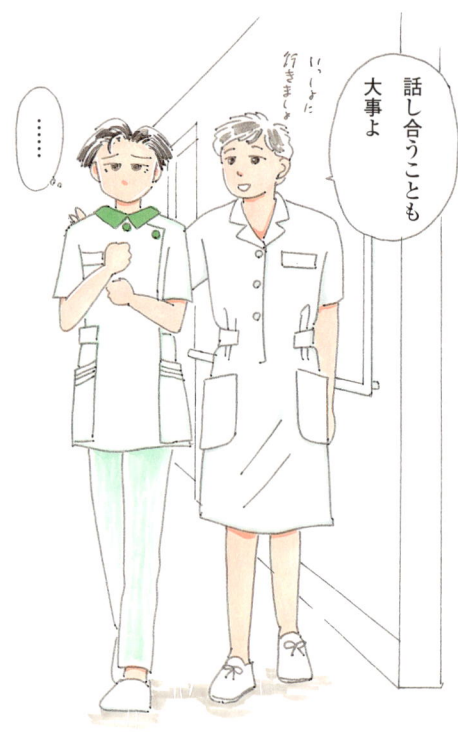

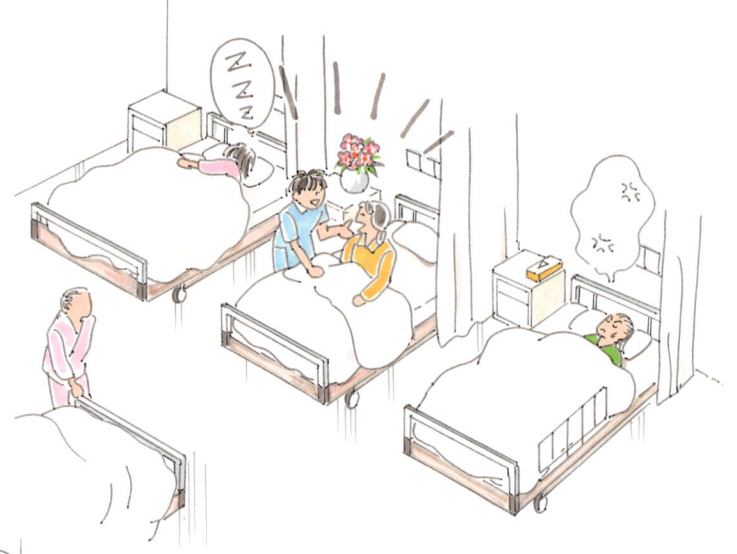

不快感の強い言動を投げかけられた時には，率直に気持ちを伝える

暴力やハラスメントを受けた時，あなたは，どうしたらよいのかわからずに呆然としてしまうかもしれません。まず出来事を指導者や教員に報告し，気持ちが少し落ち着いたら「先ほどはそのように叩かれて（言われて）戸惑いました」など，相手に率直に気持ちを伝えましょう。その際には，指導者や教員，師長に付き添ってもらいましょう。その出来事について，相手とよく話し合うことが大切です。相手にとっては無意識にとった言動だったかもしれません。

疾患や治療の状況が，患者さんの言動に影響をもたらしていないかアセスメントし，対処方法を考える

認知症，アルコール依存症などの疾患によって，言動が暴力的になることがあります。いつ，どのような状況で暴力的言動がみられるのか，きっかけとなる出来事があるのか，どのような対応によって言動がおさまったのかなどをアセスメントしましょう。

また，手術後のせん妄，脱水状態などの電解質バランスの不均衡によって意識レベルが変化し，暴力的言動につながる場合もあります。疾患による影響の場合には，薬剤の投与によって暴力的言動がおさまる場合もありますし，コミュニケーションの方法や環境を整えることによって，対処可能なこともあります。

暴力・ハラスメント

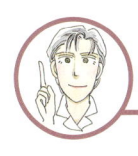

緊急事態，こんな時どうする？ 先輩ナース・指導者はこう考えます！

指導者の質問に答えられずにいたら
「もう実習に来ないで！」と，指導者は捨てぜりふを残し立ち去った。
何も言えず，涙をこらえながら黙ってうつむいてしまった

- まず，なぜ指導者がそのように言ったのか，自分の言動を振り返りましょう。
- 出来事について，教員や別の指導者に報告し，自分の反省点や指導者の意図が何だったのかを振り返りましょう。
- 言われた時にどんな気持ちがしたか，本当だったらどのように言い返したかったか，整理しましょう。
- 気持ちが整理できたら，「先ほどはもう実習に来ないでと言われて辛かったです。私は一生懸命にやっているのにわかってもらえていないようで悔しいです」というように，率直に自分の気持ちを相手に伝えましょう。できれば，教員や別の指導者，師長などに付き添ってもらって下さい。
- あなた自身の気持ちを伝えたら，指導者のその時の気持ちを聞いてみましょう。
- 「怖い指導者」と避けるのではなく，お互いに，どういう意味での言動だったのかを理解し合うことが大事です。
- 指導者自身も，目の前で戸惑っているあなたに，どのように声をかけたらよいのかわからず困惑しているのかもしれません。黙り合っていては，問題解決にはつながりません。学生，指導者，教員は，互いによくわかり合おうとすることが大切です。

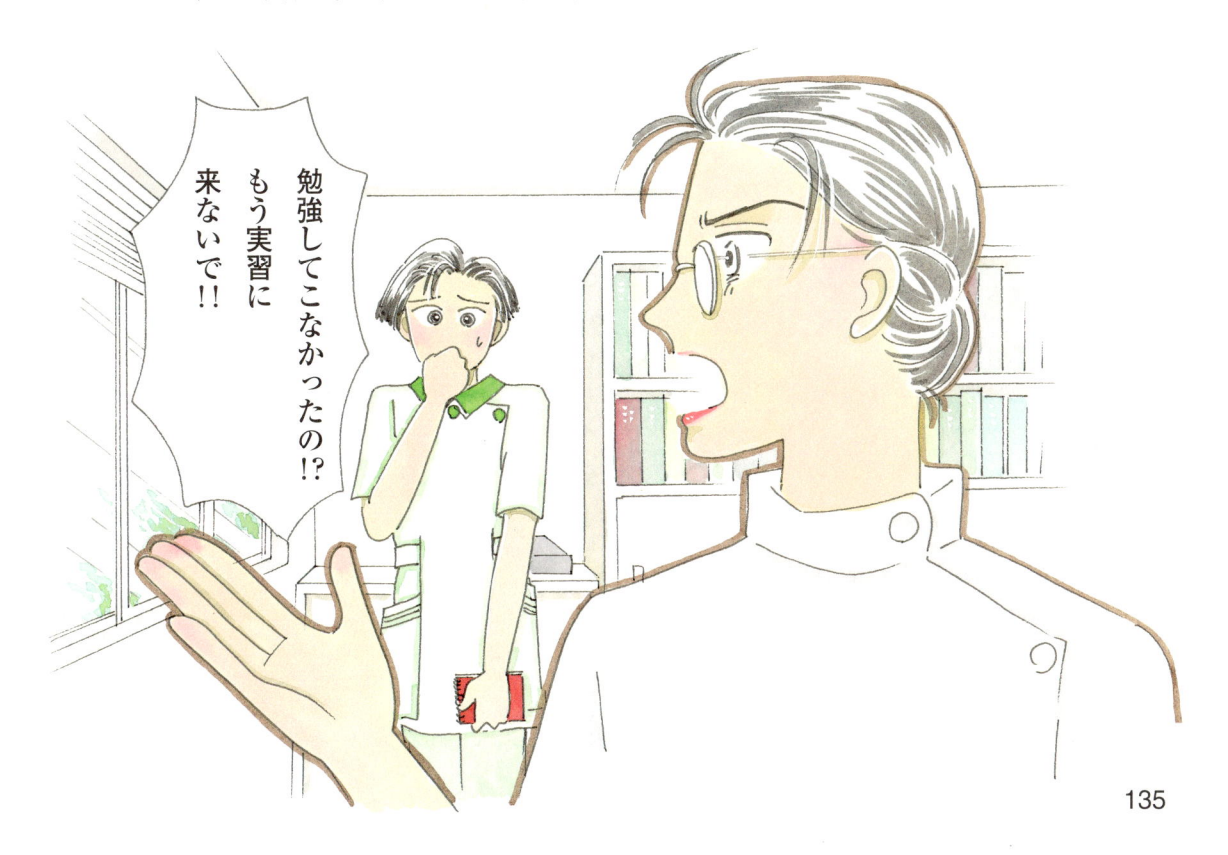

勉強してこなかったの！？
もう実習に来ないで！！

II ヒヤリ・ハット事例に学ぶ看護技術

ハラスメント

> **課題** やってみよう

のぞみの受け持ち患者の中川さんは，骨折のために4人部屋に入院中です。同室の患者さんは車椅子や歩行器を使用している方が多く，日常生活行動の援助が必要でした。

ある朝，のぞみが車椅子に乗った中川さんをトイレに移動しようとしたところ，隣のベッドに座っていた認知症の小野さんが，突然，湯飲みを投げつけてきました。幸い，中川さんとのぞみには当たりませんでした。のぞみが呆然としていると，大きな物音に気付いたスタッフがやってきて，小野さんをなだめました。この出来事が起こってから，のぞみは，病室に入るのが怖くなってしまいました。

のぞみは，この出来事に，どのように対処すればよいのでしょうか。

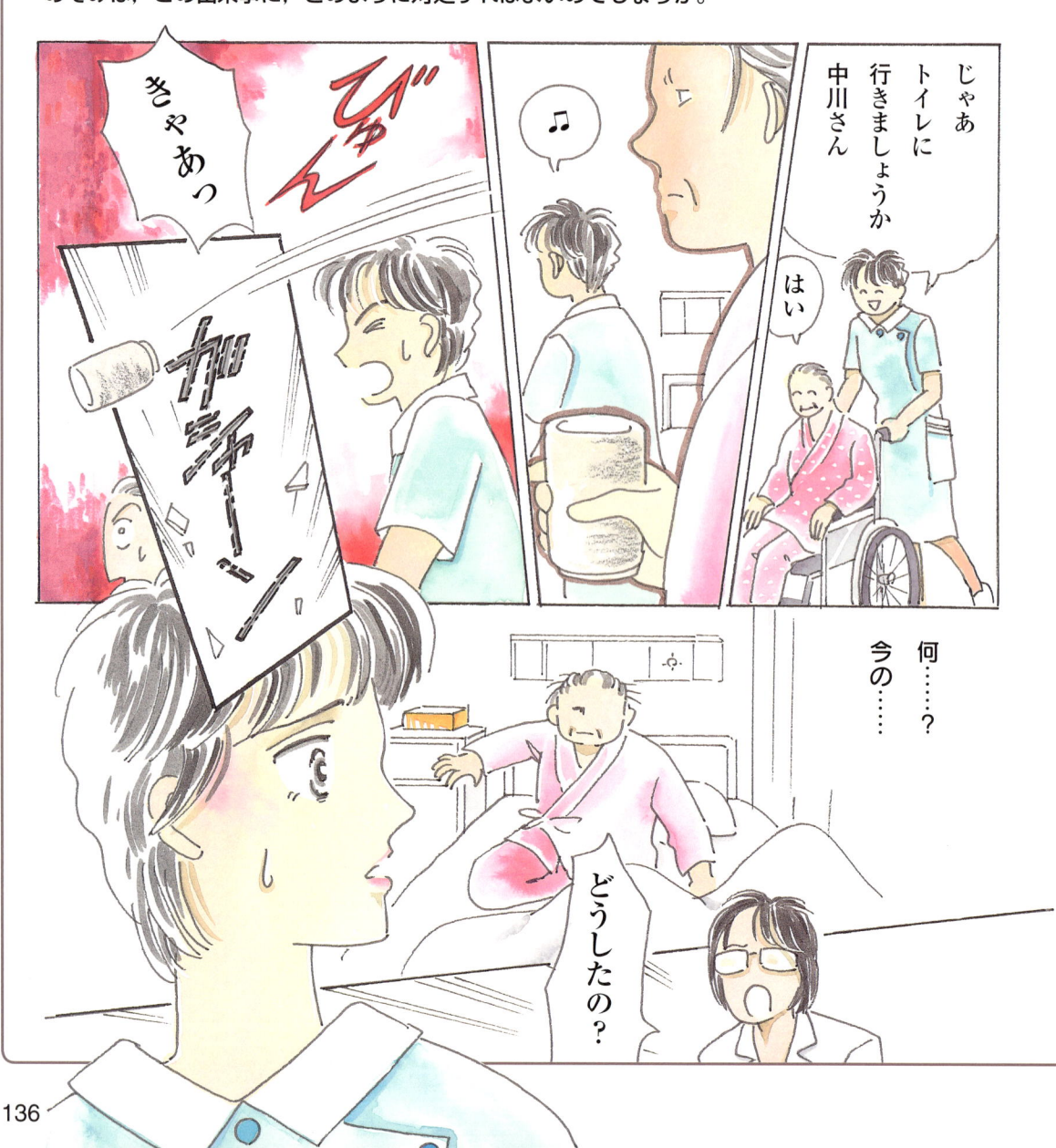

暴力・ハラスメント

課題への対応

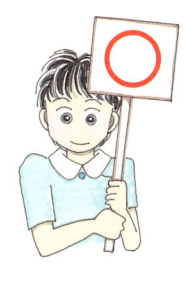

- まず，出来事を指導者や教員に報告し，カンファレンスにも取りあげてもらいましょう。あなた自身の気持ちを表出し，整理することが大切です。
- 患者さんが，なぜそのような言動をとったのか，その背後にある問題について担当看護師から聞きましょう。出来事を多角的に理解することによって冷静に受けとめることができ，対処方法を探すことにもつながります。
- 病室に入るのが怖い時は，指導者や教員と一緒に行きましょう。
- 暴力を受けることによって，短期あるいは長期の心理的トラウマ，「自分は看護師に向いていないのではないか」という思いや罪悪感，「実習を乗り切れないのではないか」というあせりや不安に苦しむこともあります。そのような場合には，専門家のカウンセリングを受けるとよいでしょう。

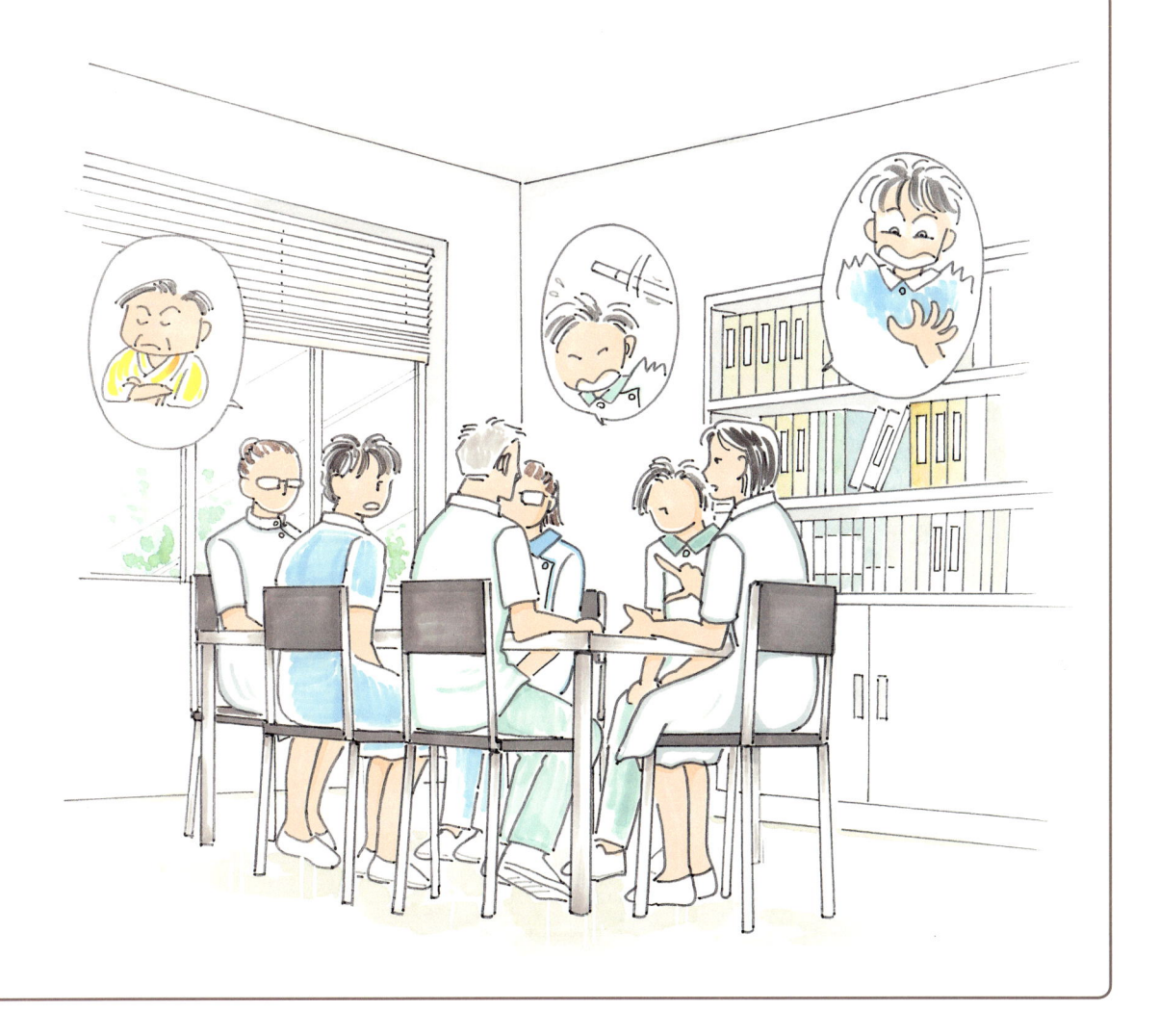

お元気で―

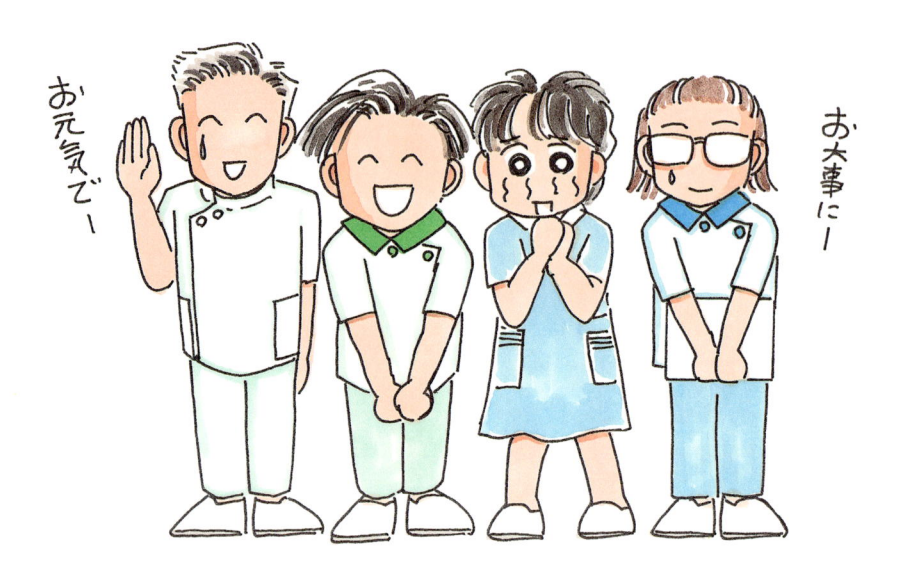

お大事に―

臨床での看護学実習体験が，
いつまでもあなたの心に刻まれる
楽しい思い出になりますように。

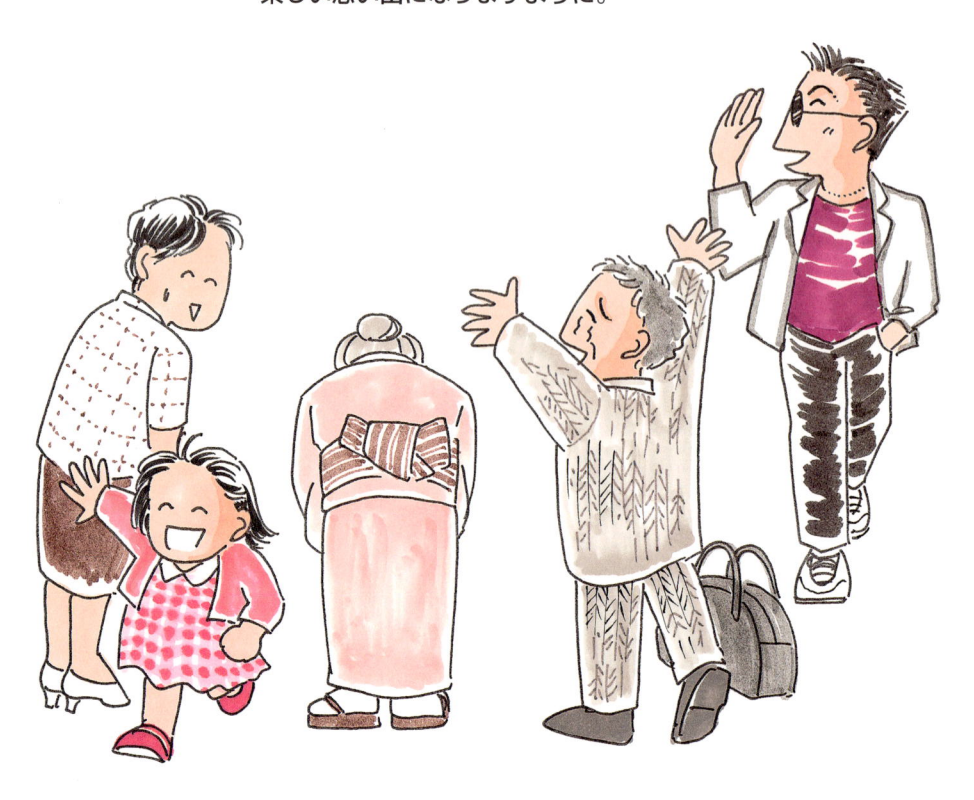

索引

あ
アラーム，輸液ポンプの 104
アラーム対応 105
安静度 **26**，29，37
安全性 4
安全な姿勢 38
安楽性 4
安楽な姿勢 38

い
胃液の吸引 94
異常呼吸音 71，95
移動能力の変化 22
胃内容物の逆流 73
医療機器の確認，清潔ケア時の 85
医療機器の装着 82
医療器具の取り扱い 50，53
胃ろう 72
咽頭 68
陰部洗浄 79

う
うがい水の誤嚥 67，71

え
エアーマット 44
衛生的手洗い 125
ADL レベルに応じた入浴方法 61
嚥下 93
―― 障害 67，68，69
―― の仕組み 68

お
嘔吐反射の誘発 69
「おかしいな」という感覚 110
汚染エリア 126
温度確認，足浴時の 75
温度確認，保清・整容時の 77

か
カフ圧 70
カルテの閲覧 117，118
カルテのコピー 118
環境整備 44，45，53
看護事故 4
看護という言葉 2
看護における安全性 4
観察・報告 106
観察項目のリストアップ 109
患者さんからの強い要求 9
患者さんからのハラスメント 133，137
患者さんからの暴力 131
患者さんとの信頼関係 9，113
患者さんの持ちもの 54
感染性疾患の疑い 125
感染性廃棄物 122，124
―― の分別 126
感染徴候の観察 126
感染のリスク 81
感染予防 122

き
気管切開 70
―― カニューレ 70
―― 部 66
技能 5
気泡音 94
ギャッチアップのハンドル 45，49
吸引，誤嚥時の 71，73
記録の持ち帰り 120
記録の利用目的 117
記録物の破棄 118
筋力低下 8

く
空気感染 124
車椅子からの転倒・転落 18
車椅子のストッパー 18，20，21

け
車椅子への移乗 22
クレンメ 84

け
経管栄養法 92，94
経鼻栄養チューブ 94，95
―― の抜去 90
血圧測定，点滴中の 56

こ
高血糖 113
口腔ケア 69，72
―― 中の誤嚥 66
喉頭 68
―― 蓋 68
高齢者の特性 7
誤嚥 68
――，口腔ケア中の 66
――・溺水，保清・整容時の 66
―― しにくい姿勢 69
―― しやすい体勢 94
―― を防ぐポイント 92
呼吸音の確認 95
呼吸状態の観察 73
個人情報の匿名化 117
個人情報保護法 116，119
骨髄抑制 77，80，81
子どもの特性 7，46
コピー機の使用 118
コミュニケーション不足 11

さ
採血 128
―― 部位からの出血 127
座位の保持 71
サチュレーション・モニター 86，87
酸素カニューレ 85，87
酸素吸入 98
酸素残量 102
酸素投与 85

――の観察チェックリスト 101
――の中断 85
酸素飽和度 87
酸素ボンベ 30, 101, 103
　――交換時の振動 101
　――使用時の注意点 102
　――の残量 101
酸素流量 85, 102

し

シーツ交換時のトラブル 51
姿勢の保持 34, 38, 77
姿勢を保持する能力 37
実習環境の特性 9
実習記録の紛失 119
　――・置き忘れ 114
実習の心得 12
指導者からのハラスメント 133, 135
シャワー時の転倒・転落 58
シャワー浴介助 64
手術後の歩行 32
食事・水分摂取の援助 90
食事介助 92, 93, 96
　――中のむせ 97
食事中のおしゃべり 96
視力障害 29
心身状態の変化 8

す

水分補給の援助 92, 93
スタンダード・プリコーション 124, 125
ストッパー，車椅子の 20, 21
ストッパー，ベッドの 20, 45
すべり止めマット 61, 65

せ

性器に関連するケア 133
清潔エリア 126
清潔ケア中の状態変化 86
清拭の加減 77

性的な言動 130
セクシャル・ハラスメント 133
接触感染 124
セミファーラー位 38
洗髪 80
　――時の酸素投与 87

そ

足浴 65, 75
　――，酸素療法中の 88
　――後の環境整備 48
速乾性擦式消毒薬 125

た

体位の保持 34
体調が悪い時の実習 111, 123, 125
多重課題 11
端座位 21
　――からの転倒 39
担当看護師の確認 109

ち

知覚障害 77
窒息 97
注射 98
チューブの位置 101
チューブ類の固定 102
チューブ類の長さ 21
聴力障害 29

つ

爪切り 74, 78
　――による損傷 76
爪の肥厚 78, 79

て

データの流出 118
滴下数，点滴の 85
点滴 98
　――が落ちていない 103

――刺入部の保護 85
――スタンド 30
――スタンド，車椅子の 20
――スタンドの操作 33
――スタンドの取り扱い 55
――スタンドを支えに歩行 27
――中の着替え 84
――中の血圧測定 56
――の観察チェックリスト 101
――の逆流 87
――の持続時間 85
――の刺入部位 100
――の滴下数 85
――の滴下停止 98
――の抜去 57, 83, 86
転倒・転落，シャワー時の 58
転倒・転落，入浴時の 58
転倒しやすい人 29

と

同室患者さんへの配慮 134
糖尿病 112

な

ナースコールの位置 43
ナースコールの設置 45, 49
「内緒」にできないこと 113
名前の間違い 91
軟口蓋 68

に

乳幼児の溺水 70
入浴介助の基本 60
入浴時の転倒・転落 58
入浴中の気分不良 62
認知症 96, 136
認知障害 29

ね

ネイル用ニッパー 76, 78

は

排泄の介助 40
配膳の誤り 91
バイタルサイン，測定値の判断 110
バイタルサイン測定時のトラブル 50
バイタルサイン測定の方法 109
パイロットバルーン 70
ハラスメント 130, 132
　── の前兆 133
針刺し 129
針捨て容器 128
半身浴 62

ひ

1口量 94
飛沫感染 124
非滅菌手袋 125
ヒヤリ・ハットという言葉 4
ヒヤリ・ハットの背景 7
ヒヤリ・ハットの発生要因 7
ヒヤリ・ハット発生頻度 16
病室の見取り図 47

ふ

深爪 74, 78

へ

ベッド柵 45
　── の付け忘れ 46, 47
ベッド柵のリスク 46
ベッド周囲の物品配置 52
ベッドのストッパー 20, 45
ベッドの高さ 22
ベッド周りの環境整備 42

ほ

膀胱留置カテーテル 86
報告の遅れ 107
報告漏れ 111

暴力 130, 132
ほうれんそう（報告・連絡・相談） 108
歩行時のふらつき・転倒 26
歩行中の安全確認 30
歩行中の気分不快 31
歩行ルートの障害物 30
保清・整容時の誤嚥・溺水 66
保清・整容時の熱傷 74

ま

巻き爪 79
麻痺 8, 29

み

見合わせ事故 70

め

滅菌手袋 125
滅菌物の開封 126
メモ帳の紛失 115

も

沐浴 71

や

薬物の投与 102

ゆ

輸液残量 100
輸液と酸素の再開忘れ 99
輸液の注入量 100
輸液ポンプのアラーム 104
輸液ポンプの操作ミス 98

よ

浴室の環境 61
予防接種 125
与薬時のトラブル 98

り

離床センサーマット 44
留置針の再固定 127
良肢位 **36**, 38
臨床実習の意義 2